U0121286

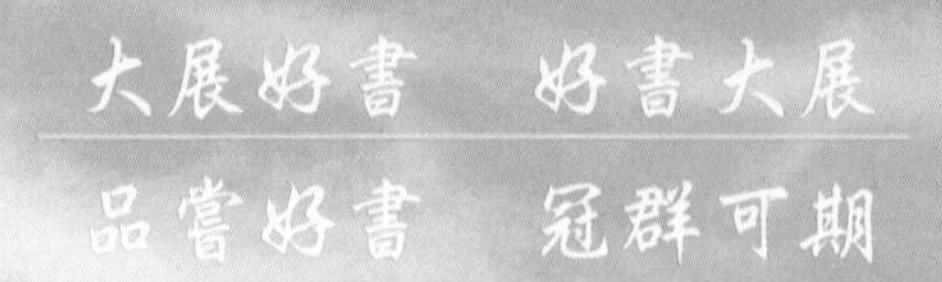
大展好書　好書大展
品嘗好書　冠群可期

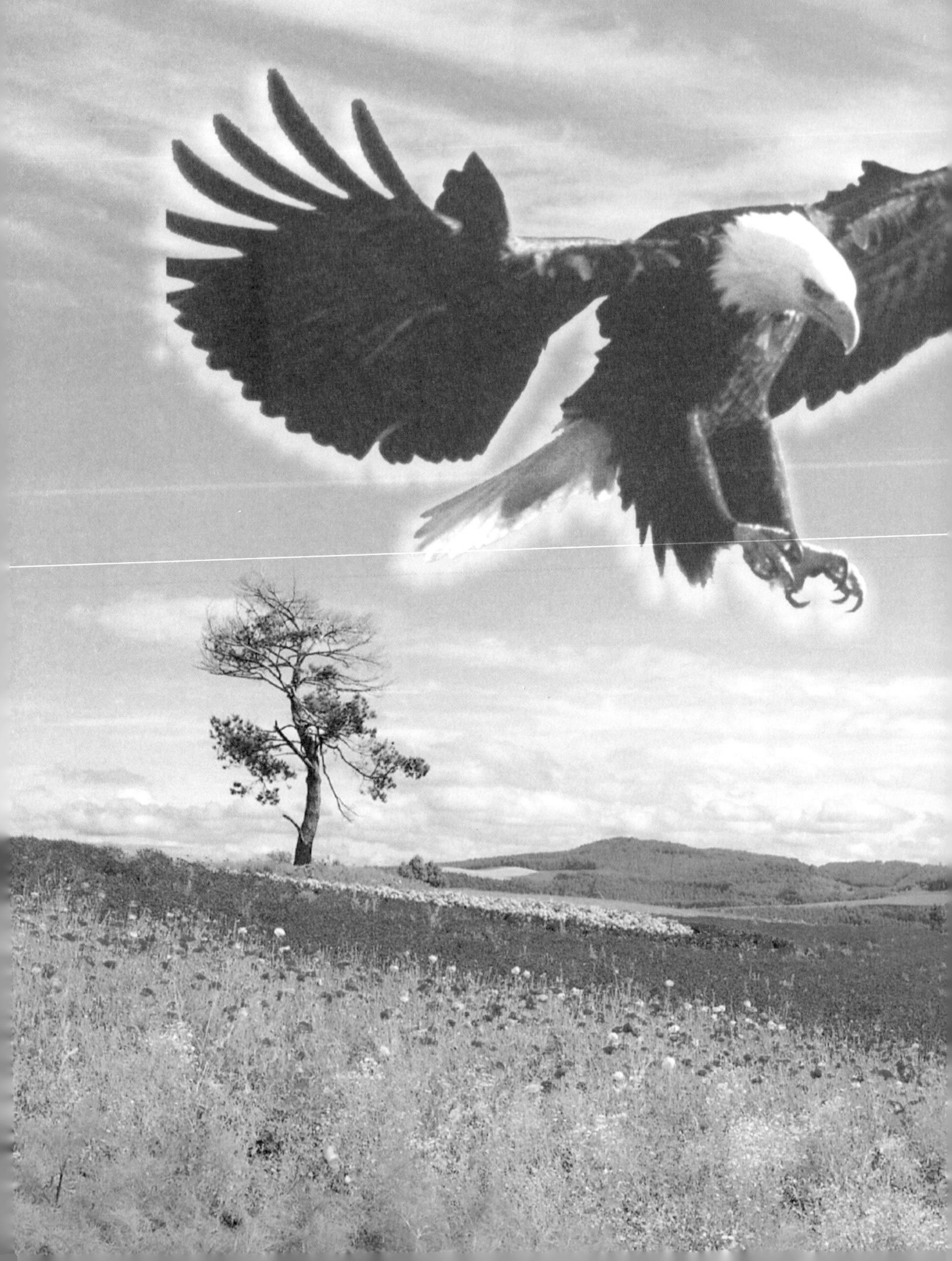

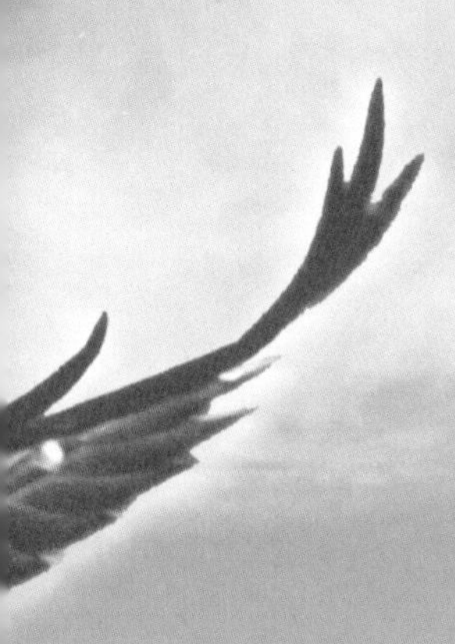

大展好書　好書大展

品嘗好書　冠群可期

休閒保健叢書 7

實用美容美體點穴術

李芳莉 吳昊 主編

品冠文化出版社

主　審	孫國杰			
副主審	王　正			
主　編	李芳莉	吳　昊		
副主編	雷明生	郭　璠		
編　委（按姓氏筆畫爲序）				
	王洪軍	王金杰	王珂玥	皮宏林
	包豔東	何繼文	李正風	馮雯雯
	詹德琦	劉肖瑜		
攝　製	劉　石	立　克	汪小林	
參錄者	林　玉	連　菊		
	果　琳	斯　彤		

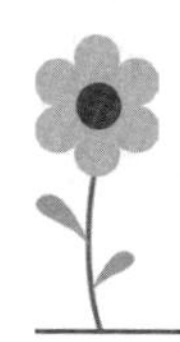

前 言

點穴療法作爲中國醫學針灸療法的一部分，在我國已有數千年的歷史。長期以來，以其神奇的療效，爲無數患者解除了病痛。隨著傳統中醫的科學化和現代化，點穴療法與現代針灸理論的有機結合，使得點穴療法逐步完善，形成了一種獨特療法。

美容美體是目前較爲熱門的話題之一，點穴美容美體是新興的技術。由於該技術具有操作簡便、痛苦小的特點，尤其是可以在各級美容機構中開展，而受到越來越多的臨床醫生和廣大患者的喜歡。然而，由於美容美體在我國開展時間較短，這方面的資料還散見於各種文獻中，臨床查閱起來非常不便，因此，我們組織這方面的專家編寫了《實用美容美體點穴術》。

本書分上篇和下篇。上篇介紹了點穴美容美體的原理和特點、經絡和腧穴，點穴美容美體的常用手法、適應範圍和注意事項，美容美體的現代醫學基礎等。下篇介紹了分部點穴美容美體套路、保健點穴美容美體套路和防病點穴美容美體套路。其中，對身體各部位美容美體點穴方法具有良好的保健效果的點穴方法和某些損美性疾病的點穴方法等均進行了詳細的介紹；同時配有光碟，光碟中展示了各部位點穴美容美體套路、保健點穴美容美體套路和防病點穴美容美體套路的連續動作。全書內容實用，簡明扼要，具有較強的可操作性。適合於各級醫院推拿科、針灸科臨床醫生、各級美容機構的美容師和廣大的美容美體愛好者。

本書在編寫過程中，得到各方面人員的關心和支持，承蒙湖北中醫學院孫國傑教授主審，瀋陽好心情圖文製作公司友情攝錄和製作，麗蓓卡美容院友情提供場地和人員，在此一併表示感謝。

由於編者水準有限，諸多不足在所難免，敬請讀者指正。

編著者

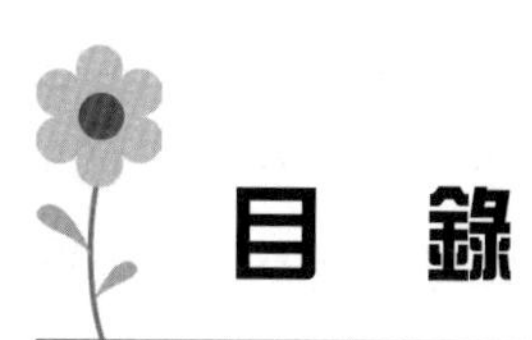

目　錄

下篇　分　論

上篇 總論

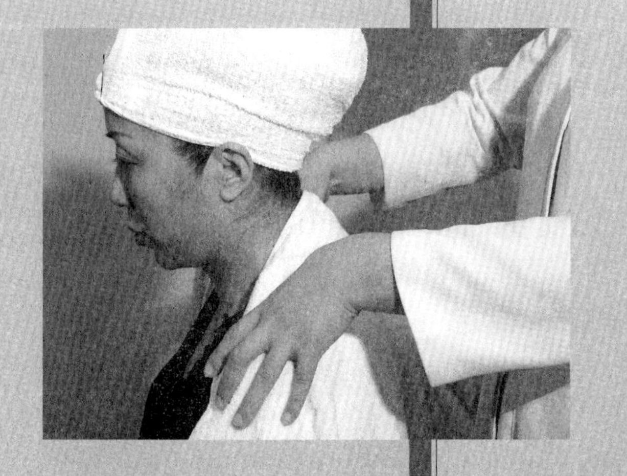

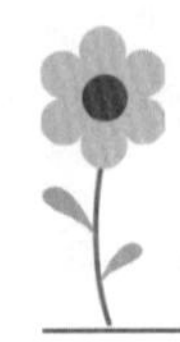

第一章
點穴美容美體的原理與特點

第一節　點穴療法發展簡史

點穴療法又稱穴位按壓療法或指針療法，古稱指針術，是用手指代替針，在人體的某些穴位或特定部位上，根據不同的病情，施以各種不同的手法來治療疾病的一種方法。

本法是針灸療法的一部分，但起源遠早於針灸療法，可以說點穴療法是針灸的啟蒙階段。當時人類在與大自然鬥爭中發生疾病或外傷，常用手指按壓某處以減輕痛苦，久而久之，人們積累了在不同部位用手指按壓解除不同部位疾病的經驗，從而形成了穴位按壓療法。

在以後歷代的醫學文獻中對本療法的論述頗多，如《素問・舉痛論》中說：「寒氣客於腸胃之間，膜原之下，血不能散，小絡急引故痛，按之則氣血散，故按之痛止」等。以後在晉・葛洪的《肘後備急方》中多處載有以指針救急的方法。明・楊繼洲的《針灸大成》中也有對於怕針者以按壓穴位取得療效的記載。到了清代，穴位按壓療法應用得更為普遍。之後，由於當時政府的腐敗，特別是歧視中醫、廢除中醫的政策，使這一療法不能登「大雅之堂」而被埋沒，因而流散於民間。建國後，國家重視中國醫學的挖掘、整理和研究工作，從而使這一療法也得以推廣運用。

隨著傳統中醫的科學化與現代化以及推拿療法在針灸領域的不斷滲透，點穴按壓與現代針灸理論有機結合，使得該療法更為完善，而成為一種獨特療法。

點穴美容美體是在中醫基礎理論的指導下，運用揉、按等方法刺激穴位，以疏通經絡，調節氣血，平衡陰陽，協調臟腑組織的功能與機體的內在因素，消除引起損美性疾病的病因，使機體恢復到正常的生理狀態，同時強身健體，促進皮膚新陳代謝，從而達到延衰防皺、改善膚色、美化容顏、健美形體的一種治療和保健方法。

點穴美容是中醫美容學的一個分支，是改革開放以後興起的一門實用性學科。因其簡便易行、經濟實惠、作用持久、療效確切、無毒副作用，而受到人們的青睞。

第二節　點穴美容美體的原理

人體經絡溝通臟腑、皮肉筋骨、五官九竅、四肢百骸，使其成為統一的整體。同時經絡系統運行氣血，營養周身，維持人體正常生理活動，保持身體健康。而當人體發生病變時，經絡就成為傳遞病邪和反應病變的途徑，可能引起損美性疾病。此時刺激相關經絡的穴位，可以疏通經氣，祛除病邪，調節臟腑功能，恢復人體的陰陽平衡，消除損美性因素，達到健美的目的。刺激相應穴位有調和陰陽、扶正祛邪、疏通經絡的作用。

一、調和陰陽

正常的情況下，人體保持著陰陽的相對平衡，如果陰陽的平衡遭到破壞，就會發生偏盛偏衰，導致損美性疾病的發生。刺激相應穴位可以根據證候的屬性來調節陰陽的偏盛偏衰，使機體恢復陰陽的平衡，對損美性疾病達到治療目的。

點穴美容美體的作用，基本上是透過經絡、腧穴配伍和腧穴刺激方法的不同來完成的。

二、扶正祛邪

損美性疾病的發生、發展及其轉歸的過程，是正氣與邪氣相互鬥爭的結果。如果正氣旺盛，邪氣就不足以致病。假使正氣虛弱，邪氣就會乘虛侵入而致病。如正氣不足，絡脈空虛，風寒、風熱之邪，侵襲面部筋脈，致氣血阻滯，肌肉縱緩不收而成面癱。

點穴可以經由扶正通絡而達到治療目的。

三、疏通經絡

人體的經絡組成了氣血循環的通道，它們「內溉臟腑，外濡腠理」，維持著人體的正常生理功能。如果外邪侵襲經絡、外傷損傷經絡或由其他致病因素導致經絡阻塞，氣血運行不暢，造成的人體氣血不和，就會產生損美性疾患。

點穴可以「通其經絡，調其氣血」，排除病理因素，治癒損美性疾病。

第三節　點穴美容美體的作用特點

點穴療法由對局部穴位的刺激作用，產生酸、麻、脹、痛感，出現皮膚發紅、局部出汗或皮溫升高等現象，使經絡通暢，痙攣緩解或消失，肌肉、肌膚伸縮彈力恢復，並能調節臟腑氣血，使氣血調和，肌體活力增強。

現代研究證明，穴位按壓療法可促進血液循環，改變血液的高凝、黏、濃、聚狀態，具有活血化瘀效用，又能改善大腦、心血管微循環，促進新陳代謝，增強肌體免疫力從而達到美容美體的作用。

點穴美容美體與其他美容美體方法相比具有以下特點：

一、簡便易行，經濟安全

點穴美容美體不需要投入資金購置器械設備，只需要我們的雙手並掌握一些基本的手法，就可以操作。

同時，操作方法簡單易學，安全可靠，對人體無不良作用，易於推廣。

二、標本兼治，療效可靠

點穴美容美體是透過經絡的作用，調節臟腑陰陽的平衡，既可在局部施術，又可針對病因辨證施治，從而達到標本兼治的目的。點穴美容美體是中醫整體觀念的體現，它以臟腑、經絡、氣血為基礎，從整體著手，因而具有療效好和持久、穩定的特點。

三、防治一體，强身保健

點穴對於臟腑、經絡、氣血具有調理平衡的作用，可增強機體抗病能力，平衡陰陽、氣血，促進身體康復，對正常人則可強身健體，達到「正氣存內，邪不可干」的境界，同時也可美化形體。隨著傳統中醫的科學化與現代化，穴位按壓與現代美容理論的有機結合，點穴美容美體已成為一種獨特的美容美體療法。

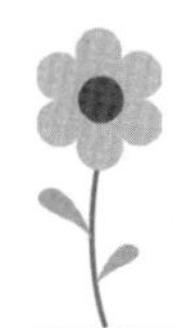

第二章 點穴美容美體與經絡和腧穴

第一節 經 絡

一、經絡系統的組成

經絡是經脈和絡脈的總稱，「經」，有路徑的含義，是主幹；「絡」，有網路的含義，為經脈所分出的小支。經絡縱橫交錯，分佈全身，起運行氣血，聯絡臟腑，溝通內外，貫串上下的作用。

經絡系統包括十二經脈、奇經八脈、十二經別、十五絡脈以及十二經筋、十二皮部和難以計數的浮絡、孫絡等。

(一)十二經脈

十二經脈即手太陰肺經、手厥陰心包經、手少陰心經、手陽明大腸經、手少陽三焦經、手太陽小腸經、足太陰脾經、足厥陰肝經、足少陰腎經、足陽明胃經、足少陽膽經、足太陽膀胱經。它們是經絡系統的主體，故又稱之為「正經」。十二經脈的命名是古人根據陰陽衍化的三陰三陽，結合經脈循行於手足的不同以及與臟腑的絡屬關係而確定的。

(二)奇經八脈

奇經八脈即別道奇行的經脈，有督脈、任脈、沖脈、帶脈、陰蹻脈、陽蹻脈、陰維脈、陽維脈共8條，故稱為奇經八脈。

二、經絡學說與美容美體

經絡是人體運行氣血的通路，經絡系統對人體的生理病理變化都起著重要的作用。正如《靈樞・經脈》中所言：「經脈者，所以能決死生，處百病，調虛實，不可不通也。」經絡學說對指導點穴美容美體具有重要的意義。

(一)經絡的生理功能

經絡將氣血輸送到全身各部，從而使體內的臟腑和體表的五官七竅、皮肉筋骨完成正常的生理功能。經絡具有聯絡臟腑，溝通肢竅的作用使人體成為一個整體，保持相對的協調統一。經絡聯絡內外，貫通上下，運行氣血，營養全身，使肌肉豐滿，關節通利，皮膚榮潤，形體健美。經絡還具有抵禦外邪，保衛肌體的作用。

(二)經絡的病理反應

經絡內連臟腑，外絡肢節，當體表受到病邪侵襲時，可以由經絡而傳入內臟，由於內臟之間又有經絡相貫連，病邪可以從一臟傳入它臟。同時內臟有病時又可反映於體表，即在相應的經絡循行部位出現症狀與體徵，如在某些特定的部位出現敏感點及壓痛點等。內臟的疾病還可反映在頭面五官和皮膚等體表部位甚至發生損美性疾病。如肝火上擾可致雙目赤腫，脾胃熱盛可致肺風粉刺、酒渣鼻，肝瘀氣滯可引起黃褐斑、黧黑斑等。

(三)經絡學說在美容美體中的應用

1. 說明病理變化

經絡是人體內外溝通的一個管道，當機體生理功能失調時，其又是病邪傳注的途徑，具有反映病候的特點。

故臨床某些疾病的病理變化，常常在經絡循行通路上出現明顯的壓痛，或結節、條索狀等反應物以及相應的部位皮膚色澤、形態、溫度、電阻等的變化。由望色、循經觸摸反應物和壓痛點等，可推斷疾病的病理變化。

2. 指導辨證歸經

由於經絡有一定的循行部位及臟腑絡屬，臨床上可以根據疾病所出現的症狀，結合經絡循行部位，推斷疾病所在的經脈。如肺風粉刺一證，皮損在前額及頰部者多與陽明經有關，皮損在胸背部者多與任、督二脈經有關。亦可根據所出現的證候，結合其所聯繫的臟腑，進行辨證歸經。

3. 指導治療

點穴美容美體是透過刺激腧穴，以疏通經氣，調節人體臟腑氣血功能，從而達到祛除病邪、健身美體的目的。治療選穴，一般是在明確辨證的基礎上，除選用局部腧穴外，通常根據經脈循行、臟腑絡屬以及主治特點進行循經取穴，《四總穴歌》所載：「肚腹三里留，腰背委中求，頭項尋列缺，面口合谷收。」就是循經取穴的體現。

由於經絡、臟腑與皮部有密切聯繫，故經絡、臟腑的疾患可以點按體表穴位進行治療，如面癱可取風池、合谷、翳風穴；目赤腫痛取太陽穴。而體表的疾患也可以根據病變部位所屬經絡取穴，如酒渣鼻可取督脈經穴。

第二節　腧　穴

腧穴是人體臟腑經絡之氣輸注於體表的特殊部位。人體的腧穴分別歸屬於相應經絡，而經絡又隸屬於相關臟腑，就使腧穴——經絡——臟腑間相互關聯，密不可分。因此，在體表穴位上施以點按刺激，就能疏通氣血、調節臟腑功能，達到祛病強身、美容美體的目的。

一、腧穴的分類和作用

(一)腧穴的分類

人體腧穴可歸納為十四經穴、奇穴、阿是穴三類。

十四經穴簡稱「經穴」。即歸屬於十二經脈及任、督二脈上的腧穴。現有361個經穴，經穴有主治本經病證的共同作用。

奇穴是指有一定的穴名，位置也明確，但不屬於十四經系統的腧穴，又稱「經外奇穴」。這些腧穴對某些病證有特殊的療效，如印堂治痤瘡，魚腰治上瞼下垂。

阿是穴又稱「壓痛點」，這類腧穴既無具體名稱，又無固定位置，而是以壓痛點或其他反應點作為施術部位。阿是穴在點穴美容美體中常常用到，如黃褐斑可在皮損部施以點、按手法等。

(二)腧穴的作用

在臨床上腧穴具有治療和診斷兩方面作用。治療上，腧穴可以治療所在部位鄰近組織和器官的病症；同時，十四經腧穴還能治療本經所屬臟腑和器官的病症；還有些腧穴對治療一些疾病有特異性，如大椎穴退熱，至陰穴矯正胎位等。

診斷上，由於臟腑的病理變化可以經經絡反應到體表穴位上，透過循按、觸摸以探其陽性反應點，為診斷疾病提供參考。

二、特定穴

特定穴是指具有特殊性能和治療作用的經穴。由於它們的功能不同，因此，各有特定的名稱和含義。特定穴在點穴美容美體中的應用很多，且在選穴配伍上也有一定的特點。

(一)五輸穴

十二經脈分佈在肘、膝關節以下的井、滎、輸、經、合穴，簡稱「五輸穴」，依次從四肢末端向肘、膝方向排列的（見表1、表2）。

古人把經氣在人體四肢中運行的情況，比作水流，以說明經氣的出入和部位的深淺及特點。如經氣所出，像水的源頭，稱為「井」；經氣所溜，像剛出的泉水微流，稱為「滎」；經氣所注，像水流由淺入深，稱為「輸」；經氣所行，像河中流水暢通無阻，稱為「經」；最後經氣充盛匯合於臟腑，像江河入海一樣，稱為「合」。

五輸穴是十二經脈之氣出入之所，具有治療十二經脈、

表1　陰經五輸穴表

經絡名稱	井（木）	滎（火）	輸（土）	經（金）	合（水）
手太陰肺經	少商	魚際	太淵	經渠	尺澤
手厥陰心包經	中衝	勞宮	大陵	間使	曲澤
手少陰心經	少衝	少府	神門	靈道	少海
足太陰脾經	隱白	大都	太白	商丘	陰陵泉
足少陰腎經	湧泉	然谷	太谿	復溜	陰谷
足厥陰肝經	大敦	行間	太衝	中封	曲泉

表2　陽經五輸穴表

經絡名稱	井（金）	滎（水）	輸（木）	經（火）	合（土）
手陽明大腸經	商陽	二間	三間	陽谿	曲池
手少陽三焦經	關衝	液門	中渚	支溝	天井
手太陽小腸經	少澤	前谷	後谿	陽谷	小海
足陽明胃經	厲兌	內庭	陷谷	解谿	足三里
足少陽膽經	足竅陰	俠谿	足臨泣	陽輔	陽陵泉
足太陽膀胱經	至陰	足通谷	束骨	崑崙	委中

五臟六腑病變的作用。

(二)原穴、絡穴

臟腑原氣經過和留止的部位，稱為原穴，又名「十二原」。在六陽經，原穴單獨存在，排列在輸穴之後，六陰經則以輸為原。

絡脈從經脈分出的部位各有一個腧穴叫做絡穴，具有聯絡表裏兩經的作用。十二經各有一個絡穴，位於四肢的膝關節以下，加上任脈絡穴鳩尾位於腹，督脈絡穴長強位於尾

表3 十二經脈原穴、絡穴表		
經絡名稱	原穴	絡穴
手太陰肺經	太淵	列缺
手厥陰心包經	大陵	內關
手少陰心經	神門	通里
足太陰脾經	太白	公孫
足少陰腎經	太谿	蠡溝
足厥陰肝經	太衝	大鍾
手陽明大腸經	合谷	偏厲
手少陽三焦經	陽池	外關
手太陽小腸經	腕骨	支正
足陽明胃經	衝陽	豐隆
足少陽膽經	丘墟	光明
足太陽膀胱經	京骨	飛揚

骶，脾之大絡大包穴位於胸脇，稱為「十五絡穴」（見表3）。故臟腑之疾，可取相應的原穴治療，即所謂「五臟六腑之有疾者，皆取其原也」。而絡穴具有主治表裏兩經有關病證的作用。原穴和絡穴在臨床上既可單獨應用，也可相互配合應用。本經原穴與其相表裏經的絡穴相互配合應用時，稱為「原絡配穴」。

(三)俞穴、募穴

俞穴是臟腑之氣輸注於腰背部的腧穴；募穴是臟腑之氣匯聚於胸腹部的腧穴，均與臟腑關係密切。每一臟腑都有各自的俞穴和募穴（見表4）。俞募穴用來治療相應臟腑疾

表4　十二臟腑兪募穴表			
	臟腑	兪穴	募穴
六臟	肺	肺俞	中府
	心包	厥陰俞	膻中
	心	心俞	巨厥
	肝	肝俞	期門
	脾	脾俞	章門
	腎	腎俞	京門
六腑	胃	胃俞	中脘
	膽	膽俞	日月
	膀胱	膀胱俞	中極
	大腸	大腸俞	天樞
	三焦	三焦俞	石門
	小腸	小腸俞	關元

病，可單獨使用也能配伍運用。

(四)八會穴

八會穴是臟、腑、氣、血、筋、脈、骨、髓的精氣所聚會的8個腧穴，分佈於軀幹部和四肢部（見表5）。臨床應用常作為治療相應的臟腑組織病證的主穴。

表5　八會穴表								
八會	臟會	腑會	氣會	血會	筋會	脈會	骨會	髓會
穴名	章門	中脘	膻中	膈俞	陽陵泉	太淵	大杼	絕骨

(五)郄　穴

「郄」有空隙之意，郄穴是各經經氣匯集的部位。十二經脈及陰蹻脈、陽蹻脈、陰維脈、陽維脈各有一個郄穴，共十六個郄穴（見表6），多分佈於四肢肘膝關節以下，常用於治療本經循行部位及其所屬臟腑的急性病證。

表6　十六郄穴表

經脈	郄穴
手太陰肺經	孔最
手厥陰心包經	郄門
手少陽心經	陰郄
手陽明太腸經	溫溜
手少陽三焦經	會宗
手太陽小腸經	養老
足太陰脾經	地機
足厥陰肝經	中都
足少陰腎經	水泉
足陽明胃經	梁丘
足少陽膽經	外丘
足太陽膀胱經	金門
陰維脈	築賓
陽維脈	陽交
陰蹻脈	交信
陽蹻脈	跗陽

(六)下合穴

下合穴是指六腑之氣下合於足三陽經的六個腧穴（見表

表7　六腑下合穴						
六腑	小腸	三焦	大腸	膀胱	膽	胃
下合穴	下巨虛	委陽	上巨虛	委中	陽陵泉	足三里

7）。主要分佈於膝關節附近。對於六腑病證均可選用各自相應的下合穴治療。

(七)八脈交會穴　交會穴

八脈交會穴是指奇經八脈與十二經脈交會的八個腧穴（見表8）。它們分佈於腕踝關節的上下，具有主治奇經病證的作用。

表8　八脈交會穴			
經屬	八穴	通八脈	會和部位
足太陰脾經	公孫	沖脈	胃、心、胸
手厥陰心包經	內關	陰維	
手少陽三焦經	外關	陽維	目外眦、頰、頸、耳後、肩
足少陽膽經	足臨泣	帶脈	
手太陽小腸經	後谿	督脈	目內眦、項、耳、肩胛
足太陽膀胱經	申脈	陽蹺	
手太陰肺經	列缺	任脈	胸、肺、膈、喉嚨
足少陰腎經	照海	陰蹺	

交會穴是指兩經以上的經脈相交會的腧穴，多分佈於頭面、軀幹部，有治療本經和交會經病證的作用。

三、選穴、配穴方法

腧穴的選取和配伍是點穴治療疾病的重要環節，並直接關係到治療效果的好壞。點穴美容美體的選穴配穴原則是以陰陽、臟腑、經絡等學說為依據，由辨證立法，結合腧穴的功能、特性，並遵循一定的基本規律。下面介紹點穴美容美體的選穴配穴原則和方法。

(一)選穴原則

選穴原則主要包括近部選穴、遠部選穴和隨證選穴。

1. 近部選穴

近部取穴是指選取疾病所在部位或鄰近部位的腧穴。點穴美容美體較為注重近部選穴，即在皮損就近選穴以調整受病經絡、器官、組織的氣血，使之平衡。如魚尾紋取太陽、絲竹空；酒渣鼻用素髎、迎香；面神經麻痹用陽白、地倉；上瞼下垂取魚腰、陽白等。

2. 遠部選穴

遠部選穴是指選取距離病痛較遠處部位的腧穴，這是因為腧穴具有遠治作用的特點。人體許多腧穴，尤其是肢肘、膝關節以下的經穴，不僅能治療局部病證，而且還可以治療本經循行所及的遠處部位的病證。

如口角皺紋用足三里、關元；面神經麻痹用合谷等；同時根據損美性疾病的病理變化，既可取所病臟腑經脈的本經腧穴，也可取表裏經或其他相關經脈上的腧穴，如痤瘡屬肺系病證，可選取手太陰肺經的太淵、孔最，同時還可選取手陽明大腸經的合谷。

3. 隨證選穴

亦名對證取穴，是指針對某些全身症狀或疾病的病因病機選取穴位，如高熱取大椎；或運用有些腧穴對某一方面病證的特殊治療效果，如角孫治療腮腺炎。

(二)配穴方法

配穴方法是在選穴原則的基礎上，選取兩個以上具有協同作用的腧穴加以配伍應用的方法。

配穴方法主要包括本經配穴、表裏經配穴、上下配穴、前後配穴和左右配穴等。

1. 遠近配穴法

即選穴原則中的「近部選穴」與「遠部選穴」配合使用的方法。如面神經麻痺用陽白、地倉，是近取法；取合谷是遠取法。將遠近兩者配合起來使用，能得到更好的治療效果。

2. 上下配穴法

是指將腰部以上腧穴和腰部以下腧穴配合應用的方法。上下配穴法在臨床上應用廣泛，如治療腳癬取百會、足三里；治療咽喉痛、牙痛取合谷、內庭；治療脫髮取頭維、豐隆等。

3. 表裏配穴法

本法是以臟腑、經脈的陰陽表裏配合關係作為配穴依據。即某一臟腑經脈有病，取其表裏經輸穴組成處方施治。如肥胖症取足陽明胃經的足三里，足太陰脾經的陰陵泉。

4. 左右配穴法

是指選取肢體左右兩側腧穴配合應用的方法。在點穴治療損美性疾病時經常應用，如左側面癱，取左側頰車、地倉，並配右側合谷等。

5. 前後配穴法

前指胸腹，後指腰背。選取前後部位腧穴配合應用的方法稱為前後配穴法，俞募配穴法亦屬本法範疇。凡治臟腑疾患，均可採用此法。例如，胃痛前取中脘、梁門，後取胃俞、胃倉。

四、腧穴的定位方法

在臨床上，點穴的治療效果與取穴是否準確有著密切的關係，所以必須掌握好定位方法，才能準確取穴。常用定位方法有以下四種：

(一)骨度分寸法

骨度分寸法，是以骨節為主要標誌測量全身各部的長短，定出分寸用於腧穴定位的方法。最早見於《靈樞・骨度》篇，現在使用的骨度分寸法是在此基礎上修改、補充而來，不論男女、老少、高矮、胖瘦，均可按這一標準在其自身上測量。常用的骨度分寸法見圖 1。

1. 頭面部

直寸：前髮際至後髮際正中折作 12 寸。從眉心至第 7 頸椎棘突下（大椎）折作 18 寸。眉心至前髮際正中折作 3 寸。第 7 頸椎棘突下（大椎）至後髮際正中折作 3 寸。

橫寸：兩乳突（完骨）之間折作 9 寸。兩前額髮角（頭維）之間折作 9 寸。

說明：直寸用於確定頭部經穴的縱向距離，橫寸用於確

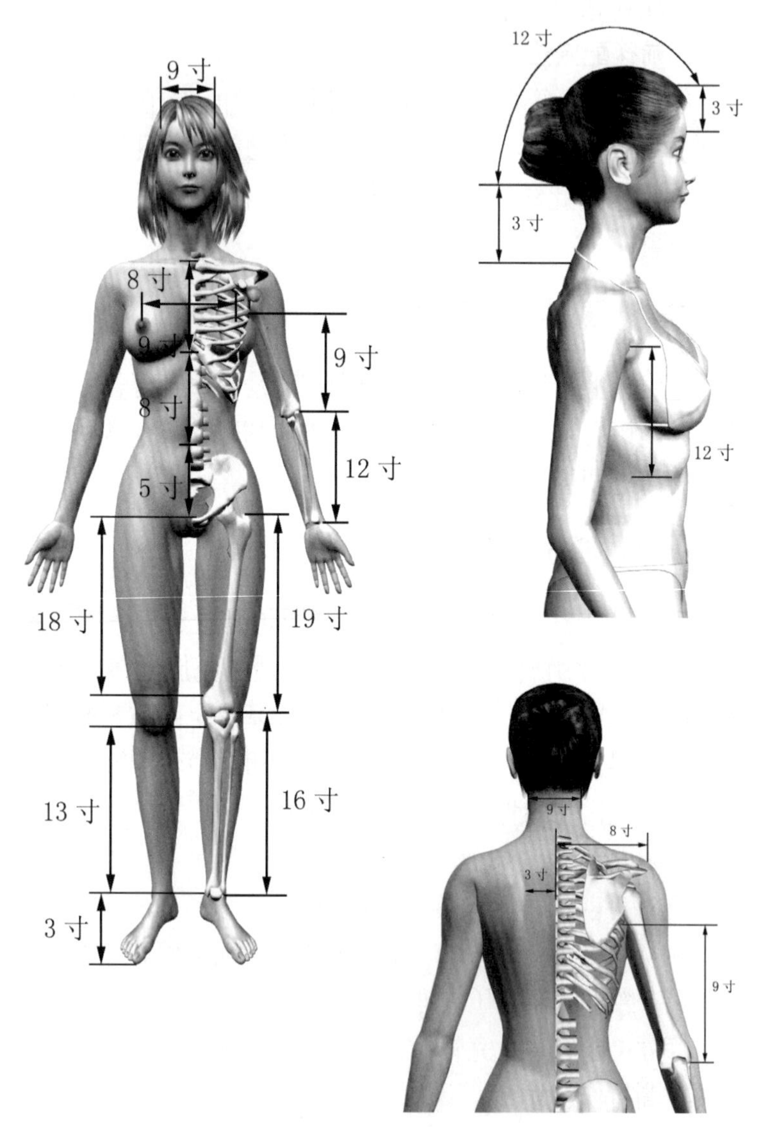

圖1　骨度分寸法

定頭部經穴的橫向距離。

2. 胸腹部

直寸：胸骨上緣（天突）至胸劍聯合中點（歧骨）折作9寸。胸劍聯合中點（歧骨）至臍中折作8寸。臍中至恥骨聯合上緣（曲骨）折作5寸。腋窩頂點至11肋游離端（季肋）折作12寸。11肋游離端至股骨大轉子（髀樞）折作9寸。

橫寸：兩側鎖骨中線（兩乳頭）之間折作8寸。

說明：胸部與脇肋部取穴用直寸，一般根據肋骨計算，每一肋骨折作1.6分。

3. 背腰部

直寸：第7頸椎棘突下（大椎）至尾骶為21寸。

橫寸：肩胛骨內側緣至後正中線之間折作3寸。肩峰緣至後正中線之間折作8寸。

說明：背腰部腧穴以脊柱棘突作為定位的標誌。

4. 上肢部

直寸：腋前、後紋頭至肘橫紋折作9寸。肘橫紋至腕橫紋折作12寸。

說明：適用手三陰、三陽經的腧穴定位。

5. 下肢部

（1）恥骨聯合上緣至股骨內上髁上緣折作18寸。脛骨內側髁下方至內踝尖折作13寸。內踝尖至足底折作3寸。適用於折量足三陰經下肢部經穴的縱向距離。

（2）股骨大轉子至膕橫紋折作19寸。臀橫紋至膕橫紋折作14寸。膕橫紋至外踝高點折作16寸。外踝高點至足底折作3寸。適用於折量足三陽經下肢部經穴的縱向距離。

(二)體表標誌法

體表標誌有固定標誌和活動標誌兩種：

1. 固定標誌

是指用五官、髮際、指（趾）甲、乳頭、肚臍以及骨節的隆起和凹陷、肌肉的突起等，作為取穴的標誌。如鼻尖取素髎；兩眉中間取印堂；兩乳中間取膻中；肚臍取神闕；腓骨小頭前下緣取陽陵泉；眉頭定攢竹等，這些標誌不以人體活動而改變。

2. 活動標誌

是將關節、肌肉、肌腱、皮膚，隨著活動而出現的孔隙、凹陷、皺紋等作為取穴標誌。如取耳門、聽宮、聽會，要張口取穴；下關閉口取穴；取陽谿穴應將拇指翹起，在拇長、短伸肌腱之間的凹陷中取穴等。這些標誌隨人體活動而變化，故稱活動標誌。

(三)指寸定位法

指寸定位法是以患者本人手指為標準，量取腧穴的定位方法。臨床常用有以下三種（見圖2）：

1. 中指同身寸　以患者中指彎曲時，中節橈側兩端紋頭之間的距離作為1寸。

2. 拇指同身寸　以患者拇指指關節的寬度作為1寸。

3. 橫指同身寸　又稱一夫法，當患者將食指、中指、無名指和小指併攏時，以中指中節橫紋為準，四指的寬度定為3寸。

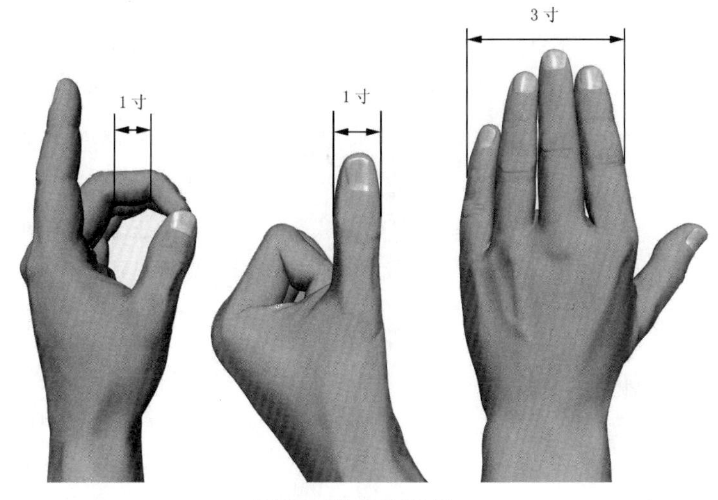

圖2　指寸定位法

(四)簡便取穴法

簡便取穴法是臨床中一種簡便易行的方法，如直立兩臂自然下垂，中指端大腿上取風市；兩手虎口交叉，食指自然平直盡端取列缺等。

五、點穴美容美體的常用腧穴

(一)手太陰肺經

1. 中府　zhōngfǔ　募穴

【定位】在胸前壁外上方，前正中線旁開6寸，平第1肋間（見圖3）。

【主治】顏面浮腫，咽喉炎，痤瘡。

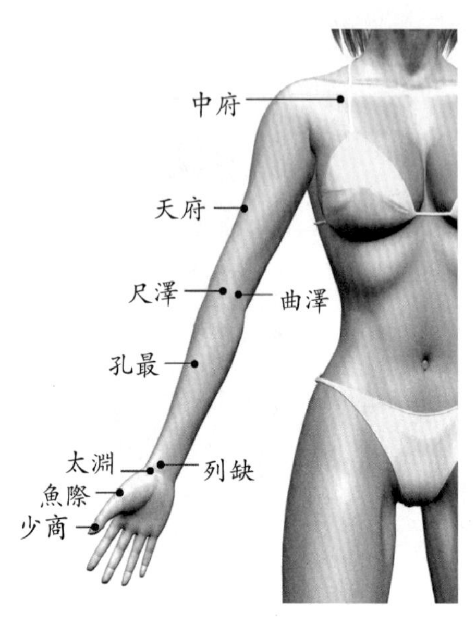

圖 3　手太陰肺經穴位

2. 天府　Tiānfǔ

【定位】上臂內側，肱二頭肌橈側緣，腋前紋頭下 3 寸（見圖 3）。

【主治】單純甲狀腺腫，甲狀腺功能亢進，瘙癢症，風疹。

3. 尺澤　Chizé　合穴

【定位】微屈肘，在肘橫紋中，肱二頭肌腱橈側凹陷處（見圖 3）。

【主治】扁桃體炎，蕁麻疹，風疹，痤瘡，酒渣鼻，濕疹，丹毒。

4. 孔最　Kǒngzui　郄穴

【定位】在前臂掌面橈側，尺澤與太淵連線上，腕橫紋上 7 寸處（見圖 3）。

【主治】結膜炎，扁桃體炎，頭痛。

5. 列缺　Liequē　絡穴，八脈交會穴——通任脈

【定位】在前臂掌面橈側，橈骨莖突上方，腕橫紋上 1.5 寸（見圖 3）。

【主治】蕁麻疹，風疹，顏面浮腫，濕疹，瘙癢症，落枕，面神經麻痹，扁桃體炎，偏頭痛，水腫。

6. 太淵 Tàiyuān 輸穴，原穴，八會穴之一——脈會

【定位】在腕掌側橫紋，橈動脈橈側凹陷處（見圖3）。

【主治】凍瘡，結膜炎，喉炎，扁桃體炎，失音。

7. 魚際 Yújì 滎穴

【定位】第1掌指關節後，第1掌骨中點橈側，赤白肉際處（見圖3）。

【主治】結膜炎，失音，咽乾，扁桃體炎。

8. 少商 Shàoshāng 井穴

【定位】拇指橈側，距指甲角約0.1寸（見圖3）。

【主治】酒渣鼻，頭癬，腮腺炎，咽炎，單純性喉炎，扁桃體炎。

(二)手陽明大腸經

1. 商陽 Shāngyáng 井穴

【定位】食指橈側，距指甲角約0.1寸（見圖4）。

【主治】頭癬，目赤腫痛，咽炎。

2. 二間 Erjiān 滎穴

【定位】微握拳，第2掌指關節前，橈側凹陷處（見圖4）。

【主治】扁平疣，面神經麻痹，咽炎。

3. 三間 Sānjiān 輸穴

【定位】微握拳，第2掌指關節後，橈側凹陷處（見圖4）。

【主治】白癜風，面神經麻痹，瞼緣炎，咽炎。

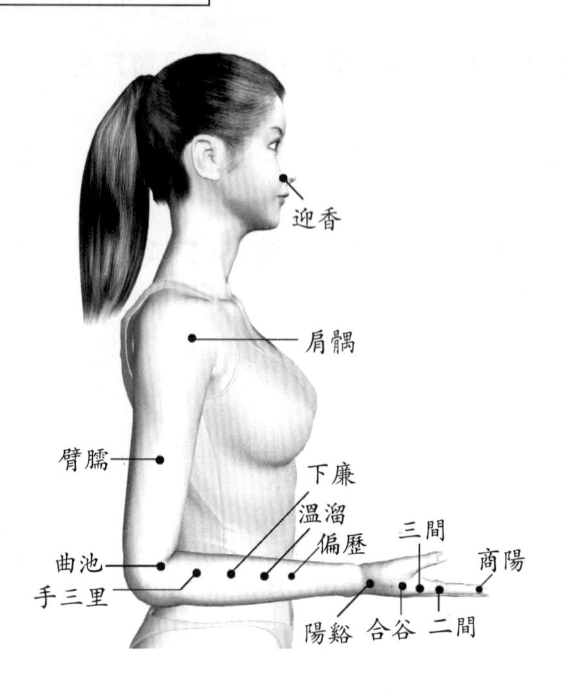

圖 4　手陽明大腸經穴位

4. 合谷　Hégǔ　原穴

【定位】手背，在第 1、第 2 掌骨間，第 2 掌骨橈側中點。或以一手的拇指指關節橫紋，放在另一手拇食指間的指蹼緣上，當拇指尖所指處即是（見圖 4）。

【主治】蕁麻疹，神經性皮炎，痤瘡，酒渣鼻，銀屑病，扁平疣，尋常疣，黃褐斑，紅斑狼瘡，風疹，帶狀皰疹，凍瘡，電光性眼炎，日光性皮炎，結膜炎，上瞼下垂，斜視，瞼緣炎，淚溢，面肌痙攣，面神經麻痹，腮腺炎。

5. 陽谿　Yángxī　經穴

【定位】在腕背橫紋橈側，拇指向上翹起時，拇短伸肌腱與拇長伸肌腱之間的凹陷中（見圖 4）。

【主治】凍瘡，蕁麻疹，面神經麻痹，瞼緣炎，結膜炎，咽喉炎。

6. 偏歷　Piānlì　絡穴

【定位】屈肘，在前臂背面橈側，陽谿穴與曲池穴連線上，腕橫紋上 3 寸處（見圖 4）。

【主治】扁平疣，咽炎，水腫，面神經麻痹。

7. 溫溜　Wēnliū　郄穴

【定位】屈肘，在前臂背面橈側，陽谿穴與曲池穴連線上，腕橫紋上 5 寸處（見圖 4）。

【主治】咽炎，面神經麻痹。

8. 下廉　Xiàlián

【定位】在前臂背面橈側，陽谿穴與曲池穴連線上，肘橫紋下 4 寸處（見圖 4）。

【主治】脫髮，毛髮早枯，乳房過小。

9. 手三里　Shǒusānlǐ

【定位】在前臂背面橈側，陽谿穴與曲池穴連線上，肘橫紋下 2 寸處（見圖 4）。

【主治】白癜風，單純甲狀腺腫大，落枕，失音。

10. 曲池　Qǔchí　合穴

【定位】屈肘，肘橫紋外側端，與肱骨外上髁連線的中點處（見圖 4）。

【主治】丹毒，蕁麻疹，風疹，痤瘡，瘙癢疹，神經性皮炎，紅斑狼瘡，白癜風，日光性皮炎，銀屑病，濕疹，酒渣鼻，過敏性紫癜，瞼緣炎，結膜炎，面神經麻痹，腮腺炎。

11. 臂臑　Bìnào

【定位】在臂外側，三角肌止點處，曲池穴與肩髃穴連線上，曲池穴上 7 寸處（見圖 4）。

【主治】面肌痙攣，上瞼下垂，結膜炎。

12. 肩髃　Jiānyú

【定位】在肩峰前下方，肩峰與肱骨大結節之間。臂平舉時，肩部出現兩個凹陷，前方的凹陷就是（見圖 4）。

【主治】蕁麻疹，腋臭，頸淋巴結核，腮腺炎。

13. 迎香　Yíngxiāng

【定位】在鼻翼外緣中點旁開 0.5 寸，鼻唇溝中（見圖 4）。

【主治】酒渣鼻，扁平疣，痤瘡，黃褐斑，唇乾裂，鼻癬，淚溢，面神經麻痹，面肌痙攣。

(三)足陽明胃經

1. 承泣　Chéngqì

【定位】兩目平視，在瞳孔直下與眶下緣之間（見圖 5）。

【主治】痤瘡，瞼緣炎，結膜炎，眼袋，斜視，近視，麥粒腫，面神經麻痹，面肌痙攣。

2. 四白　Sìbái

【定位】兩目平視，在瞳孔直下，眶下孔凹陷處（見圖 5）。

【主治】黃褐斑，痤瘡，眼袋，皺紋，結膜炎，麥粒腫，斜視，上瞼下垂，面神經麻痹，面肌痙攣。

3. 巨髎　Jùláo

【定位】兩目平視，在瞳孔直下，平鼻翼下緣，鼻唇溝的外側（見圖5）。

【主治】面神經麻痹，面肌痙攣，淚溢，甲狀腺功能亢進。

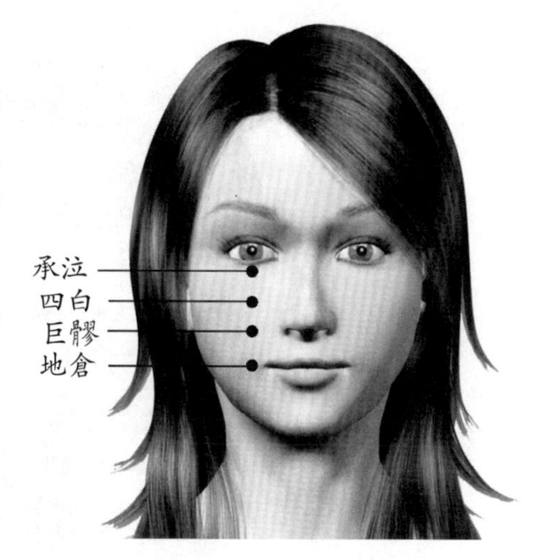

圖5　足陽明胃經穴位1

4. 地倉　Dìcāng

【定位】兩目平視，在瞳孔直下，口角外側（見圖5）。

【主治】單純疱疹，面頰疔瘡，黃褐斑，痤瘡，白癜風，扁平疣，腮腺炎，口唇皸裂，面肌痙攣，面神經麻痹。

5. 大迎　Dàyíng

【定位】在下頜角前1.3寸，咬肌附著部前緣（見圖6）。

【主治】扁平疣，斜視，腮腺炎，面肌痙攣。

6. 頰車　Jiáchē

【定位】在下頜角的前上方1橫指，當咀嚼時咬肌隆起，按之凹陷處（見圖6）。

【主治】黃褐斑，痤瘡，白癜風，扁平疣，腮腺炎，失音，上瞼下垂，面肌痙攣，面神經麻痹。

7. 下關　Xiàguān

【定位】在耳前方，顴弓下緣，下頜骨髁狀突前凹陷處（見圖6）。

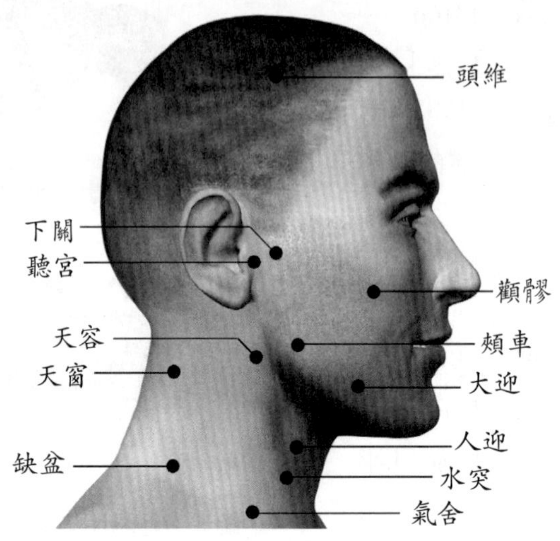

圖 6　足陽明胃經穴位 2

【主治】黃褐斑，痤瘡，面神經麻痹，面肌痙攣。

8. 頭維　Tóuwéi

【定位】在額角髮際上 0.5 寸處（見圖 6）。

【主治】脫髮，顳部皺紋，硬皮病，瞼緣炎，淚溢，結膜炎，斜視，面肌痙攣，面神經麻痹。

9. 人迎　Rényíng

【定位】在頸部喉結旁，頸總動脈後，胸鎖乳突肌前緣（見圖 6）。

【主治】咽炎，痤瘡。

10. 水突　Shuǐtū

【定位】在胸鎖乳突肌前緣，人迎與氣舍穴連線的中點（見圖 6）。

【主治】咽炎，痤瘡。

11. 氣舍 Qìshè

【定位】在鎖骨內側端上緣，胸鎖乳突肌的胸骨頭與鎖骨頭之間（見圖6）。

【主治】頸淋巴結核，咽炎，結膜炎，甲狀腺腫大。

12. 缺盆 Quēpén

【定位】在鎖骨上窩中央，前正中線旁開4寸處（見圖6）。

【主治】頸淋巴結核，咽炎。

13. 乳根 Rŭgēn

【定位】在乳頭直下，乳房根部，前正中線旁開4寸，平第5肋間隙（見圖7）。

【主治】乳房過小。

14. 天樞 Tiānshū 募穴

【定位】在前正中線旁開2寸，平臍（見圖7）。

【主治】蕁麻疹，濕疹，消瘦，面萎黃，肥胖症。

15. 水道 Shuĭdào

【定位】在前正中線旁開2寸，天樞下3寸（見圖7）。

【主治】水腫。

16. 伏兔 Fútù

【定位】在髂前上棘與髕骨外上緣的連線上，髕骨上緣上6寸（見圖7）。

【主治】蕁麻疹，腳氣。

17. 梁丘 Liángqiū 郄穴

【定位】在髂前上棘與髕骨外上緣的連線上，髕骨外上緣上2寸（見圖7）。

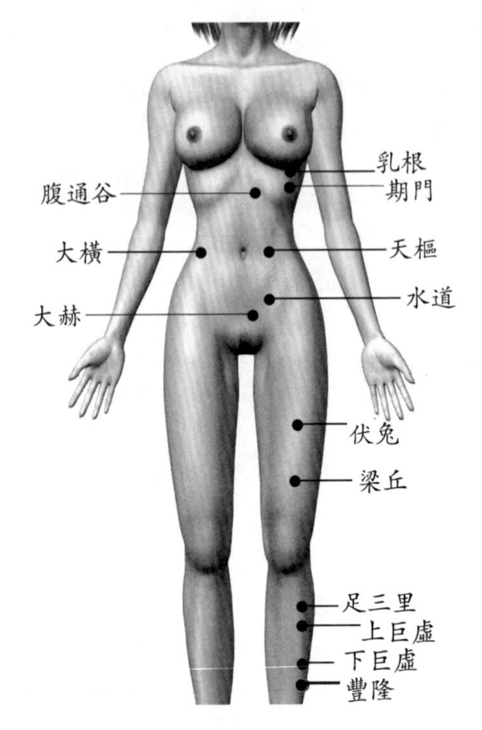

圖 7　足陽明胃經穴位 3

【主治】瘙癢症，面部斑疹，面神經麻痹。

18. 足三里　Zúsānlǐ　合穴，胃下合穴

【定位】在小腿外側，距脛骨前緣 1 橫指，犢鼻穴下 3 寸（見圖 7）。

【主治】蕁麻疹，風疹，痤瘡，丹毒，腳癬，紅斑狼瘡，濕疹，瘙癢症，斜視，結膜炎，上瞼下垂，肥胖症，消瘦，面萎黃，延緩衰老，面神經麻痹。

19. 上巨虛　Shàngjùxū　大腸下合穴

【定位】在小腿外側，距脛骨前緣 1 橫指，犢鼻穴下 6

寸（見圖7）。

【主治】蕁麻疹，白癜風，肥胖症。

20. 下巨虛 Xiàjùxū 小腸下合穴

【定位】在小腿外側，距脛骨前緣1橫指，犢鼻穴下9寸（見圖7）。

【主治】落枕 ，毛髮憔悴。

21. 豐隆 Fēng Lóng 絡穴

【定位】在小腿外側，外踝尖上8寸，距脛骨前緣2橫指（見圖7）。

【主治】痤瘡，脫髮，紅斑狼瘡，肥胖症，咽炎，甲狀腺功能亢進，單純性甲狀腺腫。

22. 解谿 Jiěxī 經穴

【定位】在足背踝關節橫紋線中央，拇長伸肌腱與趾長伸肌腱之間（見圖8）。

【主治】腳癬，結膜炎，腮腺炎，咽炎，急性扁桃體炎，甲狀腺功能亢進。

23. 衝陽 Chōngyáng 原穴

【定位】在足背最高處，拇長伸肌腱與趾長伸肌腱之間，足背動脈搏動處（見圖8）。

【主治】腳癬，足凍瘡，面神經麻痹，消瘦。

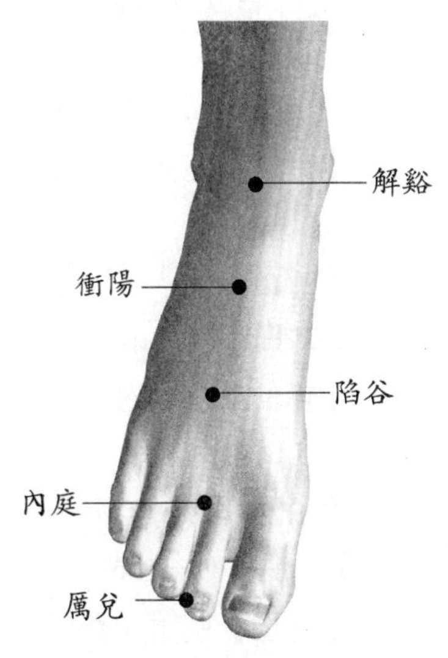

圖8 足陽明胃經穴位4

24. 陷谷　Xiàngǔ　輸穴

【定位】在足背，第2、3跖骨結合部前方凹陷中（見圖8）。

【主治】上瞼下垂，結膜炎，面肌痙攣。

25. 內庭　Nèitíng　滎穴

【定位】在足背，第2、3趾縫間的紋頭處（見圖8）。

【主治】痤瘡，腳癬，咽喉炎，口臭，急性扁桃體炎，甲狀腺功能亢進，面神經麻痹，腮腺炎。

26. 厲兌　Lìduì　井穴

【定位】在足第2趾外側，距趾甲角約0.1寸（見圖8）。

【主治】咽喉炎，面神經麻痹，肥胖症。

(四)足太陰脾經

1. 隱白　Yǐnbái　井穴

【定位】在足大趾內側，距趾甲角約0.1寸（見圖9）。

【主治】濕疹，黃褐斑，脂溢性皮炎。

2. 太白　Tàibái　輸穴，原穴

【定位】在足內側緣，第1跖趾關節後緣，赤白肉際處（見圖9）。

【主治】鬚瘡，黃褐斑，濕疹。

3. 公孫　Gōngsūn　絡穴，八脈交會穴——通沖脈

【定位】在第1跖骨基底前下方，赤白肉際處（見圖9）。

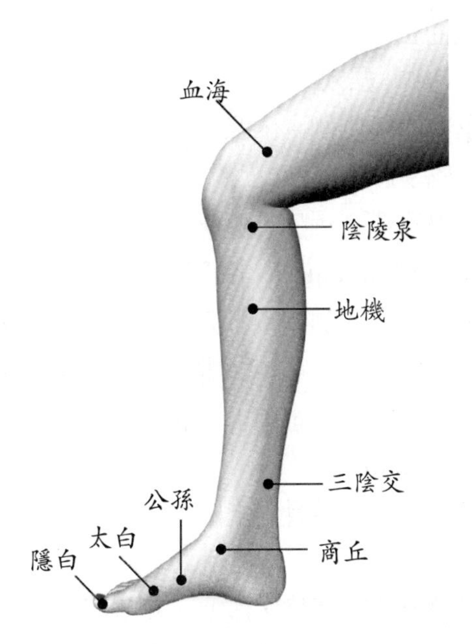

圖 9　足太陰脾經穴位

【主治】扁平疣，肥胖症，痤瘡。

4. 商丘　Shāngqiū　經穴

【定位】在足內踝前下方凹陷中，舟骨結節與內踝尖連線的中點處（見圖 9）。

【主治】搔癢症，銀屑病。

5. 三陰交　Sānyīnjiāo　肝脾腎三經交會穴

【定位】在小腿內側，內踝尖上 3 寸，脛骨內側後緣（見圖 9）。

【主治】蕁麻疹，黃褐斑，丹毒，脫髮，濕疹，浮腫，神經性皮炎，凍瘡，過敏性紫癜，皮膚搔癢症，日光性皮炎，銀屑病，腳癬，瞼緣炎，上瞼下垂，突眼，淚溢，咽喉炎，下肢靜脈曲張。

6. 地機　Dìjī　郄穴

【定位】在小腿內側，內踝尖與陰陵泉的連線上，陰陵泉下3寸（見圖9）。

【主治】蕁麻疹，濕疹，痤瘡，瘙癢症，白癜風。

7. 陰陵泉　Yīnlíngquán　合穴

【定位】在脛骨內側髁後下方凹陷處（見圖9）。

【主治】肥胖症，濕疹，蕁麻疹，神經性皮炎，丹毒，銀屑病，腳癬，白癜風，水腫，下肢靜脈曲張。

8. 血海　Xuàhǎi

【定位】屈膝，在髕骨內上緣上2寸，股四頭肌內側頭的隆起處（見圖9）。

【主治】蕁麻疹，濕疹，痤瘡，瘙癢症，銀屑病，癬，紅斑狼瘡，過敏性紫癜，日光性皮炎，白癜風，神經性皮炎，上瞼下垂。

9. 大橫　Dàhéng

【定位】在前正中線旁開4寸，平臍（見圖7）。

【主治】肥胖症，形體消瘦。

(五) 手少陰心經

1. 極泉　Jíquán

【定位】在腋窩正中，腋動脈搏動處（見圖10）。

【主治】腋臭。

2. 青靈　Qinglíng

【定位】在臂內側，少海與極泉的連線上，肘橫紋上3寸，肱二頭肌的內側溝中（見圖10）。

【主治】白癜風，黃褐斑。

3. **少海**　Shàohǎi　**合穴**

【定位】屈肘，在肘橫紋內側端與肱骨內上髁連線的中點處（見圖 10）。

【主治】雀斑，黑變病，瘰癧性皮膚結核。

4. **靈道**　Língdào　**經穴**

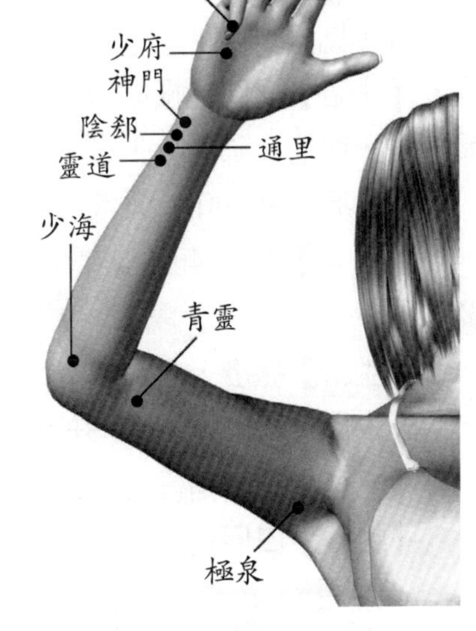

圖 10　手少陰心經穴位

【定位】在前臂掌側，尺側腕屈肌腱的橈側緣，腕橫紋上 1.5 寸（見圖 10）。

【主治】尋常疣，黃褐斑。

5. **通里**　Tōnglǐ　**絡穴**

【定位】在前臂掌側，尺側腕屈肌腱的橈側緣，腕橫紋上 1 寸（見圖 10）。

【主治】咽喉炎，結膜炎，甲狀腺功能亢進。

6. **陰郄**　Yīnxì　**郄穴**

【定位】在前臂掌側，尺側腕屈肌腱的橈側緣，腕橫紋上 0.5 寸（見圖 10）。

【主治】瘙癢症，神經性皮炎，失音。

7. 神門 Shénmén **原穴，輸穴**

【定位】在腕部，腕橫紋尺側端，尺側腕屈肌腱的橈側凹陷處（見圖10）。

【主治】面部毛細血管擴張症，日光性皮炎，銀屑病，黃褐斑，痤瘡，癬瘡，失音，面神經麻痹。

8. 少府 Shàofǔ **滎穴**

【定位】在第4、5掌骨之間，握拳時小指尖所對（見圖10）。

【主治】瘙癢，口周皮炎。

9. 少衝 Shàochōng **井穴**

【定位】在小指橈側，距指甲角0.1寸（見圖10）。

【主治】口周皮炎，鬚瘡，結膜炎。

(六)手太陽小腸經

1. 少澤 Shàozé **井穴**

【定位】在小指尺側，距指甲角0.1寸（見圖11）。

【主治】頭癬，麥粒腫，結膜炎，咽喉炎，乳房過小。

2. 前谷 Qiángǔ **滎穴**

【定位】微握拳，在第5掌指關節前尺側，前橫紋頭赤白肉際（見圖11）。

【主治】結膜炎，淚溢。

3. 後谿 Hòuxī **輸穴，八脈交會穴——通督脈**

【定位】微握拳，在第5指掌關節後尺側，後橫紋頭赤白肉際（見圖11）。

【主治】帶狀疱疹，斜視，咽喉炎，結膜炎，淚溢，瞼緣炎，落枕，面神經麻痹，面肌痙攣。

4. 腕骨　Wànggǔ　原穴

【定位】手掌尺側，在第5掌骨基底與鉤骨之間的凹陷中，赤白肉際處（見圖11）。

【主治】瞼緣炎，淚溢。

5. 陽谷　Yánggǔ　經穴

【定位】在腕背橫紋尺側端，尺骨莖突與三角骨之間的凹陷處（見圖11）。

【主治】疣，帶狀疱疹，結膜炎，甲狀腺腫。

6. 養老　Yǎnglǎo　郄穴

【定位】在前臂背面尺側，尺骨小頭近端橈側凹陷中（見圖11）。

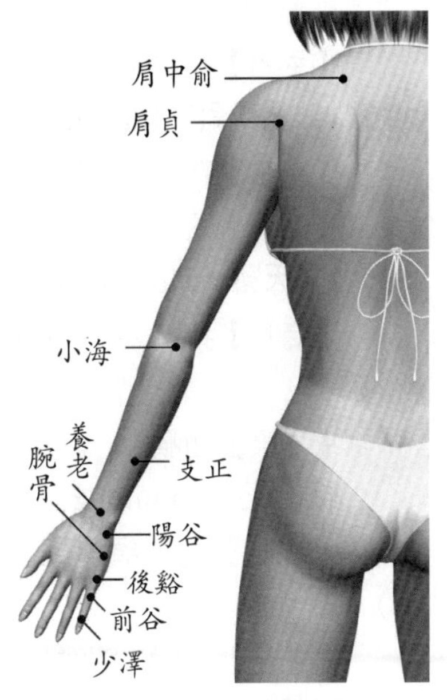

圖11　手太陽小腸經穴位

【主治】結膜炎，落枕。

7. 支正　Zhīzhèng　絡穴

【定位】在陽谷穴與小海穴的連線上，腕背橫紋上5寸（見圖11）。

【主治】扁平疣。

8. 小海　Xiǎohǎi　合穴

【定位】屈肘，在尺骨鷹嘴與肱骨內上髁之間凹陷中（見圖11）。

【主治】顏面浮腫。

9. 肩貞　Jiānzhēn

【定位】肩關節後下方，上臂內收時，在腋後紋頭上1

寸（見圖 11）。

【主治】結膜炎。

10. 肩中兪　Jiānzhōngshū

【定位】在第 7 頸椎棘突下，旁開 2 寸（見圖 11）。

【主治】落枕。

11. 天窗　Tiānchuāng

【定位】在胸鎖乳突肌後緣，扶突後，與喉結平行（見圖 6）。

【主治】咽喉炎，結膜炎。

12. 天容　Tiānróng

【定位】在下頜角後，胸鎖乳突肌前緣凹陷中（見圖 6）。

【主治】痤瘡，咽喉炎。

13. 顴髎　Quánliáo

【定位】在目外眥直下，顴骨下緣凹陷中（見圖 6）。

【主治】黃褐斑，痤瘡，扁平疣，面萎無華，顏面浮腫，結膜炎，面肌痙攣，面神經麻痹。

14. 聽宮　Tīnggōng

【定位】在耳屏前，下頜骨髁狀突的後方，張口時呈凹陷處（見圖 6）。

【主治】耳廓濕疹，失音，面肌痙攣，面神經麻痹。

（七）足太陽膀胱經

1. 睛明　Jīngmíng

【定位】在目內眥外上方 0.1 寸處（見圖 12）。

【主治】眼角皺紋，角膜炎，電光性眼炎，淚囊炎，近

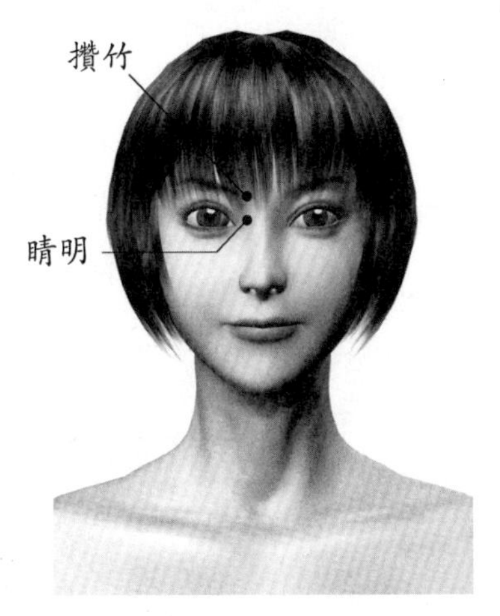

圖 12　足太陽膀胱經穴位 1

視，淚溢，結膜炎，瞼緣炎，斜視，上瞼下垂。

2. 攢竹　Cuánzhú

【定位】在眉頭陷中，眶上切跡處（見圖 12）。

【主治】淚溢，結膜炎，瞼緣炎，電光性眼炎，淚囊炎，上瞼下垂，斜視，近視，面神經麻痹，面肌痙攣。

3. 眉沖　Méichōng

【定位】在眉頭直上，入髮際 0.5 寸，神庭與曲差連線之間（見圖 13）。

【主治】斑禿，脫髮。

4. 曲差　Qūchā

【定位】在前髮際正中直上 0.5 寸，旁開 1.5 寸，神庭與頭維連線的內 1／3 與中 1／3 交點上（見圖 13）。

【主治】結膜炎，斑禿。

5. 五處　Wǔchù

【定位】在前髮際正中直上 1 寸，旁開 1.5 寸（見圖

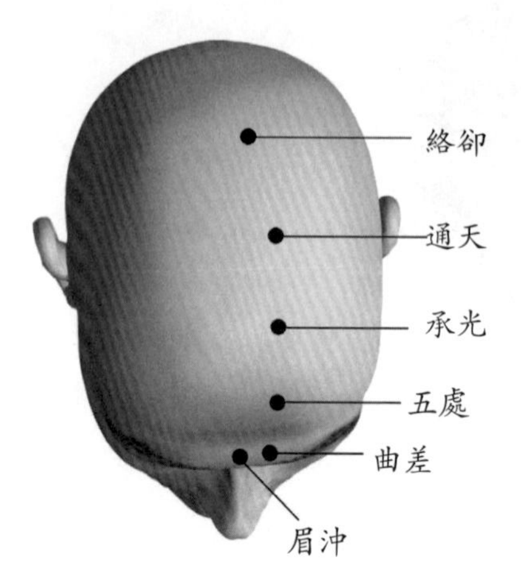

圖 13　足太陽膀胱經穴位 2

13）。

【主治】斑禿，脫髮。

6. 承光　Chéngguāng

【定位】在前髮際正中直上 2.5 寸，旁開 1.5 寸（見圖 13）。

【主治】斑禿，脫髮，頭髮早白。

7. 通天　Tōngtiān

【定位】在前髮際正中直上 4 寸，旁開 1.5 寸（見圖 13）。

【主治】斑禿，脫髮，頭髮早白。

8. 絡卻　Luòquè

【定位】在前髮際正中直上 5.5 寸，旁開 1.5 寸（見圖 13）。

【主治】斑禿，脫髮，頭髮早白，面神經麻痹。

9. 玉枕　Yùzhěn

【定位】在後髮際正中直上 2.5 寸，旁開 1.3 寸處，平枕外粗隆上緣（見圖 14）。

【主治】脫髮，腳癬。

10. 天柱　Tiānzhù

【定位】在斜方肌外緣之後髮際凹陷中，正中旁開 1.3 寸（見圖 14）。

【主治】淚溢，結膜炎，甲狀腺功能亢進。

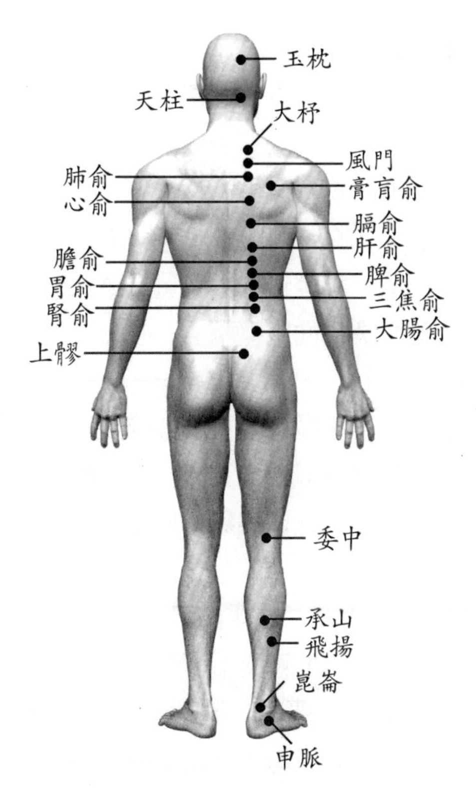

圖 14 足太陽膀胱經穴位 3

11. 大杼 Dàzhù 八會穴之一——骨會

【定位】在第 1 胸椎棘突下，旁開 1.5 寸（見圖 14）。

【主治】結膜炎。

12. 風門 fēngmén

【定位】在第 2 胸椎棘突下，旁開 1.5 寸（見圖 14）。

【主治】蕁麻疹，痤瘡，神經性皮炎。

13. 肺俞 Fèishū 肺背俞穴

【定位】在第 3 胸椎棘突下，旁開 1.5 寸（見圖 14）。

【主治】蕁麻疹，濕疹，痤瘡，酒渣鼻，瘙癢症，毛髮憔悴，神經性皮炎，黃褐斑，雀斑，銀屑病，白癜風，扁平疣。

14. 心俞　Xīnshū　心背俞穴

【定位】在第5胸椎棘突下，旁開1.5寸（見圖14）。

【主治】痤瘡，神經性皮炎，黃褐斑，濕疹，瘙癢症，雀斑，淚溢，結膜炎，面肌痙攣。

15. 膈俞　Géshū　八會穴之一——血會

【定位】在第7胸椎棘突下，旁開1.5寸（見圖14）。

【主治】瘙癢症，痤瘡，酒渣鼻，蕁麻疹，神經性皮炎，毛囊炎，黃褐斑，紅斑狼瘡，皮膚紫癜，白癜風，硬皮病，咽喉炎。

16. 肝俞　Gānshǜū　肝背俞穴

【定位】在第9胸椎棘突下，旁開1.5寸（見圖14）。

【主治】黃褐斑，痤瘡，脫髮，皮膚紫癜，神經性皮炎，銀屑病，扁平疣，雀斑，紅斑狼瘡，瞼緣炎，近視，遠視，面肌痙攣。

17. 膽俞　Dǎnshū　膽背俞穴

【定位】在第10胸椎棘突下，旁開1.5寸（見圖14）。

【主治】咽喉炎，雀斑，紅斑狼瘡。

18. 脾俞　Píshū　脾背俞穴

【定位】在第11胸椎棘突下，旁開1.5寸（見圖14）。

【主治】黃褐斑，痤瘡，白癜風，硬皮病，銀屑病，延緩衰老，雀斑，紅斑狼瘡，瞼緣炎，咽喉炎，消瘦。

19. 胃俞　Wèishū　胃背俞穴

【定位】在第12胸椎棘突下，旁開1.5寸（見圖14）。

【主治】黃褐斑，痤瘡，硬皮病，瞼緣炎，結膜炎，肥胖症，消瘦，口臭。

20. 三焦俞　Sānjiāoshū

【定位】在第 1 腰椎棘突下，旁開 1.5 寸（見圖 14）。

【主治】雀斑，面色蒼白，髮際瘡，酒渣鼻，水腫。

21. 腎俞　Shènshū　腎背俞穴

【定位】在第 2 腰椎棘突下，旁開 1.5 寸（見圖 14）。

【主治】脫髮，頭髮早白，瘙癢症，銀屑病，白癜風，紅斑狼瘡，黃褐斑，皺紋，淚溢，顏面浮腫，水腫，面肌痙攣。

22. 大腸俞　Dàchángshū

【定位】在第 4 腰椎棘突下，旁開 1.5 寸（見圖 14）。

【主治】蕁麻疹，瘙癢症，濕疹，丹毒，紅斑狼瘡，痤瘡。

23. 上髎　Shàngliáo

【定位】俯臥，在第 1 骶後孔中取穴（見圖 14）。

【主治】瘙癢症，濕疹，顏面浮腫。

24. 膏肓俞　Gāohuāngshū

【定位】在第 4 胸椎棘突下，旁開 3 寸處（見圖 14）。

【主治】麥粒腫，慢性淚囊炎。

25. 委中　Wěizhōng　合穴，膀胱下合穴

【定位】在膕橫紋線中央，股二頭肌腱與半腱肌腱的中間（見圖 15）。

【主治】丹毒，癤瘡，各種斑疹，脫髮，過敏性紫癜，皮膚瘙癢，腳癬，髮際瘡，痤瘡，濕疹，紅斑狼瘡。

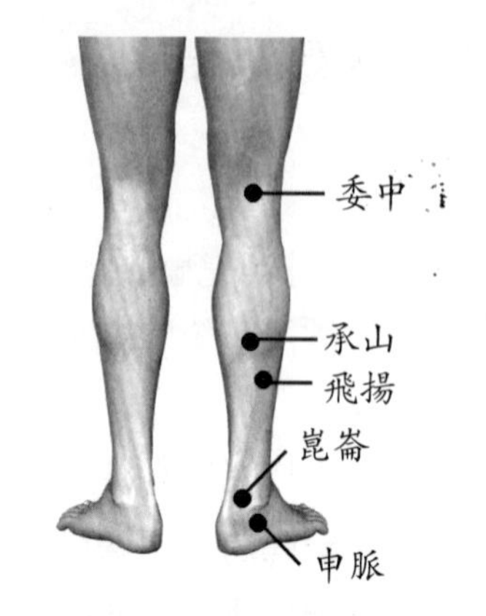

圖 15　足太陽膀胱經穴位 4

26. 承山　Chéngshān

【定位】在腓腸肌肌腹下，伸小腿時，當肌腹下出現交角處取穴（見圖 15）。

【主治】濕疹，腳癬。

27. 飛揚　Fēiyáng　絡穴

【定位】在外踝後崑崙穴直上 7 寸，承山穴外下方（見圖 15）。

【主治】下肢靜脈曲張。

28. 崑崙　Kūnlún　經穴

【定位】在外踝尖與跟腱之間凹陷中（見圖 15）。

【主治】腳癬，甲狀腺腫大，落枕，面肌痙攣。

29. 申脈　Shēnmài　八脈交會穴——通陽蹻脈

【定位】在外踝正下方凹陷中（見圖 15）。

【主治】結膜炎，面肌痙攣。

30. 金門　Jīnmén　郄穴

【定位】在外踝前下方，骰骨外側凹陷中取穴（見圖 16）。

【主治】結膜炎，面肌痙攣。

31. 京骨　Jīnggǔ　原穴

【定位】在第 5 跖骨粗隆下，赤白肉際處（見圖 16）。

【主治】結膜炎，斜視。

32. 束骨　Shùgǔ　輸穴

【定位】在第 5 跖骨小頭後緣，赤白肉際處（見圖 16）。

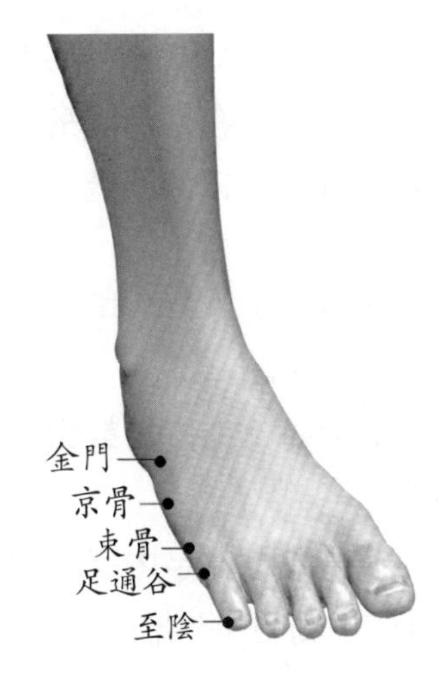

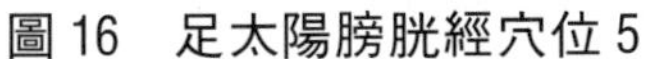
圖 16　足太陽膀胱經穴位 5

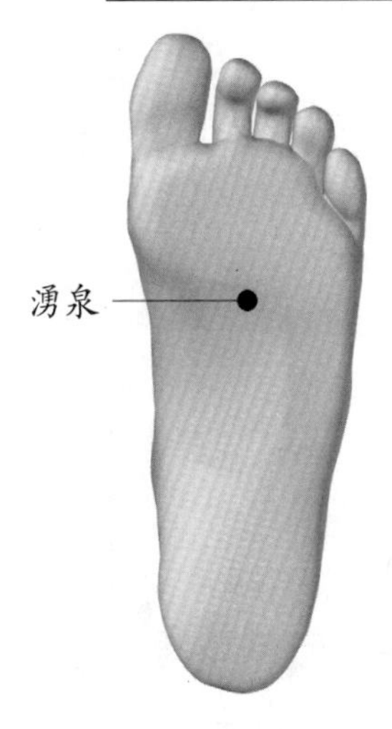

圖 17　湧泉穴

【主治】結膜炎，瞼緣炎。

33. 足通谷　Zútōggǔ　滎穴

【定位】在第 5 跖趾關節前緣，赤白肉際處（見圖 16）。

【主治】結膜炎，瞼緣炎。

34. 至陰　Zhìyīn　井穴

【定位】足小趾外側，距趾甲角 0.1 寸（見圖 16）。

【主治】結膜炎，瞼緣炎。

(八) 足少陰腎經

1. 湧泉　Yǒngquán　井穴

【定位】踡足時，在足心前 1／3 的凹陷中（見圖 17）。

【主治】結膜炎，咽喉炎，失音，腳癬。

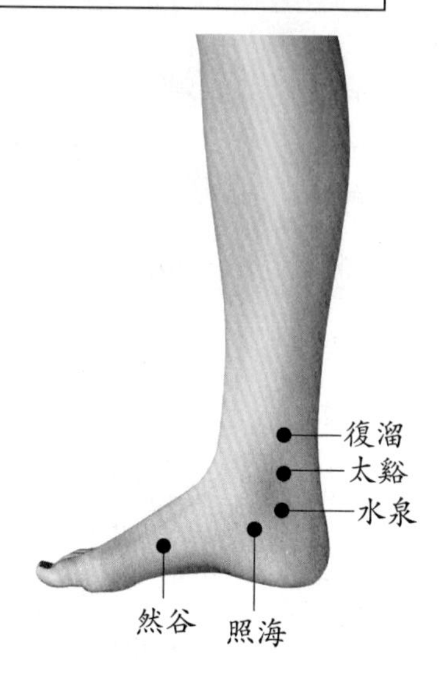

圖 18　足少陰腎經穴位

2. 然谷　Rángu　滎穴

【定位】在足內側舟骨粗隆下緣，赤白肉際處（見圖 18）。

【主治】脫髮，毛髮乾枯，皺紋，咽喉炎。

3. 太谿　Tàixī　輸穴，原穴

【定位】在足內踝尖與跟腱之間凹陷處（見圖 18）。

【主治】凍瘡，脫髮，紅斑狼瘡，瘙癢症，蕁麻疹，衰老，水腫，腳癬，近視，失音，咽喉炎，面肌痙攣。

4. 水泉　Shuǐquán　郄穴

【定位】在太谿穴直下 1 寸，跟骨結節內側凹陷處（見圖 18）。

【主治】脫髮，瘙癢症，衰老，水腫。

5. 照海　Zhàohǎi　八脈交會穴——通陰蹻脈

【定位】在內踝下緣凹陷處（見圖 18）。

【主治】咽喉炎，結膜炎，瞼緣炎，面肌痙攣，肥胖症。

6. 復溜　Fùliū　經穴

【定位】在太谿穴直上 2 寸，跟腱的前方（見圖 18）。

【主治】黃褐斑，多汗症，近視，淚溢，失音，水腫，面肌痙攣。

7. **大赫** Dàhè

【定位】在臍下4寸，前正中線旁開0.5寸（見圖7）。

【主治】結膜炎。

8. **腹通谷** Fùtōnggǔ

【定位】在臍上5寸，前正中線旁開0.5寸（見圖7）。

【主治】紅斑狼瘡。

（九）手厥陰心包經

1. **曲澤** Qūzé **合穴**

【定位】在肘橫紋中，肱二頭肌腱的尺側緣（見圖19）。

【主治】丹毒，癬，風疹，疔瘡，癤腫，聲音嘶啞，腮腺炎。

2. **郄門** Xìmén **郄穴**

【定位】在腕橫紋上5寸，掌長肌腱與橈側腕屈肌腱之間（見圖19）。

【主治】瘙癢症，疔瘡，扁桃體炎，口臭。

3. **間使** Jiānshǐ **經穴**

【定位】在腕橫紋上3寸，掌長肌腱與橈側腕屈肌腱之間（見圖19）。

【主治】單純性甲狀腺腫，甲狀腺機能亢進。

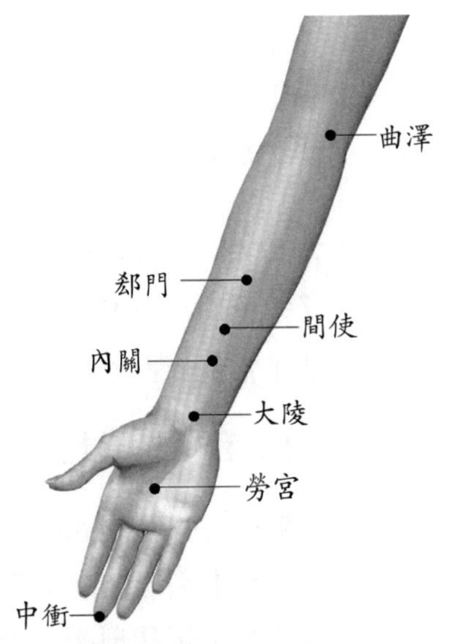

圖19 手厥陰心包經穴位

4. 內關　Nèiguān　絡穴，八脈交會穴——通陰維脈

【定位】在腕橫紋上 2 寸，掌長肌腱與橈側腕屈肌腱之間（見圖 19）。

【主治】瘙癢症，延緩衰老，黃褐斑，汗疱症，扁平疣，腳癬，凍瘡，紅斑狼瘡，結膜炎，單純性甲狀腺腫，甲狀腺機能亢進，面肌痙攣。

5. 大陵　Dàlíng　輸穴，原穴

【定位】在腕橫紋正中，掌長肌腱與橈側腕屈肌腱之間（見圖 19）。

【主治】丹毒，毛囊炎，手癬，瞼緣炎，結膜炎，咽喉炎，扁桃體炎，口臭。

6. 勞宮　Láogōng　滎穴

【定位】在第 2、3 掌骨之間，握拳屈指時中指尖處（見圖 19）。

【主治】凍瘡，單純疱疹，多汗症，瘡，手足癬，瞼緣炎，口臭。

7. 中衝　Zhōngchōng　井穴

【定位】在中指尖端的中央（見圖 19）。

【主治】結膜炎，頭癬。

(十) 手少陽三焦經

1. 關衝　Guānchōng　井穴

【定位】在無名指尺側，距指甲角 0.1 寸（見圖 20）。

【主治】帶狀疱疹，濕疹，結膜炎，瞼緣炎，面肌痙攣。

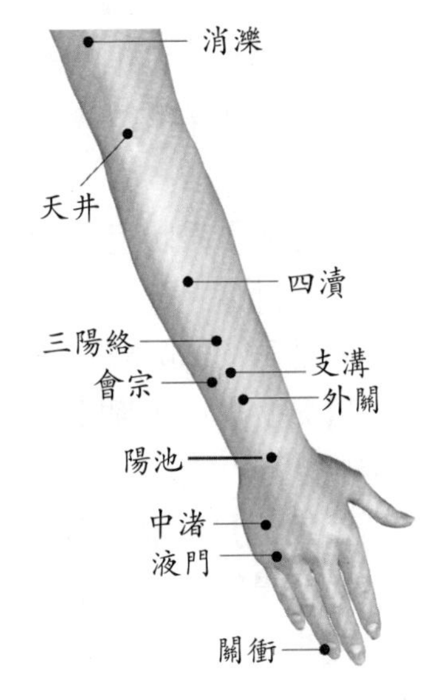

圖 20　手少陽三焦經穴位 1

2. 液門　Yèmén　滎穴

【定位】在第 4、5 指的指縫間，指蹼緣後方，赤白肉際處（見圖 20）。

【主治】淚溢，結膜炎，咽喉炎，落枕。

3. 中渚　Zhōngzhǔ　輸穴

【定位】握拳，在手背第 4、5 掌指關節後的掌骨間，液門後 1 寸（見圖 20）。

【主治】尋常疣，扁平疣，凍瘡，斜視，腮腺炎，甲狀腺腫大，落枕。

4. 陽池　Yángchí　原穴

【定位】在腕背橫紋中，指總伸肌腱尺側緣凹陷中（見圖 20）。

【主治】神經性皮炎，紅斑狼瘡，面神經麻痹。

5. 外關　Wáiguān　絡穴，八脈交會穴——通陽維脈

【定位】在腕背橫紋上 2 寸，橈骨與尺骨之間（見圖 20）。

【主治】凍瘡，手癬，神經性皮炎，紅斑狼瘡，尋常疣，扁平疣，帶狀疱疹，濕疹，瞼緣炎，結膜炎，麥粒腫，淚溢，斜視，上瞼下垂，腮腺炎，急性咽炎，落枕，面肌痙攣。

6. 支溝 Zhīgōu 經穴

【定位】在腕背橫紋上 3 寸，橈骨與尺骨之間（見圖 20）。

【主治】帶狀疱疹，癬，癤瘡，急性結膜炎，腮腺炎，落枕，肥胖症。

7. 會宗 Huìzōng 郄穴

【定位】在腕背橫紋上 3 寸，支溝尺側，尺骨的橈側緣（見圖 20）。

【主治】面神經麻痹。

8. 三陽絡 Sānyángluò

【定位】在腕背橫紋上 4 寸，橈骨與尺骨之間（見圖 20）。

【主治】結膜炎。

9. 四瀆 Sìdú

【定位】在前臂背側，肘尖下 5 寸，橈骨與尺骨之間（見圖 20）。

【主治】結膜炎，咽喉炎。

10. 天井 Tiānjǐng 合穴

【定位】屈肘，在尺骨鷹嘴後上方凹陷中（見圖 20）。

【主治】瞼緣炎，結膜炎，麥粒腫。

11. 消濼 Xiāoluò

【定位】在尺骨鷹嘴與肩髎穴連線上，天井上 4 寸處（見圖 20）。

【主治】結膜炎。

12. 天牖 Tiānyǒu

【定位】在乳突後下方，胸鎖乳突肌後緣，平下頜角

(見圖 21)。

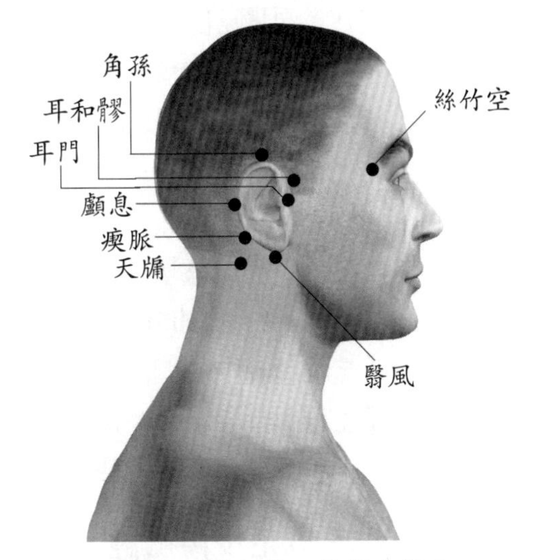

圖 21　手少陽三焦經穴位 2

【主治】濕疹，頭癬，風疹，結膜炎，淚溢。

13. 翳風　Yìfēng

【定位】在耳垂後方，乳突與下頜角之間凹陷中(見圖 21)。

【主治】瘙癢症，脫髮，神經性皮炎，頭癬，風疹，腮腺炎，扁桃體炎，面神經麻痹。

14. 瘈脈　Ghìmài

【定位】在耳後乳突中央，翳風與角孫之間，沿耳輪連線的中、下 1/3 的交界處(見圖 21)。

【主治】耳聾。

15. 顱息　Lúxī

【定位】在耳後，翳風與角孫之間，沿耳輪連線的上、中 1/3 的交界處(見圖 21)。

【主治】耳聾。

16. 角孫　Jiǎosūn

【定位】折耳廓向前，在耳尖直上入髮際處(見圖 21)。

【主治】結膜炎，腮腺炎。

17. 耳門　Ermén

【定位】在耳屏上切跡前，下頜骨髁狀突後緣凹陷中，張口取穴（見圖21）。

【主治】外耳濕疹，外耳癤腫，面神經麻痹。

18. 耳和髎　Erhéliáo

【定位】在鬢髮後緣，平耳廓根前，顳淺動脈後緣（見圖21）。

【主治】面肌痙攣，面神經麻痹。

19. 絲竹空　Sīzhúkōng

【定位】在眉梢凹陷中（見圖21）。

【主治】扁平疣，魚尾紋，麥粒腫，淚腺炎，結膜炎，斜視，上瞼下垂，面肌痙攣。

(十一) 足少陽膽經

1. 瞳子髎　Tóngzǐliáo

【定位】在目外眥旁，眶骨外緣凹陷中（見圖22）。

【主治】黃褐斑，魚尾紋，結膜炎，瞼緣炎，淚溢，麥粒腫，淚腺炎，近視，斜視，上瞼下垂，面肌痙攣。

2. 聽會　Tīnghuì

【定位】耳屏間切跡前，下頜骨髁狀突的後緣，張口有凹陷（見圖22）。

【主治】面神經麻痹。

3. 上關　Shàngguān

【定位】在耳前，下關直上，顴弓上緣凹陷中（見圖22）。

【主治】面神經麻痹，面肌痙攣。

4. 頷厭　Hànyàn

【定位】在頭維與曲鬢弧形連線的上 1／4 與下 3／4 交

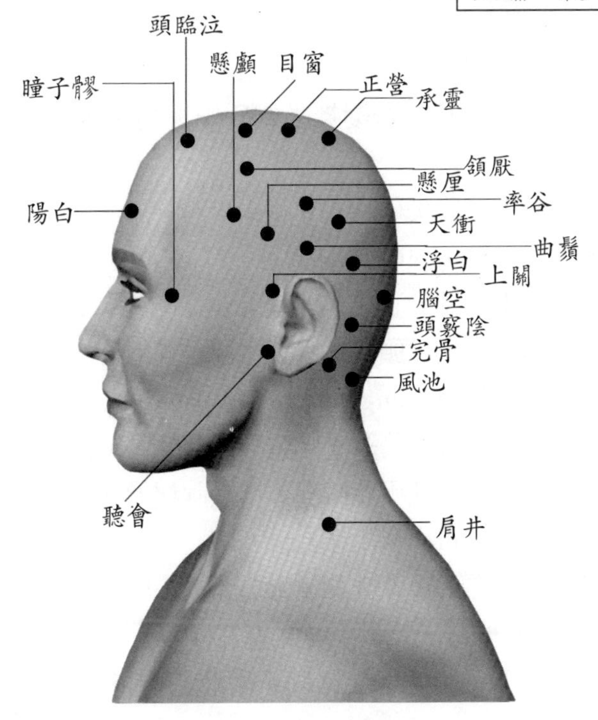

圖 22　足少陽膽經穴位 1

界處（見圖 22）。

【主治】瞼緣炎，面神經麻痹。

5. 懸顱　Xuánlú

【定位】在頭維穴與曲鬢穴弧形連線之中點（見圖 22）。

【主治】結膜炎，瞼緣炎。

6. 懸厘　Xuánlí

【定位】在頭維與曲鬢弧形連線的 3／4 與 1／4 交界處（見圖 22）。

【主治】結膜炎，瞼緣炎，顏面浮腫。

7. 曲鬢　Oūbìn

【定位】在耳前鬢髮後緣的垂線與角孫水平線交點處（見圖 22）。

【主治】結膜炎。

8. 率谷　Shuàigǔ

【定位】在耳尖直上入髮際 1.5 寸（見圖 22）。

【主治】斑禿，頭癬，脫髮，面神經麻痹。

9. 天衝　Tiānchōng

【定位】在耳根後緣直上入髮際 2 寸處（見圖 22）。

【主治】單純性甲狀腺腫，甲狀腺機能亢進。

10. 浮白　Fúbái

【定位】在耳後乳突的後上方，天衝與完骨的弧形連線的中 1／3 與上 1／3 交點處（見圖 22）。

【主治】單純性甲狀腺腫，甲狀腺機能亢進，扁桃體炎。

11. 頭竅陰　Tóuqiàoyīn

【定位】在耳後乳突的後上方，天衝與完骨的弧形連線的中 1／3 與下 1／3 交點處（見圖 22）。

【主治】單純性甲狀腺腫，甲狀腺機能亢進，扁桃體炎，咽喉炎。

12. 完骨　Wángǔ

【定位】在耳後乳突的後下方凹陷中（見圖 22）。

【主治】脫髮，斑禿，顏面浮腫，瘙癢症，面神經麻痹。

13. 陽白　Yángbái

【定位】眼平視，在瞳孔直上，眉上 1 寸（見圖 22）。

【主治】黃褐斑，硬皮病，結膜炎，瞼緣炎，麥粒腫，上瞼下垂，斜視，淚溢，面神經麻痹，面肌痙攣。

14. 頭臨泣　Tóulínqì

【定位】在前額，陽白穴直上，入髮際 0.5 寸（見圖 22）。

【主治】面神經麻痹，淚溢，結膜炎，瞼緣炎。

15. 目窗　Mùchuāng

【定位】在前髮際上 1.5 寸，頭臨泣與風池的連線上（見圖 22）。

【主治】遠視，近視，結膜炎，瞼緣炎，麥粒腫。

16. 正營　Zhèngyíng

【定位】在前髮際上 2.5 寸，頭臨泣與風池的連線上（見圖 22）。

【主治】斑禿，脂溢性脫髮，頭髮早白。

17. 承靈　Chénglíng

【定位】在前髮際上 4 寸，頭臨泣與風池的連線上（見圖 22）。

【主治】斑禿，脫髮，頭髮早白。

18. 腦空　Nǎokōng

【定位】與枕外粗隆的上緣平行，在頭臨泣與風池的連線上（見圖 22）。

【主治】結膜炎，耳聾。

19. 風池　Fēngchí

【定位】與風府平行，在胸鎖乳突肌與斜方肌上端之間凹陷中（見圖 22）。

【主治】瘙癢症，風疹，癬，痤瘡，神經性皮炎，脫

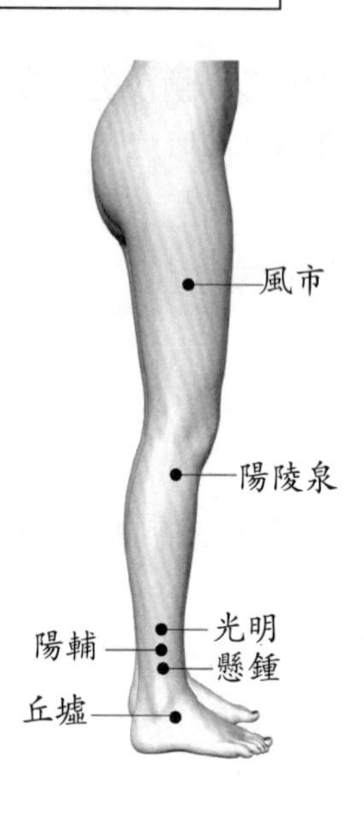

圖23　足少陽膽經穴位2

髮，髮際瘡，蕁麻疹，黃褐斑，紅斑狼瘡，淚溢，結膜炎，瞼緣炎，近視，斜視，電光性眼炎，上瞼下垂，面神經麻痹，面肌痙攣，落枕。

20. 風市　Fēngshì

【定位】在大腿外側股外側肌和股二頭肌之間，膕橫紋上7寸。當立直垂手時，中指尖處（見圖23）。

【主治】蕁麻疹，風疹，濕疹，瘙癢症，腳癬，神經性皮炎，紅斑狼瘡，玫瑰糠疹。

21. 陽陵泉　Yánglíngquán　合穴，膽下合穴，八會穴之一——筋會

【定位】在腓骨小頭前下方凹陷中（見圖23）。

【主治】帶狀皰疹，紅斑狼瘡，神經性皮炎，面肌痙攣，腳癬，白癜風，結膜炎，面神經麻痹。

22. 光明　Guāngmíng　絡穴

【定位】在外踝尖上5寸，腓骨前緣（見圖23）。

【主治】結膜炎，瞼緣炎，近視，斜視。

23. 陽輔　Yángfǔ　經穴

【定位】在外踝尖上4寸，腓骨前緣稍前方（見圖

23）。

【主治】瞼緣炎，麥粒腫，咽喉炎。

24. 懸鍾　Xuángzhōng　八會穴之一——髓會

【定位】在外踝尖上 3 寸，腓骨前緣（見圖 23）。

【主治】腳癬，咽喉腫痛，落枕，頸淋巴結核。

25. 丘墟　Qiūxū　原穴

【定位】在外踝前下方，趾長伸肌腱外側凹陷中（見圖 23）。

【主治】帶狀疱疹，髮際瘡，結膜炎，腮腺炎，面神經麻痹。

26. 足臨泣　Zúlíngqì　輸穴，八脈交會穴——通帶脈

【定位】第 4、5 跖骨結合部前方凹陷中，在小趾伸肌腱外側（見圖 24）。

【主治】帶狀疱疹，濕疹，腳癬，落枕。

27. 地五會　Dìwǔhuì

【定位】第 4、5 趾縫間，在小趾伸肌腱內側（見圖 24）。

【主治】結膜炎，耳聾。

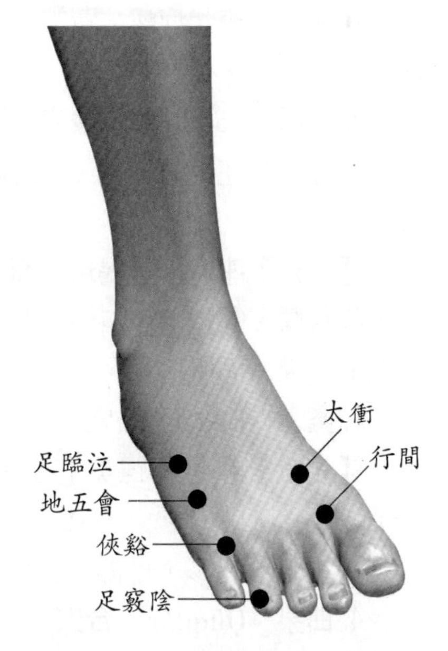

圖 24　足少陽膽經穴位 3

28. 俠谿　Xiáxī　滎穴

【定位】在足背，第4、5趾間，趾蹼緣的上方紋頭處（見圖24）。

【主治】結膜炎，耳聾。

29. 足竅陰　Zúqiàoyīn　井穴

【定位】在第4趾外側、距趾甲角0.1寸（見圖24）。

【主治】結膜炎，咽喉炎。

（十二）足厥陰肝經

1. 行間　Xíngjiān　滎穴

【定位】在足背，第1、2趾間，趾蹼緣的後方赤白肉際處（見圖24）。

【主治】帶狀疱疹，黃褐斑，淚溢，結膜炎，面神經麻痹，面肌痙攣。

2. 太衝　Tàichōng　輸穴，原穴

【定位】在足背，第1、2趾骨結合部之前凹陷中（見圖24）。

【主治】痤瘡，黃褐斑，面神經麻痹，紅斑狼瘡，結膜炎，麥粒腫，霰粒腫，斜視，淚溢，單純性甲狀腺腫，甲狀腺功能亢進，面肌痙攣。

3. 蠡溝　Lígōu　絡穴

【定位】在足內踝尖上5寸，脛骨內側面中央（見圖25）。

【主治】濕疹，丹毒，黃褐斑，面肌痙攣。

4. 曲泉　Qūquán　合穴

【定位】屈膝，在膝內側橫紋頭上方凹陷中，脛骨內側

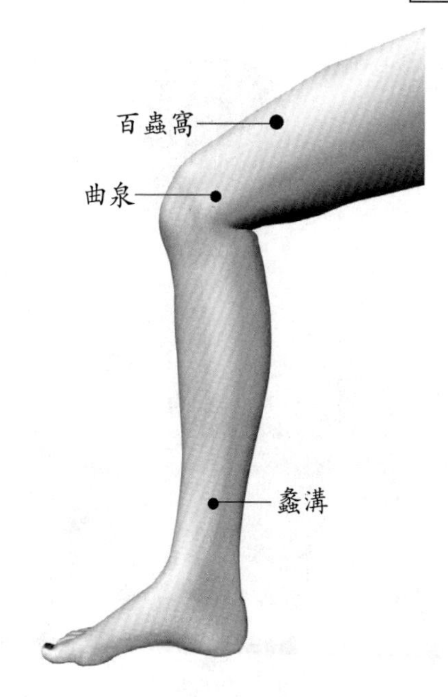

圖 25　足厥陰肝經穴位

髁之後，半腱肌、半膜肌止端之前的凹陷處（見圖 25）。

【主治】丹毒，黃褐斑，麥粒腫。

5. 期門　Qīmén　募穴

【定位】在乳頭直下，第 6 肋間隙處，前正中線旁開 4 寸（見圖 7）。

【主治】黃褐斑，濕疹，眼圈青黑，消瘦。

(十三) 督　脈

1. 命門　Mìngmén

【定位】在後正中線，第 2 腰椎棘突下凹陷中（見圖 26）。

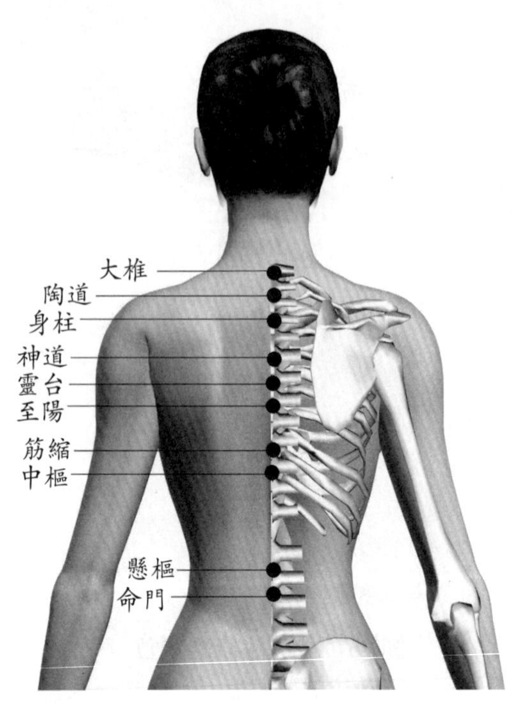

圖 26　督脈穴位 1

【主治】硬皮病，蕁麻疹，水腫，黃褐斑，瘙癢症。

2. **懸樞**　Xuánshū

【定位】在後正中線，第 1 腰椎棘突下凹陷中（見圖 26）。

【主治】帶狀疱疹。

3. **中樞**　Zhōngshū

【定位】在後正中線，第 10 胸椎棘突下凹陷中（見圖 26）。

【主治】帶狀疱疹。

4. **筋縮**　Jīnsuō

【定位】在後正中線，第 9 胸椎棘突下凹陷中（見圖 26）。

【主治】帶狀疱疹。

5. 至陽　Zhìyáng

【定位】在後正中線，第 7 胸椎棘突下凹陷中（見圖 26）。

【主治】銀屑病，黃褐斑，痤瘡。

6. 靈台　Língtái

【定位】在後正中線，第 6 胸椎棘突下凹陷中（見圖 26）。

【主治】銀屑病，黃褐斑，紅斑狼瘡，痤瘡，癤腫。

7. 神道　Shéndào

【定位】在後正中線，第 5 胸椎棘突下凹陷中（見圖 26）。

【主治】銀屑病，黃褐斑，痤瘡，酒渣鼻。

8. 身柱　Shēnzhù

【定位】在後正中線，第 3 胸椎棘突下凹陷中（見圖 26）。

【主治】黃褐斑，銀屑病，紅斑狼瘡，癤腫，瞼緣炎。

9. 陶道　Táodào

【定位】在後正中線，第 1 胸椎棘突下凹陷中（見圖 26）。

【主治】痤瘡，黃褐斑，銀屑病，白癜風。

10. 大椎　Dàzhuī

【定位】在後正中線，第 7 頸椎棘突下凹陷中（見圖 26）。

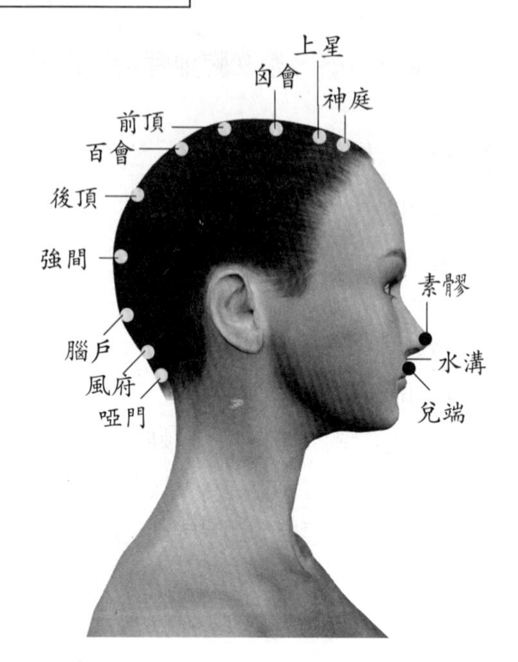

圖 27　督脈穴位 2

【主治】痤瘡，黃褐斑，蕁麻疹，濕疹，紅斑狼瘡，銀屑病，髮際瘡，丹毒，瘙癢症，神經性皮炎，腮腺炎，落枕。

11. 啞門　Yǎmén

【定位】在後正中線，後髮際直上 0.5 寸處（見圖 27）。

【主治】脫髮，腦卒中失語。

12. 風府　Fēngfǔ

【定位】在後正中線，後髮際直上 1 寸處（見圖 27）。

【主治】風疹，瘙癢症，紅斑狼瘡，白癜風，脫髮，失音，腦卒中失語。

13. 腦戶　Nǎohù

【定位】在後正中線，後髮際直上 2.5 寸處，枕外粗隆的上緣凹陷處（見圖 27）。

【主治】面肌痙攣，顏面浮腫，失音。

14. 強間　Qiángjiān

【定位】在後髮際正中直上 4 寸（見圖 27）。

【主治】脫髮，斑禿，頭髮早白。

15. 後頂　Hòudǐng

【定位】在後髮際正中直上 5.5 寸（見圖 27）。

【主治】脫髮，斑禿，頭髮早白。

16. 百會　Bǎihuì

【定位】在前髮際正中直上 5 寸，或兩耳間連線的中點處（見圖 27）。

【主治】脫髮，頭髮早白，脫眉，腳癬，紅斑狼瘡，斑禿，黃褐斑，面肌痙攣，白癜風，髮際瘡，淚溢，上瞼下垂，面神經麻痹。

17. 前頂　Qiándǐng

【定位】在前髮際正中直上 3.5 寸（見圖 27）。

【主治】目赤腫痛，脫髮，斑禿，頭髮早白。

18. 囟會　Xìnhuì

【定位】在前髮際正中直上 2 寸（見圖 27）。

【主治】脫髮，斑禿，頭髮早白。

19. 上星　Shàngxīng

【定位】在前髮際正中直上 1 寸（見圖 27）。

【主治】頭髮早白，酒渣鼻，脂溢性脫髮，黃褐斑，硬皮病，白癜風，髮際瘡，淚溢。

20. 神庭　Shéntíng

【定位】在前髮際正中直上 0.5 寸（見圖 27）。

【主治】目赤腫痛，淚腺炎。

21. 素髎　Sùliáo

【定位】在鼻尖正中央（見圖 27）。

【主治】酒渣鼻。

22. 水溝　Suǐgōu

【定位】在人中溝的上 1／3 與下 2／3 的交點處（見圖 11）。

【主治】黃褐斑，顏面浮腫，唇乾裂，口臭，水腫，面肌痙攣，面神經麻痹。

23. 兌端　Duìduān

【定位】在人中溝下端紅唇與皮膚移行處（見圖 27）。

【主治】面肌痙攣，口瘡。

(十四) 任　脈

1. 中極　Zhōngjí　募穴

【定位】在前正中線，臍下 4 寸（見圖 28）。

【主治】水腫，痤瘡。

2. 關元　Guānyuán　募穴

【定位】在前正中線，臍下 3 寸（見圖 28）。

【主治】紅斑狼瘡，白癜風，黃褐斑，脫髮，衰老，面色無華，肥胖症，消瘦，面神經麻痹。

3. 氣海　Qìhǎi　肓之原穴

【定位】在前正中線，臍下 1.5 寸（見圖 28）。

【主治】脫髮，紅斑狼瘡，濕疹，黃褐斑，面色無華，

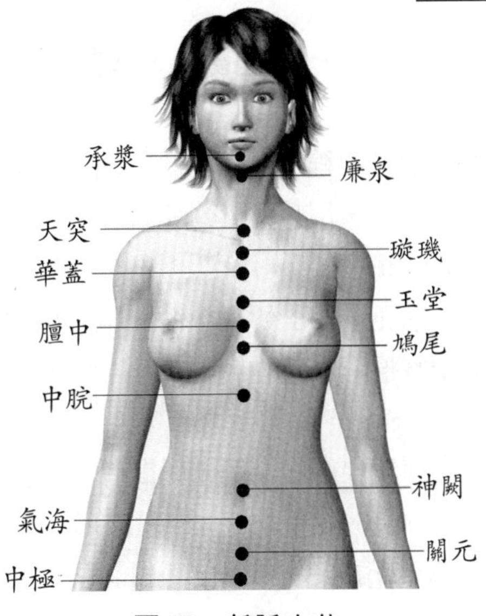

圖 28　任脈穴位

顏面浮腫，衰老，肥胖症，面神經麻痹。

4. 神闕　Shénquè

【定位】臍中央處（見圖 28）。

【主治】蕁麻疹，黃褐斑，痤瘡，硬皮病，瘙癢症，紅斑狼瘡，面色無華，消瘦，延緩衰老。

5. 中脘　Zhōngwǎn　**募穴，八會穴之一——腑會**

【定位】在前正中線，臍上 4 寸（見圖 28）。

【主治】蕁麻疹，紅斑狼瘡，硬皮病，濕疹，凍瘡，肥胖症，消瘦。

6. 鳩尾　Jiūwěi　**絡穴，膏之原穴**

【定位】在前正中線劍突下，即臍上 7 寸處（見圖 28）。

【主治】甲狀腺功能亢進。

7. 膻中　Dànzhōng　心包募穴，八會穴之一——氣會

【定位】在前正中線，平第4肋間隙（見圖28）。

【主治】白癜風，濕疹，紅斑狼瘡，隆胸，豐乳。

8. 玉堂　Yùtáng

【定位】在前正中線，平第3肋間隙（見圖28）。

【主治】帶狀疱疹，慢性咽喉炎。

9. 華蓋　Huágài

【定位】在前正中線，平第1肋間隙（見圖28）。

【主治】咽喉炎，扁桃體炎。

10. 璇璣　Xuánjī

【定位】在前正中線，胸骨柄的中央（見圖28）。

【主治】咽腫，結膜炎。

11. 天突　Tiāntū

【定位】在前正中線，胸骨上窩正中（見圖28）。

【主治】咽喉腫痛，單純性甲狀腺腫，甲狀腺功能亢進。

12. 廉泉　Liánquán

【定位】在前正中線，舌骨體上緣的凹陷處（見圖28）。

【主治】咽炎，聲音嘶啞，腮腺炎。

13. 承漿　Chéngjiāng

【定位】在頦唇溝的正中凹陷處（見圖28）。

【主治】痤瘡，頭癬，顏面浮腫，唇乾裂，面神經麻痹，面肌痙攣。

(十五)經外奇穴

1. 四神聰 Sìshéncōng

【定位】在頭頂部，百會穴前後左右各 1 寸處（見圖 29）。

【主治】脂溢性脫髮，斑禿，神經性皮炎，濕疹，偏癱。

2. 印堂 Yìngtáng

【定位】在兩眉頭連線的中點處（見圖 30）。

【主治】酒渣鼻，痤瘡，黃褐斑，白癜風，額紋，顏面疔瘡，麥粒腫，結膜炎，面神經麻痹，面肌痙攣，三叉神經痛。

3. 魚腰 Yúyāo

【定位】在瞳孔直上，眉毛的中心處（見圖 30）。

【主治】魚尾紋，額紋，眉毛脫落，上瞼下垂，斜視，

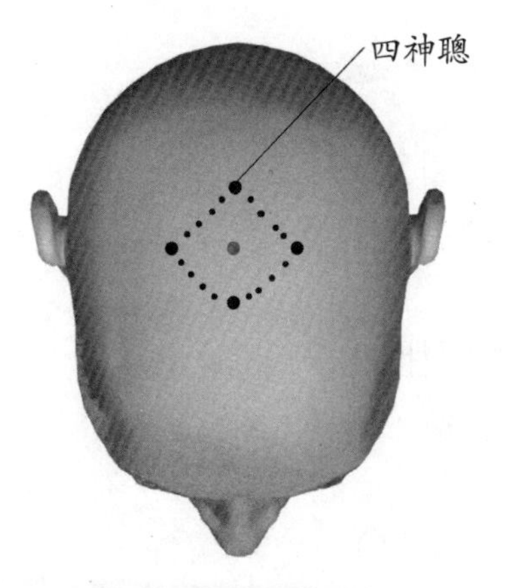

圖 29 經外奇穴 1

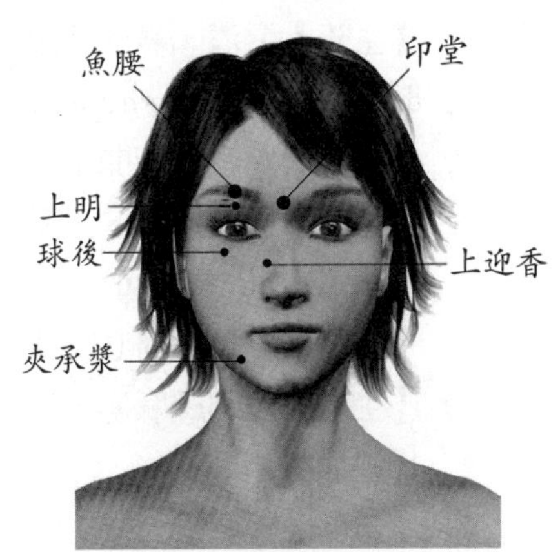

圖 30 經外奇穴 2

面神經麻痹，面肌痙攣。

4. 上明　Shàngmíng

【定位】在眉弓中點，眶上緣下（見圖 30）。

【主治】面肌痙攣。

5. 太陽　Tàiyáng

【定位】在眉梢與目外眥連線的中點，向後 1 寸凹陷處（見圖 31）。

【主治】濕疹，黃褐斑，痤瘡，扁平疣，魚尾紋，上瞼下垂，麥粒腫，淚腺炎，斜視，電光性眼炎，面神經麻痹，面肌痙攣，三叉神經痛。

6. 球後　Qiúhòu

【定位】在眶下緣外 1／4 與內 3／4 交界處（見圖 30）。

【主治】近視，斜視。

7. 上迎香　Shàngyíngxiāng

【定位】在鼻翼軟骨與鼻甲的交界處（見圖 30）。

【主治】淚溢，鼻部瘡癤。

8. 夾承漿　Jiáchéngjiāng

【定位】承漿穴旁開 1 寸（見圖 30）。

【主治】面頰浮腫，三叉神經痛。

9. 牽正　Qiānzhèng

【定位】在耳垂前 0.5～1 寸（見圖 31）。

【主治】面神經麻痹，口舌生瘡，口臭，面肌痙攣。

10. 翳明　Yìmíng

【定位】在翳風穴後 1 寸（見圖 31）。

【主治】結膜炎，面神經麻痹。

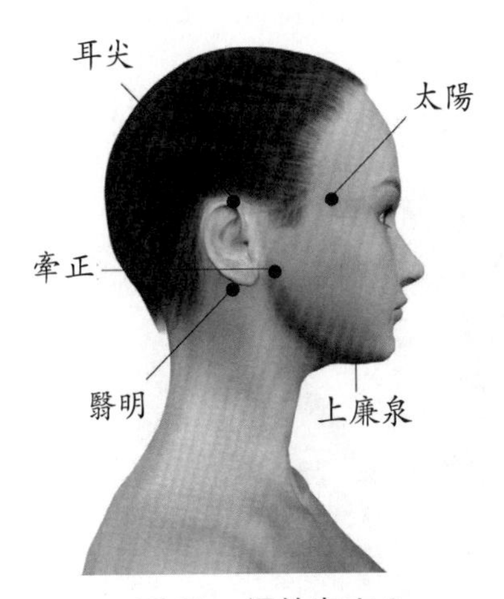

圖 31 經外奇穴 3

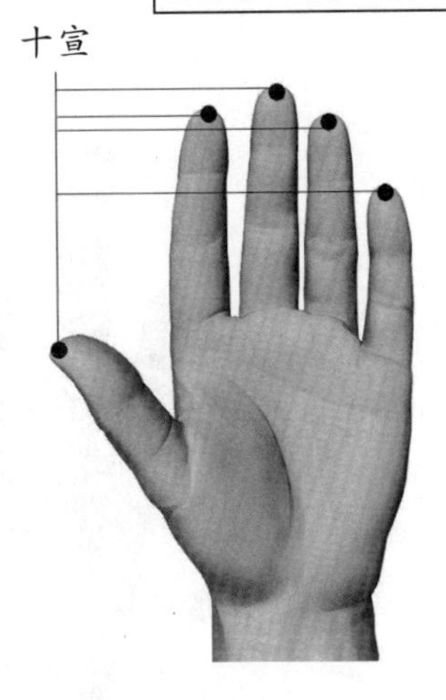

圖 32 經外奇穴 4

11. 耳尖 Erjiǎn

【定位】折耳向前，在耳廓上端（見圖 31）。

【主治】結膜炎，麥粒腫，腮腺炎，頭癬。

12. 上廉泉 Shàngliánquán

【定位】正坐仰靠，在甲狀軟骨上凹陷直上 1 寸（見圖 31）。

【主治】咽喉腫痛。

13. 十宣 Shíxuān

【定位】雙手指尖端，距指甲游離緣 0.1 寸（見圖 32）。

【主治】咽喉腫痛，結膜炎，癤腫。

14. 拳尖 Quánjiān

【定位】握拳，手背第 3 掌骨小頭之高點處（見圖 33）。

【主治】結膜炎。

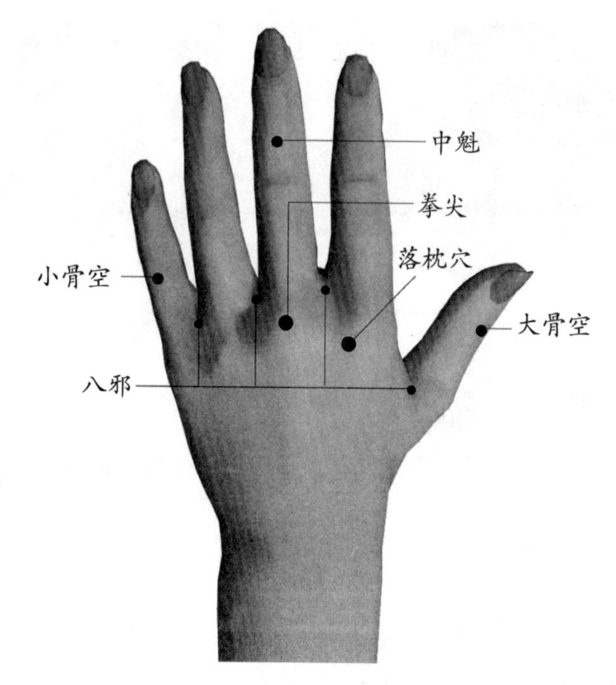

圖 33　經外奇穴 5

15. 八邪　Bāxié

【定位】雙手手背各手指間，指蹼緣後方赤白肉際，左右手共 8 個穴（見圖 33）。

【主治】煩熱，結膜炎，濕疹。

16. 落枕穴　Luòzhéxué

【定位】手背，在第 2、3 掌骨間，指掌關節後約 0.5 寸處（見圖 33）。

【主治】落枕。

17. 中魁　Zhōngkuí

【定位】握拳，在中指背側近端指間關節橫紋的中央

（見圖 33）。

【主治】白癜風。

18. 大骨空　Dàgŭkōng

【定位】在拇指背側指間關節橫紋的中央（見圖 33）。

【主治】痣，疣，扁平疣。

19. 小骨空　Xiǎogŭkōng

【定位】握拳，在小指背側近端指間關節橫紋的中央（見圖 33）。

【主治】痣，疣。

20. 百蟲窩　Bǎichōngwō

【定位】屈膝，在髕骨內上緣上 3 寸，即血海上 1 寸（見圖 25）。

【主治】皮膚瘙癢，蕁麻疹，風疹。

附　耳穴示意圖

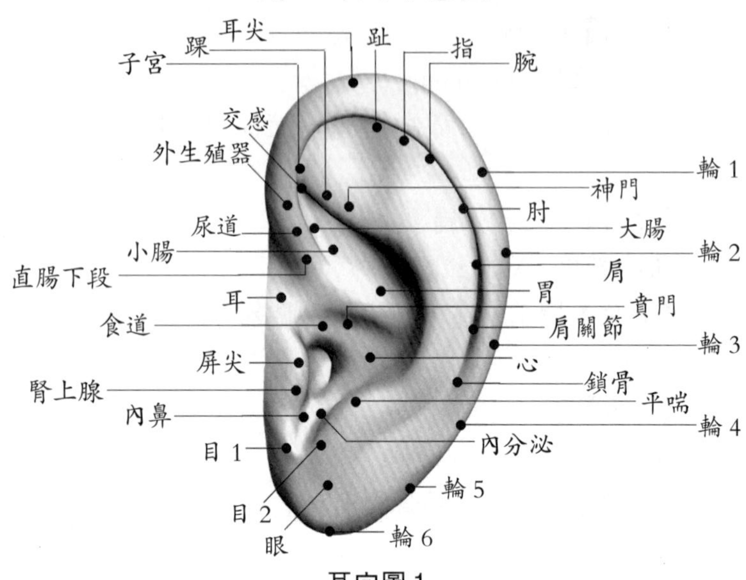

耳穴圖 1

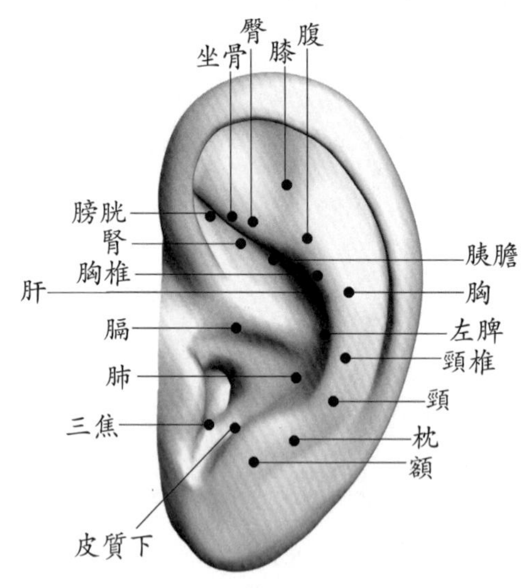

耳穴圖 2

第三章

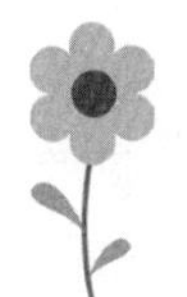

點穴美容美體常用手法與注意事項

第一節　點穴美容美體的常用手法

點穴時術者多用拇、食、中指，其他手指使用較少。基本操作手法如下：

1. 揉法（見圖34）：

用手指的尖端或末節指腹或掌根，在選定的穴位上，作環形平揉（順時針為補，逆時針為瀉），臨床常用中指或拇指揉法。揉動時手指尖端、指腹或掌根應保持固定，不能離開所接觸的皮膚，手指連同其所接觸的皮膚及皮下組織，以穴位為中心，作小圓形轉動，不要使手指與皮膚滑動摩擦。

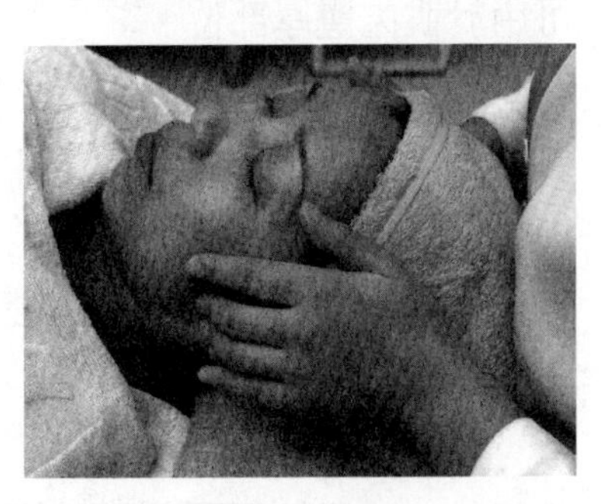

圖34　揉法

揉法動作要連續，著力由小逐漸增大，再由大逐漸減小，均勻持續而輕柔地旋轉回環。每揉一小圓周為1次，每穴位一般以120～

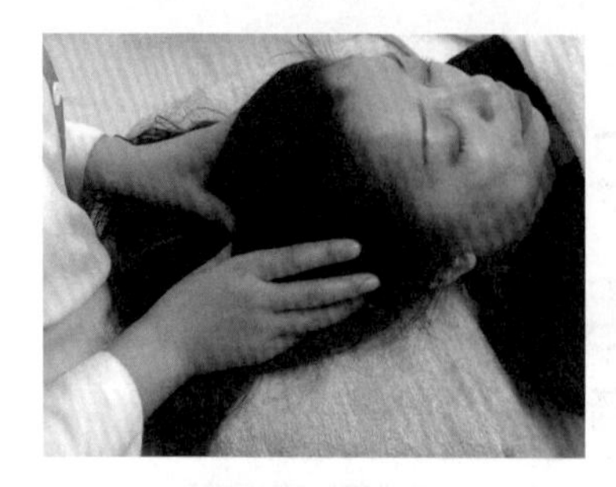
圖 35　按法

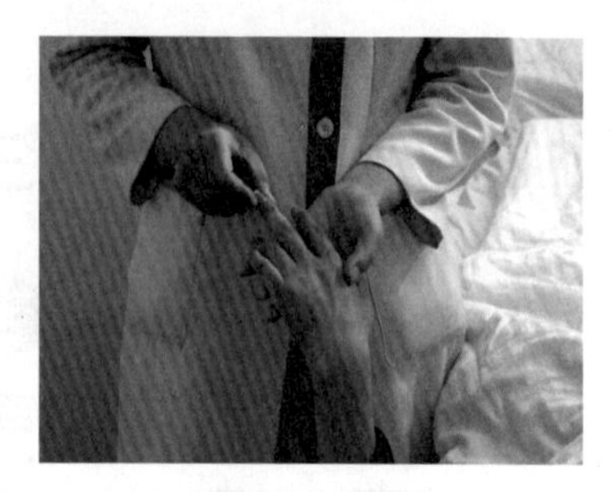
圖 36　掐法

180 次為宜，約 2～3 分鐘。次數的多少視病情的輕重深淺而定。本法常與按法配合使用。

2. 按法（見圖 35）：

以單手或雙手的手指指腹或指節著力於施治部位或穴位上，逐漸加深施力，按止而留之。常用的有拇指按法和屈指按法。

施按法時，著力施治部位，集中而不揉動，外靜內動，由淺入深，按而留之，持續施力，先輕後重，而後又輕。輕按為補，重按為瀉。此法作用甚廣，操作時離穴不離經，即寧失其穴，勿失其經。一般每穴按壓約 3 分鐘，可用於肌肉豐厚部位。

3. 掐法（見圖 36）：

用指端（多以拇指端）甲緣重按穴位而不刺破皮膚。施術時以單指或雙指甲緣，將力貫注於著力的指端，在選定的穴位上重按而掐之，或雙手指同時用力摳掐之，持續著力以不刺破皮膚為度。

該手法是重刺激手法之一，偏於瀉，臨床常用以甲掐代替針。適用於需要重刺激的穴位。

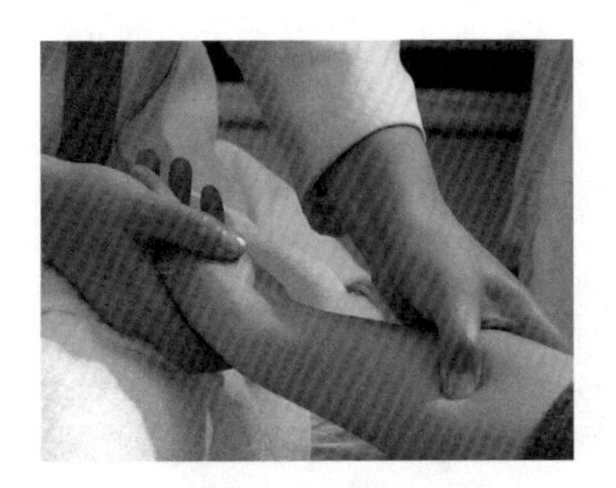
圖 37 點法

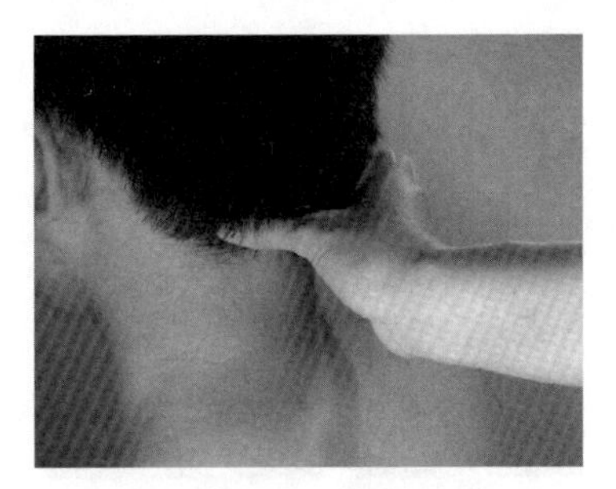
圖 38 捏法

4. 點法（見圖 37）：

用拇指或食、中指點在痛點或穴位上，先輕後重，逐漸深透。本法常用於肩部、背部、臀部和大腿等部位的穴位。本法依選擇部位不同選擇不同刺激量，可用於各種年齡、虛實、胖痛不同的人，適用範圍很廣。

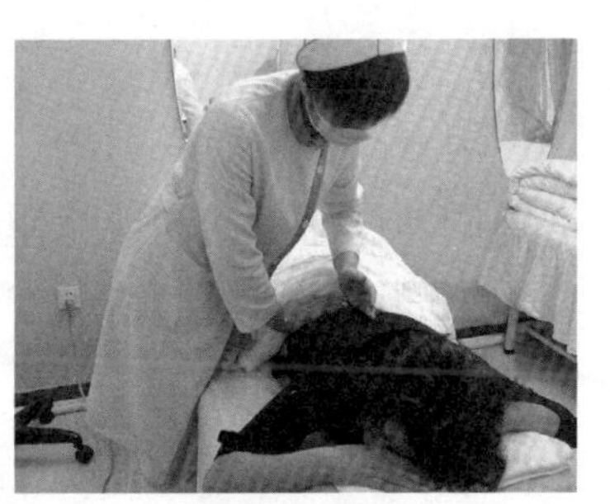
圖 39 擦法

5. 捏法（拿法，見圖 38）：

用兩個手指對稱捏壓穴位。可用拇、食二指或拇、中二指或拇指與其他指。各指在上下方或左右方對稱的相向用力，捏壓在兩個穴位或一個穴位上。

6. 擦法（見圖 39）：

用手掌的掌根或大、小魚際附著於人體的一定部位或穴位上，進行直線來回摩擦，使其發熱並透入皮下組織。本法刺激量適中，可用於虛實、胖瘦不同的成人，兒童皮膚細嫩慎用本法以免擦破皮膚。

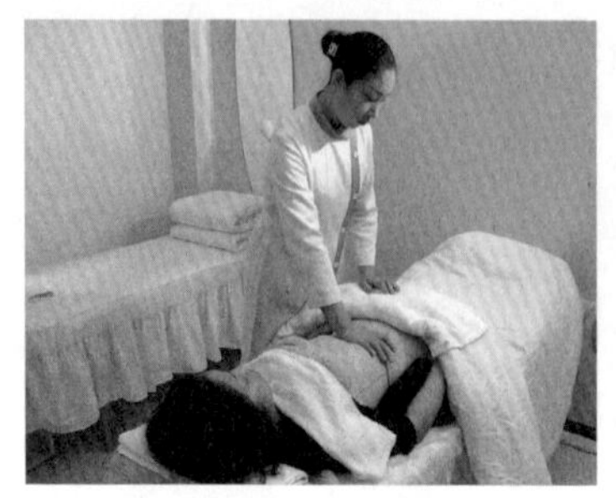

圖 40　摩法

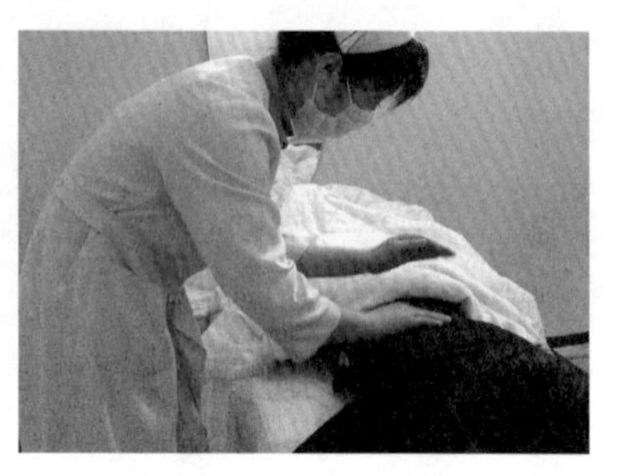

圖 41　拍打法

7. 摩法（見圖 40）：

用掌面或指面著力於一定部位或穴位，以腕關節為中心連同臂作節律性的環狀運動。以手掌面撫摩稱掌摩法，以手指面撫摩稱指摩法。本法可用於腹部、背部或其他肌肉豐厚部位。

8. 拍打法（見圖 41）

用掌面或指尖拍或點打於一定部位或穴位上，以腕關節為中心帶動手掌作節律性的上下運動。本法對於改善面部微循環及治療皮膚瘙癢症效果較好。

第二節　點穴美容美體的注意事項

1. 原因不明的高熱、急性傳染病、腫瘤、腹痛拒按者、皮膚破損處禁用穴位按壓療法。小兒頭部、孕婦的某些穴位如三陰交、合谷、崑崙及少腹部禁用按壓療法。

2. 過饑、過飽、醉酒、過勞時不宜使用穴位按壓治療。

3. 施術者要常剪指甲，以免損傷病人皮膚，手指要注意消毒，以免交叉感染。

4. 夏天在施術前應在施術部位撒些滑石粉，以免擦破皮膚。

5. 根據病情需要，適當控制指力的強度及其持續時間，不要突然用力或用指甲強力切壓，以免給患者造成長時間的不適感。如治療後穴位處遺有疼痛感，可輕揉幾下便會消失。

6. 年老體弱及精神緊張者指力要輕，如果受術者極度緊張或極度疲勞，應休息半小時以便緩解緊張、恢復疲勞後再點穴。

7. 如果發生暈厥、心慌、出冷汗等現象可讓患者平臥並服一些糖水。

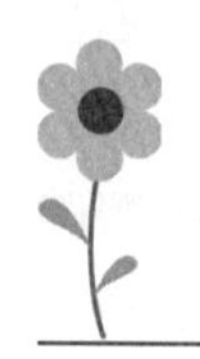

第四章 美容美體的現代醫學原理

第一節　皮膚解剖和組織學

皮膚是人體最大的器官，覆蓋於人體表面，與眼結膜、口腔黏膜等相連接。保護著個體的獨立存在，是人體的第一道防線，具有十分重要的功能。

皮膚組織是由表皮、真皮、皮下組織構成，它有豐富的血管、淋巴管和神經，此外，還有毛髮、皮脂腺、汗腺和指（趾）甲四種皮膚附屬器。

皮膚的總面積，與性別、年齡、身高和體重相關。男性大於女性，成年人大於兒童，高大的人大於矮小的人。其總面積成年人約 $1.5\sim2.0m^2$，新生兒約 $0.21m^2$。皮膚的重量大約占體重的 16%。

皮膚的厚薄、粗細及彈性，因年齡、性別不同而異。一般而言，厚皮膚粗而緊，薄皮膚細而鬆，厚皮膚的彈性也比薄皮膚差。兒童的皮膚較成人薄。同一人不同部位的皮膚厚薄也不一樣。

皮膚的顏色各人不同，即使同一人的皮膚，在各部位也深淺不一，因為種族、年齡、性別、營養、內分泌以及外界環境等均對之有影響。

一、表 皮

表皮主要由兩類細胞組成，即角朊細胞和非角朊細胞。前者的特點為可產生角蛋白；而後者不產生角蛋白，包括已知的朗格漢斯細胞、黑素細胞和 Merkel 細胞等。

(一) 角朊細胞

角朊細胞是由外胚葉分化而來的上皮細胞，在其分化過程中形成具有保護作用的角蛋白。根據角朊細胞的分化階段和特點，表皮由內向外依次分為基底層、棘層、顆粒層、透明層和角質層。

(二) 非角朊細胞

除角朊細胞外，正常表皮內還有黑素細胞、朗格漢斯細胞、Merkel 細胞、未定類細胞和少量淋巴細胞。

其中黑素細胞是合成和分泌黑素的樹枝狀細胞，來源於神經嵴而移行至表皮和毛囊等處，在皮膚，它位於表皮和真皮交界處。亦見於黏膜、眼色素層和軟腦膜等處；在暴露部位、乳暈、腋窩、生殖器及會陰部等處較多。黑素對日光、紫外線起屏障作用，保護深部組織免受輻射損傷。日光照射可促進黑素的生長。

二、真 皮

真皮位於表皮和皮下組織之間，是從中胚葉分化而來，由膠原纖維、網狀纖維、彈力纖維、細胞和基質構成。真皮可分為乳頭層真皮和網狀層真皮兩層，兩層間無明確界限。乳頭層靠近表皮且較薄，其上伸的乳頭與下伸的表皮突相互交錯。乳頭層內有豐富的毛細血管和毛細淋巴管，並有游離神經末梢和 Meissner 小體。乳頭層的下方為較厚的網狀層，內含較大的血管、淋巴管、神經、皮膚附屬器等結構。

三、皮下組織

真皮下方為皮下組織，主要由疏鬆結締組織及脂肪小葉組成，又稱皮下脂肪層。脂肪的厚度隨身體部位、性別和營養狀況不同而有差異。同時還有汗腺、毛囊、血管、淋巴管及神經等。

四、皮膚附屬器

皮膚附屬器包括毛髮、毛囊、皮脂腺、小汗腺、頂泌汗腺及指（趾）甲等。

(一)毛髮與毛囊

毛髮由角化的表皮細胞構成，分佈範圍很廣，幾乎遍佈全身。但指（趾）末節伸側、掌跖、乳頭、唇紅、龜頭及陰蒂等處無毛髮生長。毛髮分為長毛、短毛及毳毛。

長毛如頭髮、鬍鬚、陰毛及腋毛等。短毛如眉毛、睫毛、鼻毛及外耳道的短毛。毳毛細軟、色淡、無髓，分佈於面、頸、軀幹及四肢。

毛髮露出皮膚的部位為毛幹，在皮膚毛囊內的部分稱毛根。毛根末端略膨，為毛球。毛球下端的凹陷部分為毛乳頭，為毛球提供營養，是毛髮的生長點。毛球下端靠近乳頭處稱為毛基質，是毛髮及毛囊的生長區，相當於表皮基底層及棘層，並有黑素細胞。

毛囊由表皮下陷而成。自毛囊口至皮脂腺開口處稱為漏斗部，自皮脂腺開口處至立毛肌附著處稱為峽部。毛囊壁由內毛根鞘、外毛根鞘及外周的結締組織鞘組成。

人的頭部約有頭髮 10 萬根。在不同時期分散地脫落和再生。正常人每日可脫落約 70～100 根頭髮，同時也有等量的頭髮再生。毛髮的生長受遺傳、健康、營養、激素等因素的影響。

(二) 皮脂腺

除掌、跖和指（趾）屈側以外的全身皮膚都有皮脂腺。頭、面及胸背上部等處皮脂腺較多，故稱皮脂溢出部位。皮脂腺由腺體及導管構成。皮脂腺腺體呈泡狀，無腺腔，外層為扁平或立方形細胞，周圍有基底膜帶和結締組織包裹。

導管部為複層鱗狀上皮細胞，如導管堵塞，使皮脂排除不通暢，皮膚表面可向外突出，出現丘疹。在皮脂腺豐富的面部、前胸部、背部便成了痤瘡。

(三) 小汗腺

小汗腺有分泌汗液和調節體溫作用。除唇紅、包皮內側、龜頭、乳頭、小陰唇及陰蒂外，小汗腺遍佈全身，以掌、跖、腋、額較多。

(四)頂泌汗腺（大汗腺）

頂泌汗腺主要分佈於腋窩、乳暈、臍窩、肛門及外陰等處。外耳道的耵聹腺、眼瞼的睫腺和乳腺屬變異的頂泌汗腺。

頂泌汗腺的分泌活動主要受性激素影響，在青春期分泌旺盛。頂泌汗腺的分泌物為無臭的乳狀液，排出後如被某些細菌分解，才會產生臭味。

(五)甲

甲由緻密堅厚的角化細胞構成，外露部分稱為甲板，伸入近端皮膚中的部分稱為甲根。覆蓋甲板周圍的皮膚稱為甲廓。甲根之下和周圍的上皮稱為甲母，是甲的生長區。甲板之下的皮膚稱為甲床。甲板近端可見新月狀淡色區，稱為甲半月。

疾病、營養狀況、環境及生活習慣等的改變可使當時所產生的指（趾）甲發生凹溝或不平。

五、皮膚的血管

皮膚的血管依其大小、結構的不同有小動脈、微動脈、毛細血管、微靜脈、小靜脈及血管球之分，分佈於真皮及皮下組織內。而表皮沒有血管，由真皮毛細血管滲透來的組織液供表皮進行新陳代謝。

六、皮膚的淋巴管

淋巴管在皮膚中常不擴張，所以不易見到。淋巴毛細管起源於乳頭層的結締組織間隙，盲端呈竇形，管壁僅為一薄層內皮細胞及稀疏的網狀纖維構成。淋巴管向真皮下部延伸時，有很多瓣膜以防倒流，所以，淋巴液只有單向流動。

七、皮膚的肌

皮膚的平滑肌有立毛肌、陰囊肉膜、乳暈和血管的平滑肌。面部表情肌屬橫紋肌。

八、皮膚的神經

皮膚組織中神經裝置特別豐富，有感覺神經及運動神經。透過它們和中樞神經系統的聯繫，可以產生各種感覺，支配肌活動及完成各種神經反射。

第二節　皮膚的生理功能

皮膚的生理功能主要有屏障、調節體溫、吸收、感覺、分泌、排泄、免疫等。

皮膚的正常功能對機體的健康很重要，同時，機體的異常情況也可在皮膚上反映出來。

一、皮膚的屏障作用

皮膚是人體的最大器官，由表皮、真皮和皮下組織構成一個完整的屏障結構，對物理性、化學性或生物性刺激有保護作用，並能防止體內水分、電解質和各種營養物質的丟失。

(一)對物理性損害的防護

表皮角質層柔韌而緻密，對機械性刺激有防護作用。真皮中的纖維組織交織成網，皮膚的抗拉性增強，彈性較好。皮下脂肪則具有緩衝作用，可減輕外界的衝擊。因此，在一定程度上，皮膚能抵抗外來的摩擦、衝撞、擠壓和牽拉等損傷。

皮膚對光線有吸收和反射作用，能保護機體免受光線的損傷。角質層的角化細胞有反射光線和吸收波長較短的紫外線的作用。棘層和基底層的細胞能吸收波長較長的紫外線，其中的黑素對紫外線的吸收作用尤強。

(二)對化學性損傷的防護

皮膚的角質層是阻止外界化學物質進入體內的主要屏障。正常皮膚表面偏酸性，對酸和鹼有一定的抵抗能力，可防止一些弱酸性和弱鹼性化學物質對機體產生損害。

(三)對微生物的防禦作用

皮膚對微生物的侵害有多種防禦功能。

一是表皮完整而緻密，可以阻擋一些微生物的入侵。同時角朊細胞不斷脫落，可以排除一些微生物。二是皮膚表面弱酸性的環境對微生物的生長繁殖不利。三是皮膚表面存在一些正常菌群，如痤瘡桿菌和卵圓形糠秕孢子菌，具有酯酶，能將皮脂中的甘油三酯分解成游離脂肪酸，這些游離脂肪酸對葡萄球菌、鏈球菌及白色念珠菌等有一定的抑制作用。

(四)防止體內物質的丟失

正常皮膚除了汗腺、皮脂腺分泌和角質層水分蒸發外，一般營養物質及電解質等不能透過皮膚角質層而丟失。如果角質層缺損，機體的水分會大量蒸發丟失。所以在乾燥的季節，用鹼性洗滌劑洗手後如不注意保護，皮膚就會乾燥甚至皸裂。如果表皮缺損，則體內的營養物質、電解質及水分會流失。

二、調節體溫作用

皮膚是熱的不良導體，既可防止內熱過多的散失，又可防止外部高熱的傳入，對維持機體的恒定體溫起著十分重要的調節作用。

當外界溫度或某些疾病使體溫發生變化時，皮膚及內臟的感覺神經末梢產生的神經衝動和血液溫度的變化作用於視丘下部的體溫調節中樞，然後通過交感神經調節皮膚血管的收縮和擴張，從而改變皮膚中的血流量及熱量的擴散，以調節體溫。同時，皮膚的微循環和小汗腺也可參與調節體溫，使體溫維持在一個穩定的水準。

三、皮膚的吸收作用

皮膚是機體的保護屏障，但並非絕對地無通透性，某些物質可經皮膚吸收或滲入，這就是皮膚外用藥物及化妝品的應用基礎。外界物質經正常皮膚吸收的途徑有三條：

①透過表皮角質層細胞膜進入，這是皮膚吸收的主要途徑；

②通過皮膚毛囊皮脂腺或汗管；

③透過角質層細胞間隙。

影響皮膚吸收的主要因素有以下幾個方面：

①不同部位的皮膚，因角質層的厚度不同，吸收能力亦有差異。

②角質層水合程度高，則通透性增加，吸收作用增強。局部溫度增高時，皮膚的吸收也增強。

③皮膚吸收的速度與透入物質的分子結構、濃度、電離度及劑型有關。一般說來，脂溶性物質比水溶性物質易吸收。

④各種原因引起的角質層或表皮全層損傷時，皮膚的屏障功能即減弱或喪失，吸收即增加。

四、感覺作用

感覺神經的神經末梢和特殊感受器廣泛分佈於皮膚中，以感知體內外各種刺激，引起相應的神經反射，維護機體的健康。

皮膚感覺一般可分為兩大類，一類是單一感覺，這種感覺是由於神經末梢或特殊的囊狀感受器接受體內外單一性刺激引起的，如觸覺、壓覺、冷覺和熱覺；另一類是複合感覺，是皮膚中不同類型的感覺神經末梢共同感受的信號傳入中樞後，由大腦皮質進行綜合分析而形成的感覺，如乾、濕、光滑、粗糙、堅硬、柔軟等感覺以及形體覺、兩點辨別覺、定位覺、圖形覺等。

搔癢是皮膚的一種特殊感覺，常伴有搔抓反應。搔癢產生的機制尚不完全清楚，有人認為癢和疼係由同一神經傳導，或疼的閾下刺激可產生瘙癢。癢覺的閾值與人的精神狀態、發生部位等因素有關。

五、分泌和排泄作用

皮膚的分泌和排泄作用主要由小汗腺、頂泌汗腺和皮脂腺完成。小汗腺分泌汗液，分泌作用主要受體內外溫度影響，同時精神刺激和味覺刺激也可引起小汗腺的分泌。頂泌汗腺的分泌於晨間稍高，而夜間較低，其分泌與體溫調節無關。頂泌汗腺液的成分除水外，還有脂肪酸、中性脂肪、膽固醇等。頂泌汗腺汗液無細菌、無臭味，當有細菌感染時可產生特殊的臭味，狐臭就是其中之一。

皮脂腺分泌不受神經支配而直接透過內分泌系統進行調控。皮脂腺分泌和排泄的產物稱皮脂。皮脂具有潤澤毛髮，防止皮膚乾裂的作用。另外，皮脂在一定程度上還可抑制皮膚表面某些細菌的繁殖。

六、皮膚的代謝作用

(一)糖代謝

皮膚中的糖類主要有糖原、葡萄糖及黏多糖等。糖原主要分佈於表皮顆粒層、皮脂腺邊緣未分化腺細胞、毛囊的外毛根鞘及汗腺基底細胞內。皮膚角朊細胞具有合成糖原的能力。皮膚內的葡萄糖含量相當於血糖水平的2／3左右，且以表皮的葡萄糖含量最高。

皮膚的葡萄糖分解提供能量亦經由有氧氧化及糖酵解兩條途徑。其中皮膚的糖酵解途徑特別旺盛，適應表皮無血管而含氧量相對較低的特點。皮膚內的黏多糖屬於多糖。它們以單純形式，或者與多肽、脂肪及其他糖類結合成複合物而存在。皮膚內的黏多糖在真皮內含量最多。表皮細胞間隙、基底膜帶、毛囊玻璃樣膜、小汗腺分泌細胞等結構內亦含較多的黏多糖。黏多糖對水和鈣、鎂、鉀、鈉等陽離子的親和性強，對皮膚含水量及這些離子在組織中的分佈有重要的調節作用。黏多糖對於促進膠原纖維的合成、阻止細菌和毒素等入侵、加強細胞之間的相互作用都有重要意義。

(二)蛋白代謝

皮膚內的蛋白質可分為纖維性蛋白質和非纖維性蛋白質兩大類。

纖維性蛋白質主要包括角蛋白、膠原蛋白、彈力蛋白等。角蛋白種類較多，多種角蛋白是皮膚角朊細胞和毛髮上皮細胞的代謝產物和主要成分。真皮內膠原纖維的主要成分為Ⅰ型和Ⅲ型膠原蛋白；網狀纖維的主要成分為Ⅲ型膠原蛋白；Ⅳ和Ⅴ型膠原蛋白主要見於基底膜帶。彈力蛋白是真皮結締組織內彈力纖維的主要成分。皮膚內的非纖維性蛋白質主要分佈於真皮的基質和基底膜帶，常與黏多糖類物質結合而形成黏蛋白。

(三)脂類代謝

皮膚脂類包括脂肪及類脂質。脂肪主要存在於皮下組織，其主要功能是由β-氧化降解提供能量。類脂質在表皮細胞和未成熟皮質腺細胞內含量較高，是構成生物膜的主要成分。

(四)水代謝

皮膚(不包括皮下組織)的含水量約為皮膚重量的70%以上，主要貯存於真皮內，構成皮膚生理活動的重要內環境。正常情況下，皮膚本身散發一定的水分。炎症時，水分蒸發增多。皮膚內水分的代謝還隨全身水分代謝活動的變化而變化。如機體脫水時，皮膚可提供部分水分以補充血循環容量。

(五)電解質代謝

皮膚內含有多種電解質，包括鈉、氯、鉀、鈣、鎂、磷、銅、鋅等。以氯、鈉和鉀含量最多，氯和鈉主要存在於細胞間液，對維持酸鹼平衡及滲透壓發揮重要作用。

第三節　損美性皮膚病的病理學基礎

在致病因素的作用下，皮膚可發生與其他器官相似的病理變化。如炎症、充血、貧血、萎縮、變性、壞死、瘢痕形成、代謝物質沉積、肥厚及腫瘤等。

但是，皮膚有其特有的組織結構，因此，也有其特殊的病理變化。這些病理變化，與損美性皮膚病的性質和病因有密切關係，可以幫助臨床診斷。

一、角化過度

指角質層異常增厚的現象。常伴有顆粒層和棘細胞層增厚，多見於扁平苔蘚、疣、慢性皮炎等；如果是由角質層的細胞脫落減少所致，則顆粒層和棘細胞層並不增厚，此種情況見於尋常性魚鱗病。

二、毛囊角栓

常出現於上皮角化過度的皮膚中，在大的毛囊或汗管開口處形成栓塞。常見於盤狀紅斑狼瘡、硬化性萎縮性苔蘚、毛囊角化症等。

三、角化不全

指在角質層內尚有細胞核殘留，其下的顆粒細胞減少或消失。此種變化通常與真皮淺層及棘細胞層炎症水腫有關，多見於銀屑病、慢性濕疹等。

四、顆粒層增厚

為嗜鹼性的顆粒層的厚度增加，常伴角化過度，如扁平苔蘚、紅斑狼瘡、尋常疣、慢性濕疹等。

五、棘層肥厚

指棘細胞層增厚，常伴表皮突延長及增寬。通常見於銀屑病、慢性濕疹等。

六、乳頭瘤樣增生

表現為真皮乳頭不規則升高，伴有表皮輕度不規則增生，使表皮呈不規則波浪狀起伏。可見於尋常疣等。

七、表皮萎縮

主要是棘細胞層萎縮。表現為表皮變薄，表皮突變平或消失，真皮與表皮交界呈直線狀。可見於老年皮膚、紅斑狼瘡、麻風等。

八、表皮水腫

包括表皮細胞內水腫和細胞間水腫，兩者常不同程度地並存。細胞內水腫是指棘細胞內發生水腫，細胞體積增大，胞質變淡，細胞核被推向一側。

水腫嚴重時，棘細胞因膨脹而破裂，殘餘的細胞膜互相連接呈海綿狀。細胞間水腫使細胞間隙擴大，細胞間橋拉長而清晰可見，甚至出現棘突鬆解及表皮內水皰。常見於單純性疱疹、帶狀疱疹、汗疱疹、濕疹、天疱瘡、病毒性水疱、皮炎類皮膚病等。

九、基底細胞液化變性

表現為基底細胞空泡形成、腫脹或破碎，使柵狀排列的基底細胞紊亂，甚至基底層消失，表皮與真皮界限模糊。此種病變可見於紅斑狼瘡、扁平苔蘚、皮膚異色病等。

十、色素增多

指表皮基底細胞層及真皮上部黑素顆粒增多。可見於炎症後色素增多、Riehl 黑變病、黃褐斑等。

十一、色素減少

指表皮基底細胞層及真皮上部黑素顆粒減少或消失。見於白癜風、白化病、炎症後的色素脫失。

十二、色素失禁

表皮基底細胞及黑素細胞損傷後，黑素脫離這些細胞到真皮上部，或被吞噬細胞吞噬。常見於色素失禁症、扁平苔蘚、紅斑狼瘡、Riehl 黑變病等。

十三、纖維化和硬化

真皮內的膠原纖維增生且排列紊亂，伴有較多的纖維細胞稱為纖維化。硬化指這些膠原纖維更加緻密而變粗，呈均質化，比較透明，成纖維細胞減少。可見於硬皮病、瘢痕疙瘩、瘢痕等。

第四節　損美性皮膚病的病因

損美性皮膚病的發病因素與一般皮膚病的發病因素基本相同，大致可將其分為一般性發病因素和主要發病因素兩大類。

一、一般性發病因素

(一)年　齡

很多皮膚病的發病與年齡有一定關係，某些疾病容易發生於某些年齡組。如兒童多發生色素性蕁麻疹、色素性幹皮病等；青春期易患尋常性痤瘡、脂溢性皮炎等；中老年人則常出現角化病、皮膚搔癢症、皮膚癌等。

(二)性 別

皮膚病的發生與性別有一定的關係，如系統性紅斑狼瘡、黃褐斑、硬紅斑以女性多見；痤瘡、早禿及脂溢性脫髮等以男性多見。鬚瘡只發生於男性；妊娠紋、月經疹則只見於女性。

(三)種 族

有些種族的人易患某些皮膚病。白種人頂泌汗腺及皮脂腺比黃種人多，所以，痤瘡和腋臭的發病率較高。白種人皮膚色素少，相對容易發生日光性皮炎和皮膚癌。黑種人銀屑病的發病率較低。

(四)氣候與季節

有些皮膚病與季節有關，如夏季易患痱子、癬症；而銀屑病、濕疹在冬季加重；春、秋兩季常見多形性紅斑、玫瑰糠疹等皮膚病。

(五)職 業

很多皮膚病與患者所從事的職業有關。如演員易發生油彩皮炎；礦工常見真菌性皮膚病；農民易發生稻田尾蚴皮炎、手足皸裂等。

(六)個人衛生

講究個人衛生可以減少或避免一些皮膚病的發生，如頭癬、足癬、皮膚乾燥、皸裂等。

(七)社會因素

某些皮膚病的發生與生活條件及社會因素有密切關係。近些年來，我國的營養不良性皮膚病，如維生素A缺乏及糙皮病已極少見；而隨著經濟條件的改善，人們使用化妝品越來越多，因此，化妝品皮炎的發生率大大增加。

二、主要發病因素

(一)外 因

引起損美性皮膚病的外界原因有以下幾種：

1. 物理性因素

摩擦及壓力可引起雞眼、胼胝。溫度異常可引起凍瘡、燙傷。放射線可引起放射性皮炎，太陽下曝曬可引起日光性皮炎。長期的潮濕、浸漬、搔抓等可引起皮膚瘙癢及其他皮膚病。

2. 化學性因素

許多藥物、化學原料、染料及家庭日用化學物品（如染髮劑、化妝品、洗滌劑等）可引起接觸性皮炎或藥物性皮炎。

3. 生物性因素

細菌可引起癤、毛囊炎、丹毒、膿皰瘡、麻風及皮膚結核等。病毒可引起扁平疣、傳染性軟疣、帶狀疱疹、單純疱疹等。真菌可引起頭癬、體癬、手足癬及深部真菌病。生漆及蕁麻可引起漆性皮炎或蕁麻疹等。

(二) 內 因

引起的損美性皮膚病的內在原因有以下幾種：

1. 遺傳

有一些皮膚病與遺傳因素有關，如魚鱗病、青少年白髮、雀斑等。

2. 內分泌因素

在 Cushing 綜合徵中，因腎上腺皮質功能亢進，可出現痤瘡、多毛、滿月臉等變化。甲狀腺功能減退可引起皮膚黏液水腫。妊娠時可發生妊娠疱疹、黃褐斑等。

3. 代謝障礙

機體的代謝紊亂，也可引起皮膚的異常表現，如黃色瘤、皮膚澱粉樣變、皮膚鈣質沉著症等。

4. 神經精神因素

脊髓空洞症及周圍神經損傷時，可引起皮膚營養性潰瘍；精神因素可引起斑禿、膽鹼能性蕁麻疹、神經性皮炎、多汗症等。

第五節 眼的解剖和生理功能

眼是視覺器官，由眼球、視路和眼附屬器三部分組成。

一、眼　球

眼球近似球形，位於眼眶前部，借眶筋膜、韌帶與眶壁相連，其前面有眼瞼保護。眼球分為眼球壁和眼球內容物兩部分。

(一)眼球壁

眼球壁分外、中、內三層。外層為纖維膜，由堅韌的纖維結締組織組成，具有保護眼內組織，維持眼球形態的作用。纖維膜可分為兩部分，前1／6為透明的角膜，後5／6為乳白色的鞏膜。兩者移行處為角鞏膜緣。

中層為血管膜，又稱葡萄膜。含豐富的色素細胞和血管叢，呈棕黑色，由前到後可分為虹膜、睫狀體和脈絡膜。它們具有遮光及營養眼內組織的作用。

內層為視網膜，位於脈絡膜與玻璃體之間，薄而透明，前起鋸齒緣，後止於視神經乳頭周圍。視網膜的主要功能是感光，由於視杆細胞和視錐細胞含有對光敏感的色素，視杆細胞感弱光（暗視覺）和無色視覺，視錐細胞感強光（明視覺）和色覺。由光化學反應後，經神經纖維的傳導，到達大腦枕葉視區而產生視覺。

(二)眼球內容物

包括房水、晶狀體和玻璃體三種物質，它們和角膜一樣都是透明的，無血管，具有屈光作用，與角膜一併稱為眼的屈光間質。它們能使進入眼球的物體反射出來的光線在視網膜構成影像。

眼的屈光和調節是由一系列的屈光系統——角膜、房水、晶狀體和玻璃體等所完成。外界物體發射或反射出來的光線，經過屈光系統後，在視網膜上形成清晰的物像，這種視力稱為正視，若眼軸較長或屈光系統的屈光率過強，則物像落在視網膜前，稱為近視。反之，若眼軸較短，或屈光系統的屈光率過弱，物像落在視網膜後，則稱為遠視。

二、眼附屬器的解剖和生理

眼附屬器包括眼瞼、結膜、淚器、眼外肌和眼眶。對眼球起保護、運動和支持作用。

(一)眼　瞼

眼瞼俗稱眼皮，位於眼球的前方，覆蓋於眼球表面，分上瞼和下瞼，其游離緣稱瞼緣。上、下瞼之間的裂隙稱瞼裂，其內外連結處分別稱內眥和外眥。

瞼緣有前唇和後唇。前唇鈍圓，有2～3行排列整齊的睫毛，睫毛的根部有睫毛腺，此腺的急性炎症即麥粒腫，表現為眼瞼，特別是瞼緣腫痛，是眼科常見病。後唇呈直角，與眼球表面緊密接觸。

兩唇間有一條灰色線乃皮膚與結膜的交界處。灰線與後唇之間有一排細孔，為瞼板腺的開口。瞼板腺被阻塞時，形成瞼板腺囊腫，亦稱霰粒腫。

眼瞼的主要作用是保護眼球。眼瞼瞬目運動可使淚液潤濕眼球表面，使角膜保持光澤，並有清潔作用。

(二)結　膜

結膜是一層表面光滑，薄而透明的黏膜，覆蓋於眼瞼後面和眼球前面。按其解剖部位分為瞼結膜、球結膜和穹窿結膜三部分。瞼結膜覆蓋於瞼板內面，與瞼板緊密粘連不能被推動。球結膜疏鬆地覆蓋於眼球前部鞏膜表面，止於角鞏膜緣，易被推動。在角膜緣部結膜上皮細胞移行為角膜上皮細胞，因而結膜疾病易累及角膜淺層。當鞏膜黃染或結膜下出血時，透過結膜可顯而易見。

穹窿結膜是瞼結膜和球結膜的移行部分，此部結膜組織鬆弛，多皺褶，便於眼球活動。

(三)淚　器

淚器包括淚腺和淚道兩部分。淚腺位於眼眶外上方的淚腺窩內，長約 20 毫米，寬 12 毫米。它的作用是分泌淚液。淚道包括淚點、淚小管、淚囊和鼻淚管，是淚液的排出通道。

(四)眼外肌

眼外肌共有 6 條，即 4 條直肌和 2 條斜肌。

4 條直肌為上直肌、下直肌、內直肌和外直肌，它們均起自視神經孔周圍的總鍵環，各肌向前展開，分別止於角膜緣後不同距離的鞏膜上。上、下直肌主要功能除使眼球上、下轉動外，同時還有內轉內旋、內轉外旋的作用。內外直肌的主要功能是使眼球向肌肉收縮的方向轉動。

2 條斜肌是上斜肌和下斜肌。上斜肌功能為使眼球下轉、外轉，下斜肌功能為使眼球上轉、外轉。

(五)眼　眶

眼眶呈四邊錐形的骨腔。其開口向前，尖端向後。眼眶外側壁較厚，其他三壁骨質較薄，且與額竇、篩竇、上頜竇毗鄰，這些副鼻竇病變時，可累及眶內。眶內除有眼球、眼外肌、淚腺、血管、神經和筋膜外，各組織間還充有脂肪，起軟墊作用。

第六節　外耳、外鼻的解剖

一、外耳的解剖

耳是聽覺器官包括外耳、中耳和內耳三部分，外耳包括耳廓及外耳道。這裏只介紹外耳部分。

(一)耳　廓

耳廓借韌帶、肌肉、軟骨和皮膚附著於顱骨兩側，前外面凹凸不平，耳廓的後內面較平整，但稍膨隆。

耳廓除耳垂為脂肪與結締組織構成外，其餘由軟骨組成，外覆軟骨膜和皮膚。

耳廓皮下組織少，若因炎症等發生腫脹時，疼痛明顯；若有血腫或滲出物極難吸收；由於外傷或耳部手術，可引起軟骨膜炎，甚至發生軟骨壞死，導致耳廓變形。耳廓血管位置淺、皮膚薄，容易受凍。

(二)外耳道

外耳道起自耳甲腔底，向內直至鼓膜，長2.5～3.5公分，由軟骨部和骨部組成。外耳道皮下組織甚少，皮膚幾乎與軟骨膜和骨膜相貼，故當感染腫脹時疼痛劇烈。軟骨部皮膚含有類似汗腺構造的耵聹腺，能分泌耵聹，並富有毛囊和皮脂腺。

二、外鼻的解剖

鼻是嗅覺器官，由外鼻、鼻腔和鼻竇三部分構成。外鼻突出於顏面中央，鼻腔則是兩側面顱之間的腔隙，鼻竇共有四對，居鼻腔的上方、上後方和兩側。這裏只介紹外鼻部分。

外鼻形似一個基底在下方的三棱錐體，由骨和軟骨共同構成支架，上覆軟組織及皮膚。外鼻上端位於兩眶之間，連於額部，稱鼻根，下端向前突起稱鼻尖，兩者之間為鼻梁，鼻梁兩側為鼻背。鼻尖兩側的半圓形膨隆部分謂鼻翼。錐體的底即稱鼻底，鼻底上有兩個前鼻孔，兩前鼻孔間的軟組織分隔是鼻小柱。鼻翼和面頰交界處有皮膚略呈凹陷的鼻唇溝。

鼻根和鼻背部皮膚薄而鬆弛，可以移動。鼻尖和鼻翼部皮膚較厚，與深部組織黏著較緊，富於大量皮脂腺和汗腺，為痤瘡、酒渣鼻和鼻癤的好發部位。

面部靜脈無瓣膜，血液可正逆向流動，故在鼻或上唇患癤腫時，如誤加擠壓或治療不當，則可引起海綿竇血栓性靜脈炎或其他顱內併發症。

下篇

分論

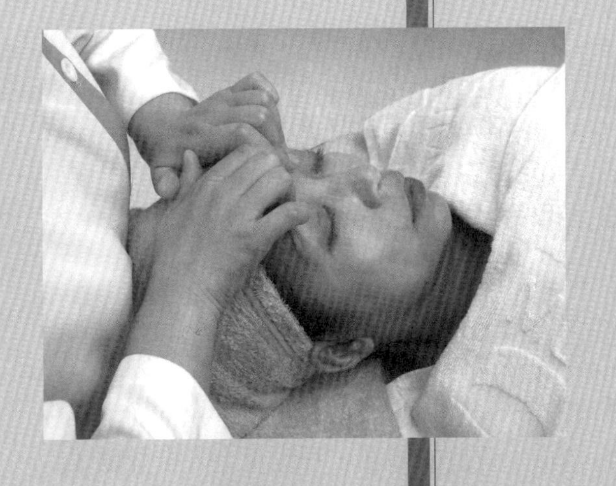

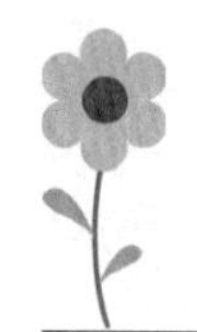

第一章
分部點穴美容美體套路

第一節　頭部提神增智點穴程序

選擇頭部穴位進行點穴，能改善腦部血液循環，醒腦開竅，增強智力，改善睡眠，延緩衰老，適合於各年齡組的人群保健。該套路也可作為各級洗頭房的洗前按摩。

一、取　穴

1. 百會：位於頭頂部，前髮際正中直上5寸，兩耳尖連線中點處。

2. 四神聰：位於頭頂部，百會穴前、後、左、右各1寸處。

3. 神庭：位於前額正中線上入髮際0.5寸處。

4. 頭維：位於頭側部，額角髮際上0.5寸，頭正中線旁開4.5寸處。

5. 角孫：位於頭側部，耳尖直上入髮際處。

6. 耳門：位於耳屏上切跡前方，下頜骨髁狀突後緣，張口凹陷處中。

7. 聽宮：位於耳屏前下頜骨髁狀突後方，張口時的凹

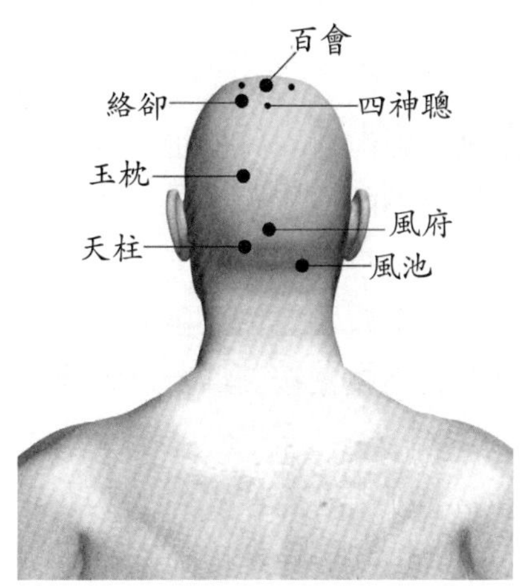

頭部穴位 1

神庭
頭維
角孫
耳門
聽宮
聽會
翳風

頭部穴位 2

陷處。

8. 聽會：位於耳屏間切跡前方，下頜骨狀突後方，張口時的凹陷處。

9. 翳風：在耳垂後凹陷處。

10. 絡卻：在前髮際正中直上 5.5 寸，旁開 1.5 寸。

11. 玉枕：在後髮際正中直上 2.5 寸，旁開 1.3 寸處，平枕外粗隆上緣。

12. 天柱：在斜方肌外緣之後髮際凹陷中，正中旁開 1.3 寸。

13. 風池：位於項部，枕骨下胸鎖乳突肌與斜方肌上端之間的凹陷處。

14. 風府：在後正中線，後髮際直上 1 寸處。

二、手法操作

1. 受術者取仰臥位或坐位，施術者立於或坐於其頭頂側或身後，以雙手拇指或中指的指腹點按其百會穴半分鐘。

2. 受術者取仰臥位或坐位，施術者立於或坐於其頭頂側或身後，以雙手拇指或中指的指腹點按其四神聰穴半分鐘。

3. 受術者取仰臥位或坐位，施術者立於或坐於其頭頂側或身後，以雙手拇指或中指的指腹點按其神庭穴半分鐘。

4. 受術者取仰臥位或坐位，施術者立於或坐於其頭頂側或身後，以雙手食指或中指的指尖或指腹點按其兩側頭維穴半分鐘。

5. 受術者取仰臥位或坐位，施術者立於或坐於其頭頂側或身後，以雙手食指或中指的指尖或指腹點按其兩側角孫穴半分鐘。

6. 受術者取仰臥位或坐位，施術者立於或坐於其頭頂

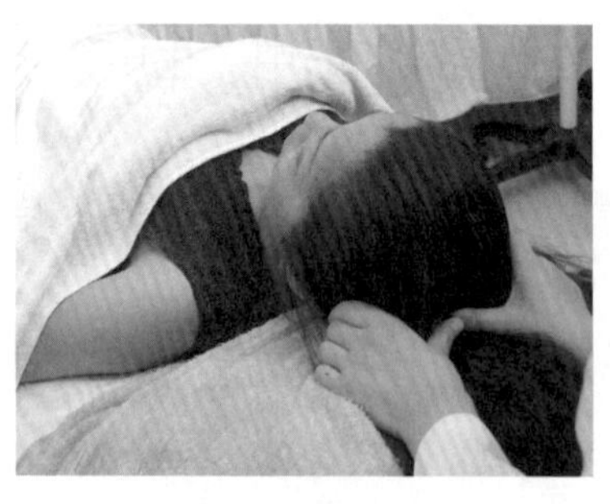

點按百會穴

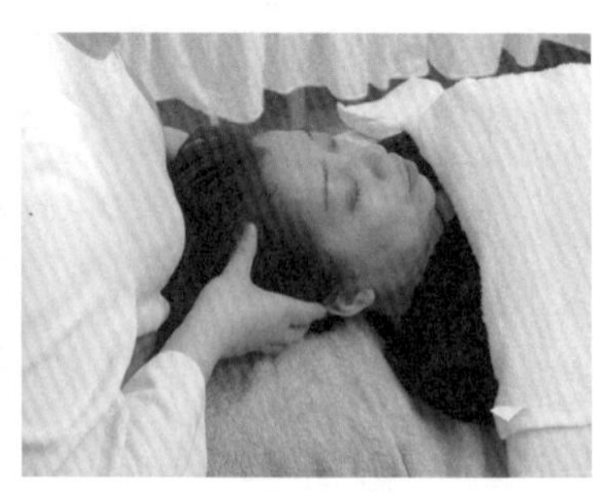

按頭維穴

側或身後，以雙手食指或中指的指尖或指腹點按其兩側耳門、聽宮、聽會、翳風穴各半分鐘。

7. 受術者取仰臥位或坐位，施術者立於或坐於其身側，一手扶其頭頂，另一手拇指指腹點按其兩側絡卻、玉枕、天柱穴各半分鐘。

8. 受術者取仰臥位或坐位，施術者立於或坐於其身側，一手扶其頭頂，另一手拇指與食、中指提拿其兩側風池穴 1 分鐘。

9. 受術者取仰臥位或坐位，施術者立於或坐於其身後，一手扶其頭頂，另一手拇指指腹點按風府穴半分鐘。

第二節　面部去皺美白點穴程序

面部經脈分佈極其豐富。中國古典醫籍《內經》記載說：「三百六十五絡，其經絡血氣皆上注於面。」點按面部穴位可增加顏面部供血，還能滋潤臉面，防止和減少面部皺紋，改善膚色，振奮精神，煥發容光，具有很好的美容作用。

一、取　穴

1. 印堂：位於額部，兩眉頭連線的中點處。

2. 太陽：在眉梢與目外眥連線的中點，向後 1 寸凹陷處。

3. 攢竹：在眉頭陷中，眶上切跡處。

4. 顴髎：在目外眥直下，顴骨下緣凹陷中。

5. 睛明：在目內眥外上方 0.1 寸處。

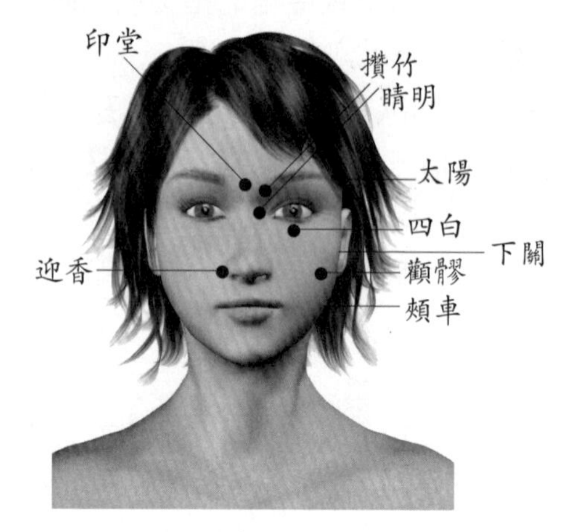

面部穴位

6. 四白：兩目平視，在瞳孔直下，眶下孔凹陷處。

7. 迎香：在鼻翼外緣中點旁 0.5 寸，鼻唇溝中。

8. 下關：在耳前方，顴弓下緣與下頜切跡之間的凹陷中。

9. 頰車：在下頜角的前上方 1 橫指，當咀嚼時咬肌隆起，按之凹陷處。

二、手法操作

1. 受術者取仰臥位，施術者立於或坐於其頭頂側，一手扶頭側，另一手以食指或中指指腹按其印堂穴由輕到重按揉 1 分鐘，以酸脹為度。

2. 受術者取仰臥位，施術者立於或坐於其頭頂側，以兩手食指或中指指腹，分按其兩側太陽穴，由輕到重按揉 1 分鐘，以酸脹為度。

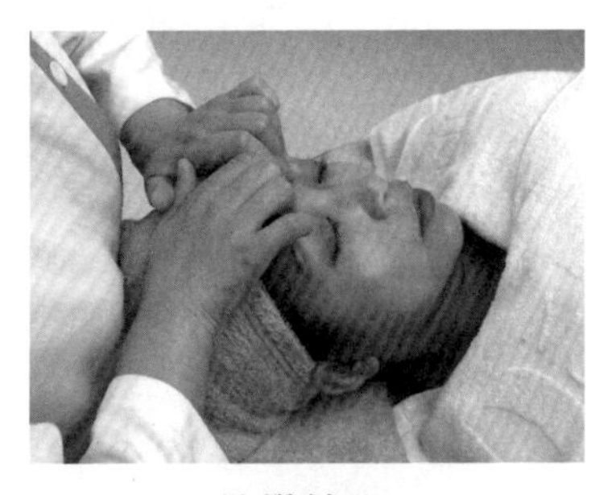

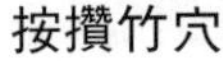
按攢竹穴

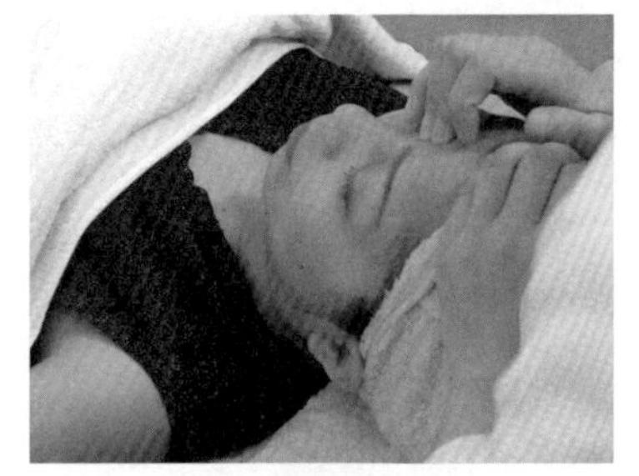
按印堂穴

3. 受術者取仰臥位，施術者立於或坐於其頭頂側，以兩手食指或中指指腹，分按其兩攢竹穴，由輕到重按揉 1 分鐘。

4. 受術者取仰臥位，施術者立於或坐於其頭頂側，以一手的拇指與食指分別按兩內眼角即睛明穴，先向下擠按，後向上提捏，反覆操作 1 分鐘。

5. 受術者取仰臥位，施術者立於或坐於其頭頂側，以兩手食指或中指指腹分按其兩側四白穴，由輕到重按揉 1 分鐘。

6. 受術者取仰臥位，施術者立於或坐於其頭頂側，以兩手食指或中指指尖分點按兩側迎香穴半分鐘。

7. 受術者取仰臥位，施術者立於或坐於其頭頂側，以兩手中指指腹分按其兩側下關穴、頰車穴，由輕到重按揉各半分鐘。

第三節　頸項部潤滑靚麗點穴程序

人體的各條陽經以及督脈等都通過頸項部匯聚到頭

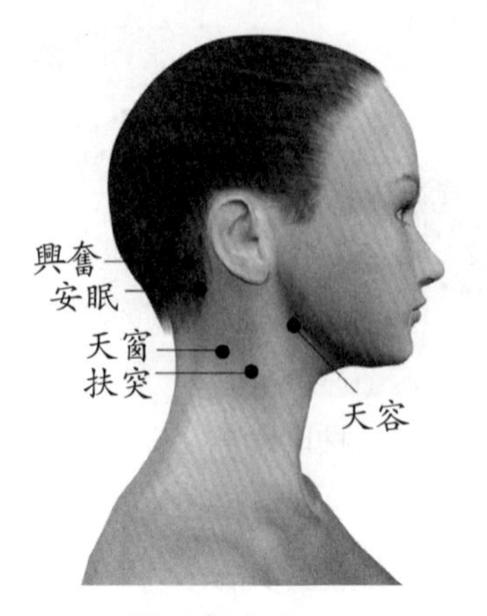

頸項部穴位 1

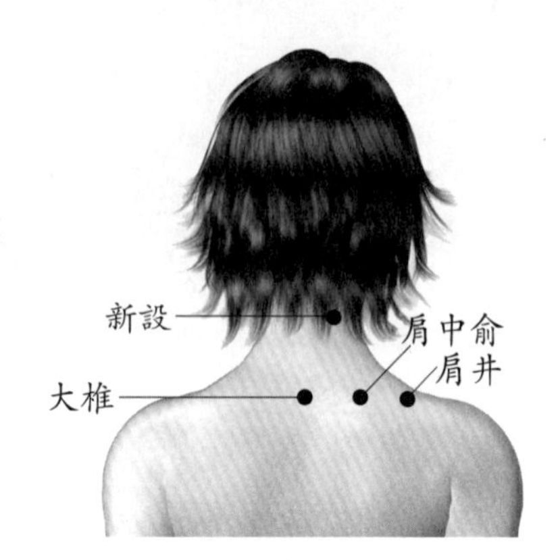

頸項部穴位 2

部，所以點按頸項部的穴位能夠疏通經絡，醒腦提神，改善睡眠，同時可以改善頸部的皮膚彈性和延緩贅肉的生成。

一、取　穴

1. 天容：在下頜角後，胸鎖乳突肌前緣凹陷中。

2. 天窗：在胸鎖乳突肌後緣，扶突後，與喉結平行。

3. 扶突：在頸外側部，喉結旁，當胸鎖乳突肌前後緣之間。

4. 安眠：在翳風穴與風池穴連線之中點處。

5. 興奮：乳突後上緣，安眠穴斜上 0.5 寸。

6. 新設：位於第 3、4 頸椎之間，旁開 1.5 寸。

7. 大椎：在後正中線，第 7 頸椎棘突下凹陷中。

8. 肩中俞：在第 7 頸椎棘突下，旁開 2 寸。

9. 肩井：在肩上，大椎與肩峰端連線的中點。

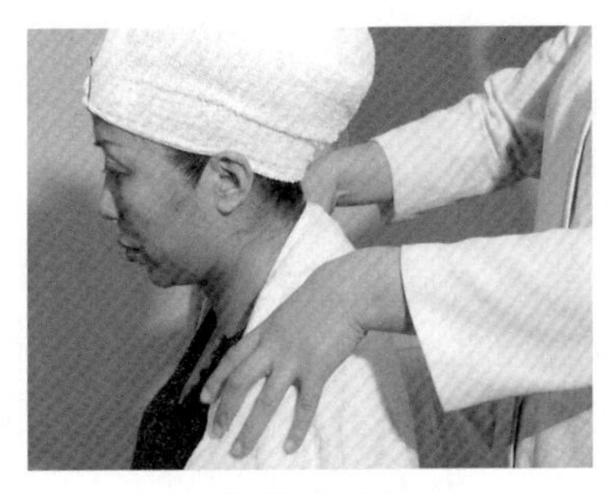

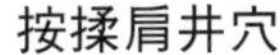
按揉肩井穴

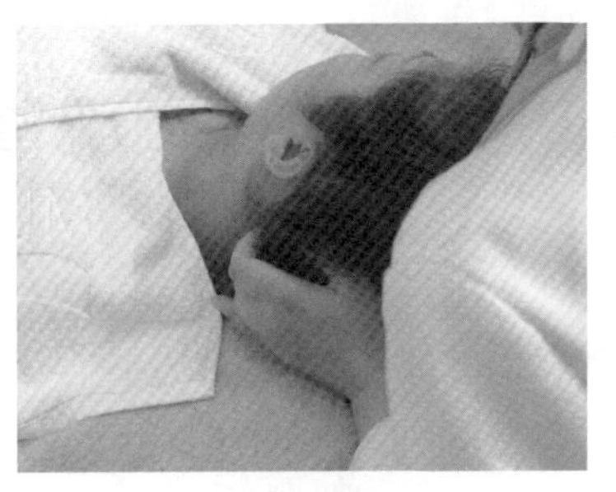

按天窗穴

二、手法操作

1. 受術者取仰臥位或坐位，施術者立於或坐於其身後，以雙手食指或中指指腹點按其兩側天容、天窗、扶突穴各半分鐘。

2. 受術者取仰臥位或坐位，施術者立於或坐於其身後，以雙手食指或中指指腹點按其兩側安眠、興奮穴各半分鐘。失眠者可選用安眠穴，精神不振者可選用興奮穴。

3. 受術者取仰臥位或坐位，施術者立於或坐於其身側，一手扶其頭頂，另一手以拇指與食、中指提拿其兩側新設穴 1 分鐘。

4. 受術者取仰臥位或坐位，施術者立於或坐於其身後，一手扶其頭頂，另一手以拇指指腹點按大椎穴 1 分鐘。

5. 受術者取仰臥位或坐位，施術者立於或坐於其身後，以雙手拇指與食、中指分別提拿其兩側肩中俞、肩井穴各 1 分鐘。

第四節　胸部豐乳理氣點穴程序

選擇胸部穴位進行點穴，能改善局部血液循環，調節激素分泌，促進乳房發育，寬胸理氣，使男性胸部寬厚，胸大肌發達，使女性胸部豐滿、柔軟、乳峰高聳。

一、取　穴

1.天突：在前正中線，胸骨上窩正中凹陷中。
2. 缺盆：在鎖骨上窩中央，前正中線旁開 4 寸處。
3. 庫房：當第 1 肋間隙，距前中線 4 寸處。

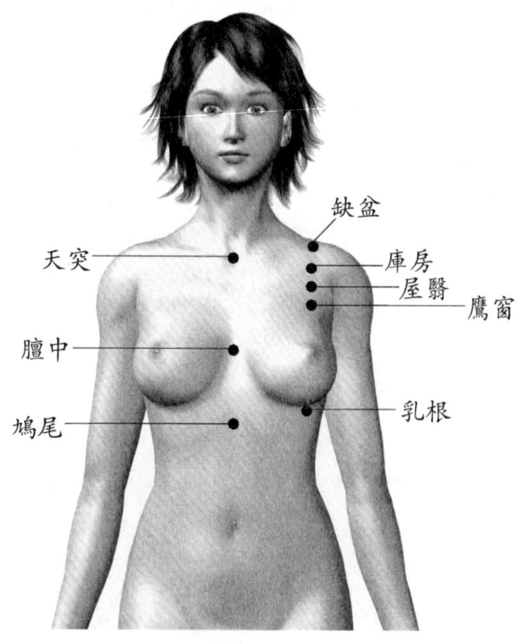

胸部穴位

4. 屋翳：當第 2 肋間隙，距前中線 4 寸處。

5. 鷹窗：當第 3 肋間隙，距前中線 4 寸處。

6. 乳根：在乳頭直下，乳房根部，前正中線旁開 4 寸，平第 5 肋間隙。

7. 膻中：在前正中線，兩乳頭連線至中點，平第 4 肋間隙。

8. 鳩尾：在前正中線劍突下 1 寸，即臍上 7 寸處。

二、手法操作

1. 受術者取仰臥位，施術者立於或坐於其身側，以食指或中指指腹點按天突穴半分鐘。

2. 受術者取仰臥位，施術者立於或坐於其頭頂側，以兩手拇指指腹或指尖點按缺盆穴半分鐘。

3. 受術者取仰臥位，施術者立於或坐於其身側，以一手掌根或拇、中指指腹揉按其庫房、屋翳、鷹窗、乳根穴各 1 分鐘。

4. 受術者取仰臥位，施術者立於或坐於其身側，以一手食指或中指指腹點按其膻中、鳩尾穴各半分鐘。

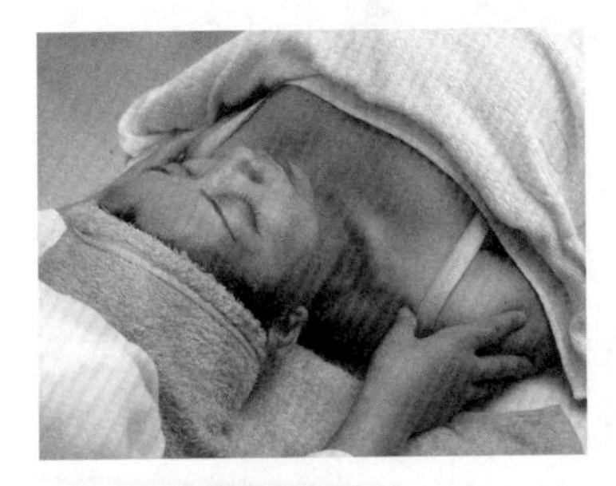

按缺盆穴

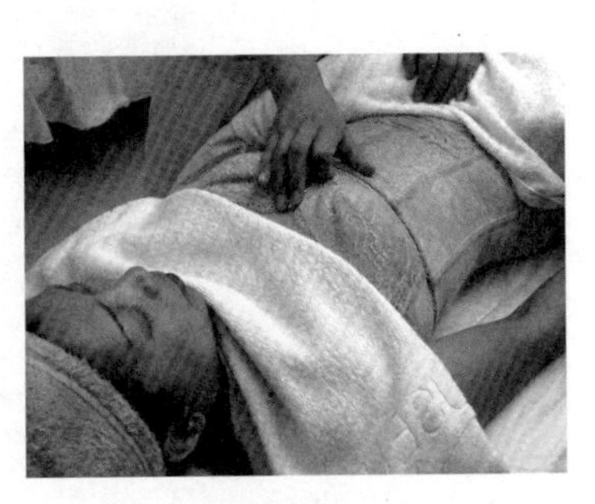

點按膻中穴

第五節　腹部減脂減肥點穴程序

腹部往往是脂肪堆積的地方，選擇腹部穴位進行點穴，能促進血液循環，加速代謝，緩解便秘，減脂減肥。

一、取　穴

1. 上脘：在前正中線，臍上5寸。
2. 中脘：在前正中線，臍上4寸。
3. 下脘：在前正中線，臍上2寸。
4. 天樞：在腹部，前中線旁開2寸，平臍。
5. 氣海：在前正中線，臍下1.5寸。
6. 關元：在前正中線，臍下3寸。

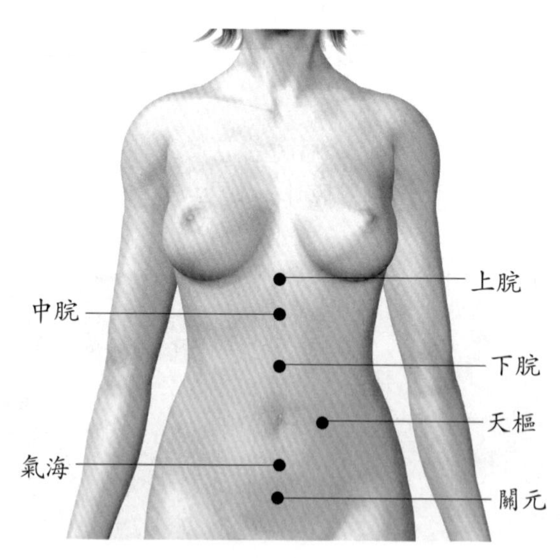

腹部穴位

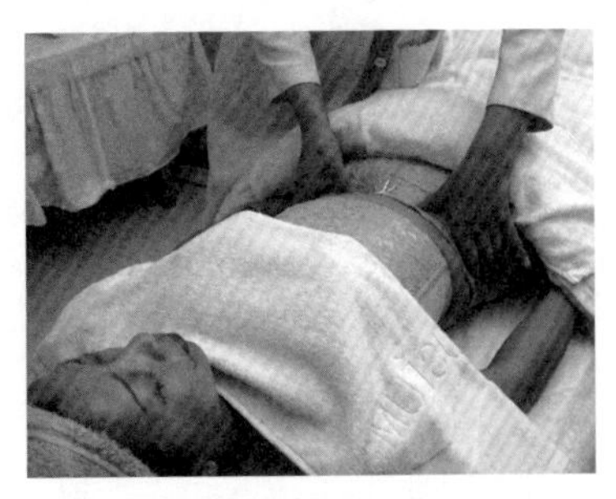

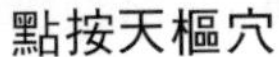

點按天樞穴

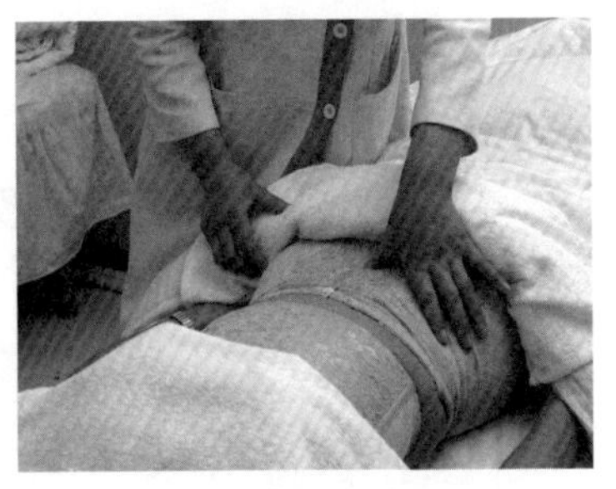

揉氣海穴

二、手法操作

1. 受術者取仰臥位，施術者立於或坐於其身側，以一手拇指或食、中指指腹揉按其上脘、中脘、下脘穴各半分鐘。

2. 受術者取仰臥位，施術者立於或坐於其身側，以兩手拇指或食、中指指腹揉按雙側天樞穴 1 分鐘。

3. 受術者取仰臥位，施術者立於或坐於其身側，以一手拇指或食、中指指腹揉按其氣海、關元穴各半分鐘。

第六節　背部美脊通絡點穴程序

背部是最容易疲勞的部位。伏案工作日久或姿勢不當均可導致背部肌肉疲勞，久之出現駝背、扛肩等，影響形體美觀。背腧穴有調節臟腑功能的作用，點按背部穴位可緩解疲勞，健身美體。

一、取　穴

1. 肺俞：在第 3 胸椎棘突下，旁開 1.5 寸。
2. 心俞：在第 5 胸椎棘突下，旁開 1.5 寸。
3. 膈俞：在第 7 胸椎棘突下，旁開 1.5 寸。
4. 肝俞：在第 9 胸椎棘突下，旁開 1.5 寸。
5. 膽俞：在第 10 胸椎棘突下，旁開 1.5 寸。
6. 脾俞：在第 11 胸椎棘突下，旁開 1.5 寸。
7. 胃俞：在第 12 胸椎棘突下，旁開 1.5 寸。

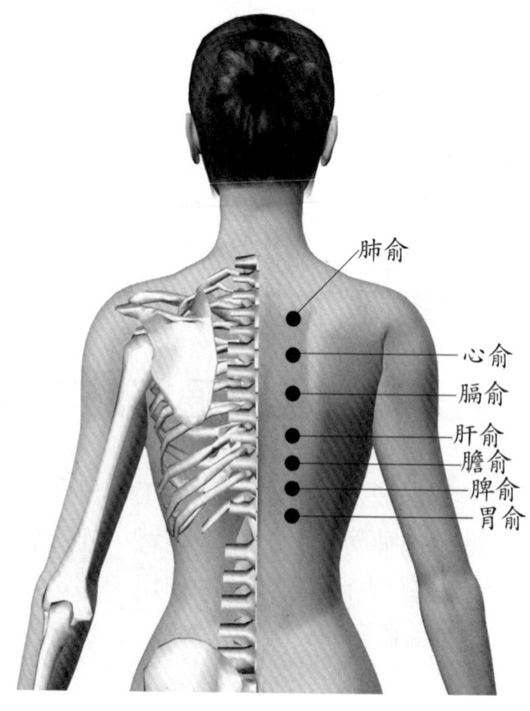

背部穴位

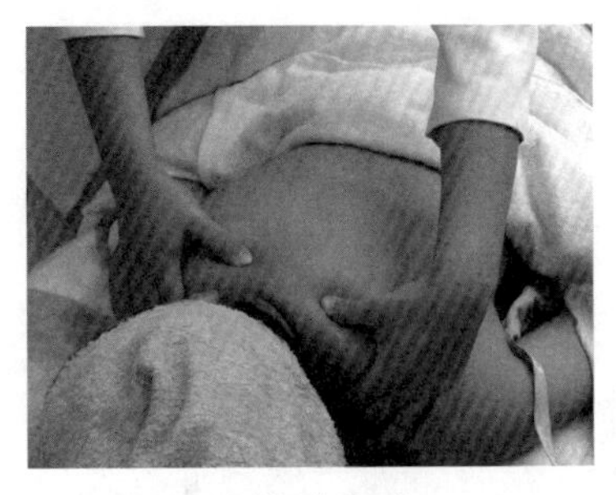

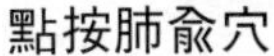
點按肺俞穴

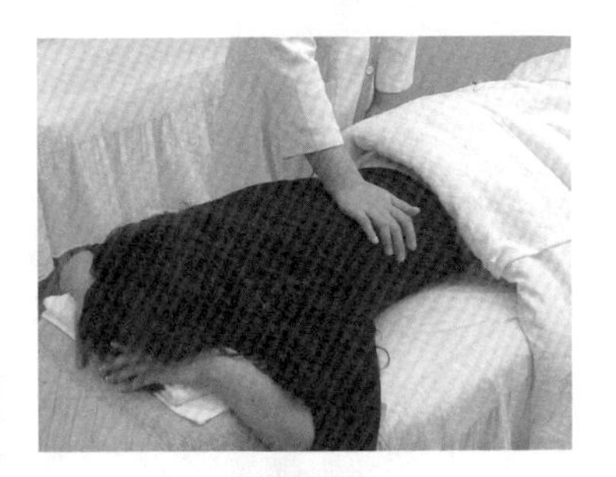
掌根按胃俞穴

二、手法操作

1. 受術者取俯臥位，施術者立於或坐於其身側，以兩手拇指指尖點按其肺俞、心俞、膈俞穴各 1 分鐘。

2. 受術者取俯臥位，施術者立於或坐於其身側，以兩手拇指指尖點按其肝俞、膽俞穴各 1 分鐘。

3. 受術者取俯臥位，施術者立於或坐於其身側，以兩手掌根按揉其脾俞、胃俞穴各 1 分鐘。

第七節　腰部塑形健美點穴程序

腰部無論從健康還是從形體美方面看都是非常重要的部位，點按腰部穴位既可壯腰健腎，又可強壯腰肌、健美腰部。

一、取　穴

1. 命門：在後正中線上，第 2 腰椎棘突下凹陷處。

2. 陽關：在後正中線上，第 4 腰椎棘突下凹陷處。

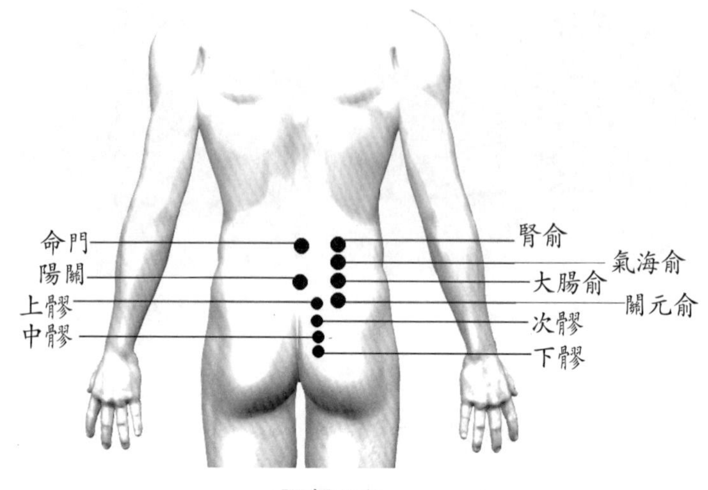

腰部穴位

3. 腎俞：在第 2 腰椎棘突下，旁開 1.5 寸。

4. 氣海俞：在第 3 腰椎棘突下，旁開 1.5 寸。

5. 大腸俞：在第 4 腰椎棘突下，旁開 1.5 寸。

6. 關元俞：在第 5 腰椎棘突下，旁開 1.5 寸。

7. 上髎：在骶部，當第一骶後孔中取穴。

8. 次髎：在骶部，當在第二骶後孔中取穴。

9. 中髎：在骶部，當在第三骶後孔中取穴。

10. 下髎：在骶部，當在第四骶後孔中取穴。

二、手法操作

1. 受術者取俯臥位，施術者立於或坐於其身側，以兩手拇指指尖點按其命門、陽關、腎俞、氣海俞、大腸俞、關元俞穴各半分鐘。也可以掌根揉按其命門、陽關、腎俞、氣海俞、大腸俞、關元俞穴各 1 分鐘。

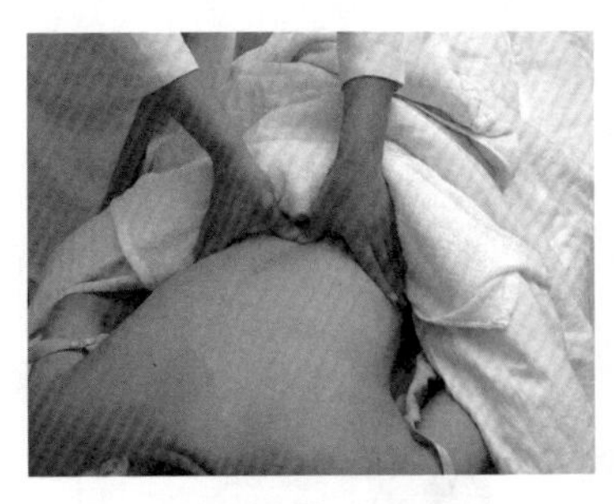

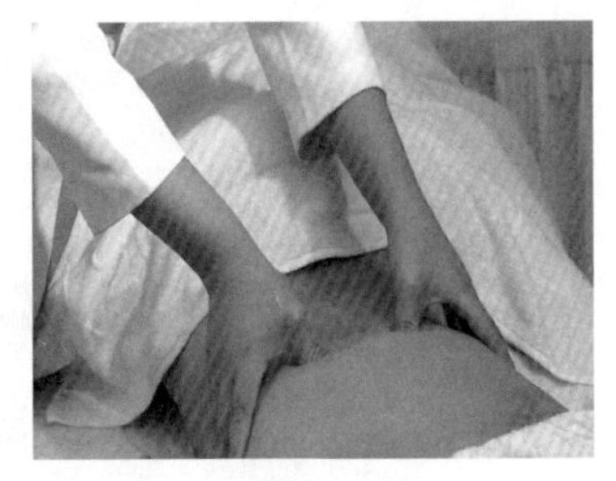

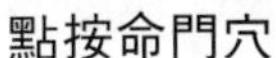
點按命門穴

揉按腎俞穴

2. 受術者取俯臥位，施術者立於或坐於其身側，以一手小魚際直擦其上髎、次髎、中髎、下髎穴，以受術者有透熱感為度。

第八節　上肢香肩潤臂點穴程序

點按上肢穴位可放鬆肩臂部肌肉，保持肌肉、韌帶彈性，使上肢部更加健美。

一、取　穴

1. 肩髃：在肩峰前下方，肩峰與肱骨大結節之間。臂平舉時，肩部出現兩個凹陷，前方的凹陷處。

2. 曲池：屈肘，肘橫紋外側端，與肱骨外上髁連線的中點處。

3. 手三里：在前臂背面橈側，陽谿穴與曲池穴連線上，肘橫紋下 2 寸處。

4. 外關：在腕背橫紋上 2 寸，橈骨與尺骨之間。

5. 內關：在腕橫紋上 2 寸，掌長肌腱與橈側腕屈肌腱

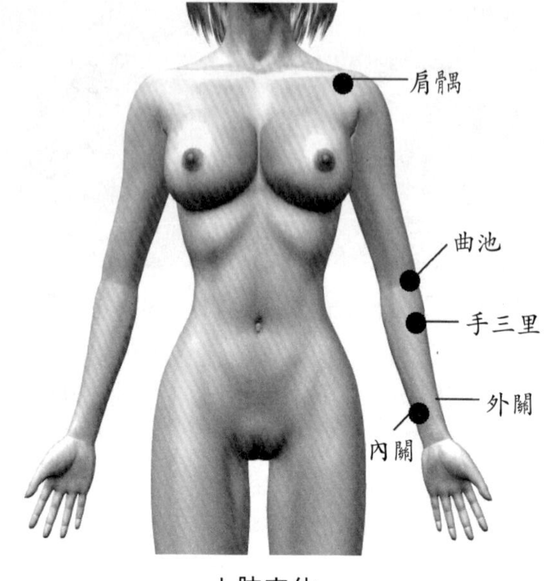

上肢穴位

之間。

二、手法操作

1. 受術者取坐位或仰臥位，施術者立於或坐於其身側，以一手扶其肩部，另一手拇指指尖點按其肩髃穴1分鐘。

2. 受術者取坐位或仰臥位，施術者立於或坐於其身側，以一手握住受術方的手腕，使其上肢稍屈，另一手拇指指尖點按其曲池、手三里穴各1分鐘。

3. 受術者取坐位或俯臥位，施術者立於或坐其身側，以一手托其腕部，另一手拇指與中指拿捏其外關、內關穴各1分鐘。

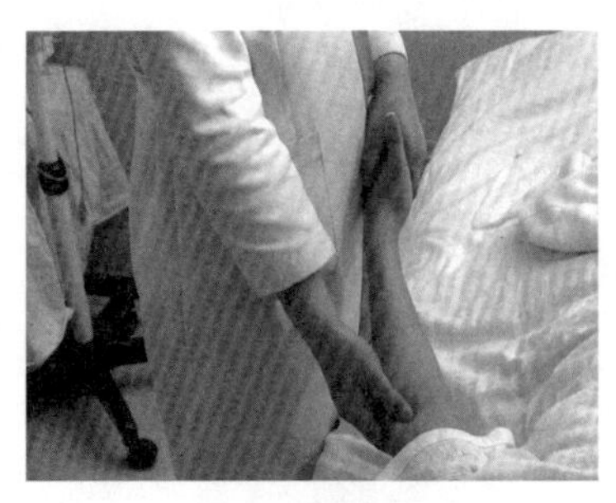
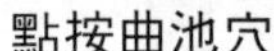

點按曲池穴

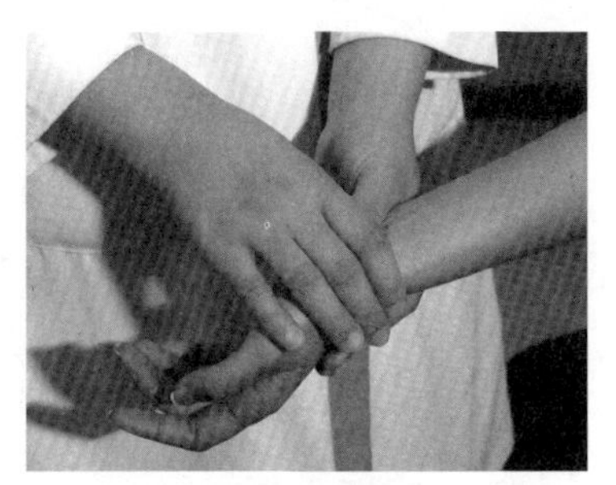

按內關穴

第九節　下肢美腿點穴程序

下肢部由於負重和行走，容易疲勞，而且重力作用使下肢血液不易回流，導致下肢浮腫。點按下肢穴位可以改善局部微循環，健美腿部，延緩腿部衰老。

一、取　穴

1. 環跳：在股外側部，側臥屈股，當股骨大轉子最凸點與骶管裂孔連線的外 1／3 與中 1／3 交點之處。

2. 風市：在大腿外側，股外側肌和股二頭肌之間，膕橫紋上 7 寸。

3. 伏兔：在髂前上棘與髕骨外上緣的連線上，髕骨上緣上 6 寸。

4. 足三里：在小腿外側，距脛骨前緣 1 橫指，犢鼻穴下 3 寸。

5. 絕骨：在小腿外側，當外踝尖上 3 寸，脛骨前緣。

6. 殷門：在大腿後側，承扶與委中連線上，承扶下 6

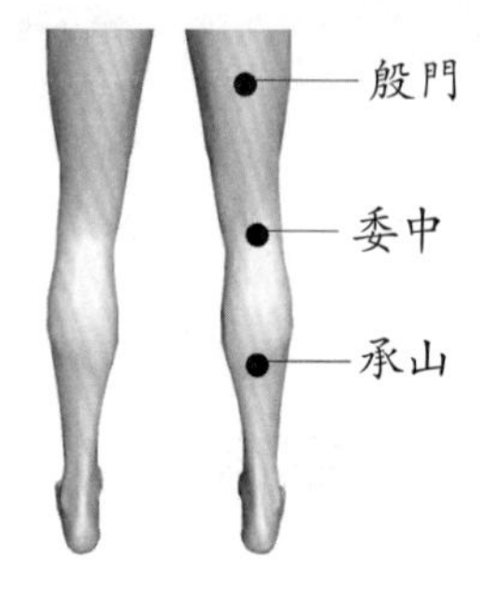

下肢穴位 1

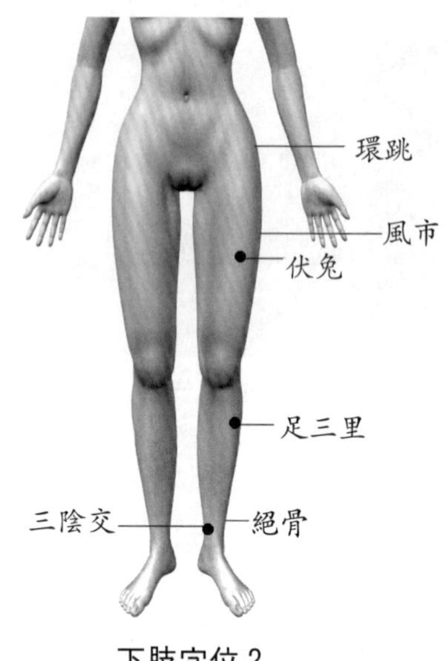

下肢穴位 2

寸。

7. 委中：在膕橫紋線中央，股二頭肌腱與半腱肌腱的中間。

8. 承山：在腓腸肌肌腹下，伸小腿時，當肌腹下出現交角處取穴。

9. 三陰交：在小腿內側，內踝尖上 3 寸，脛骨內側後緣。

二、手法操作

1. 受術者取仰臥位，施術者立於或坐於其身側，以一手拇指指腹點按其伏兔、足三里穴各 1 分鐘。也可以用肘尖按其伏兔穴 1 分鐘。

2. 受術者取俯臥位，施術者立於或坐於其身側，以一

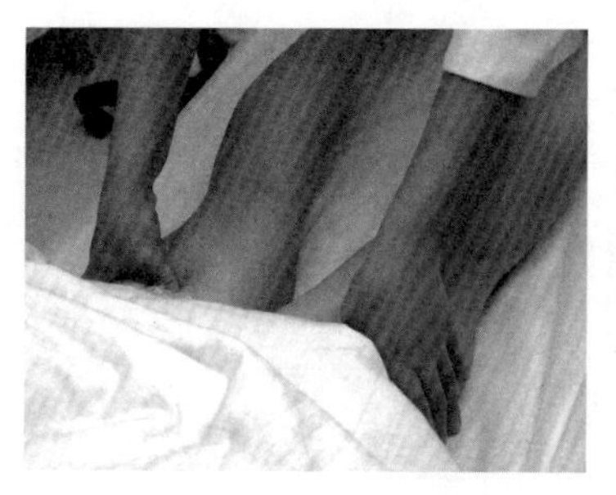

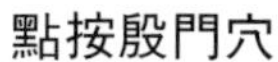

點按殷門穴

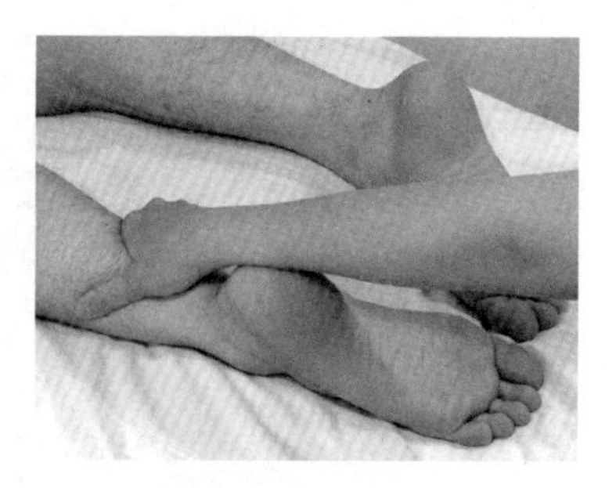

按揉承山穴

手拇指指腹點按其環跳、殷門穴各 1 分鐘。也可以肘尖按其環跳、殷門穴各 1 分鐘。

3. 受術者取側臥位，施術者立於或坐於其身側，以一手拇指指腹點按其風市、絕骨穴各 1 分鐘。

4. 受術者取俯臥位，施術者立於或坐於其身側，以雙手拇指指腹點按其委中、承山穴各 1 分鐘。

5. 受術者取俯臥位，施術者立於或坐於其身側，以一手拇指與食指、中指拿捏其三陰交穴 1 分鐘。

第十節　手部舒筋活絡點穴程序

手部穴位多為五輸穴，點按手部穴位可以調和氣血、調節臟腑、平衡陰陽，達到壯體強身，防病治病，益壽健美的目的。而且，點按手部穴位簡便易行。

一、取　穴

1. 列缺：在前臂掌面橈側，橈骨莖突上方，腕橫紋上 1.5 寸。

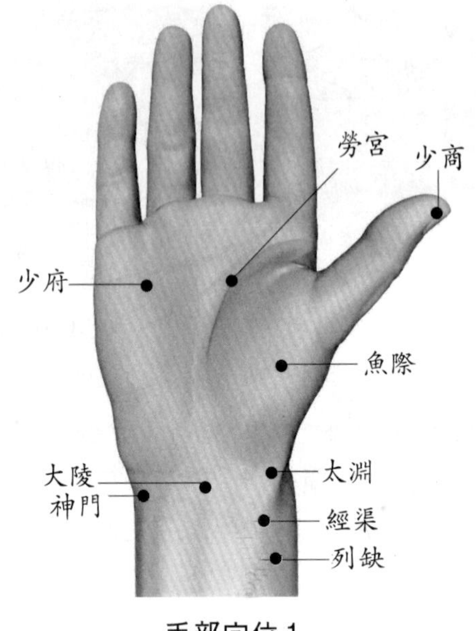

手部穴位 1

2. 經渠：在橈骨莖突與橈動脈之間凹陷處，腕橫紋上 1 寸。

3. 太淵：在腕掌側橫紋，橈動脈橈側凹陷處。

4. 魚際：第 1 掌指關節後，第 1 掌骨中點橈側，赤白肉際處。

5. 少商：拇指橈側，距指甲角約 0.1 寸。

6. 少府：在第 4、5 掌骨之間，握拳時小指尖所對。

7. 少衝：在小指橈側，距指甲角 0.1 寸。

8. 神門：在腕部，腕橫紋尺側端，尺側腕屈肌腱的橈側凹陷處。

9. 大陵：在腕橫紋正中，掌長肌腱與橈側腕屈肌腱之間。

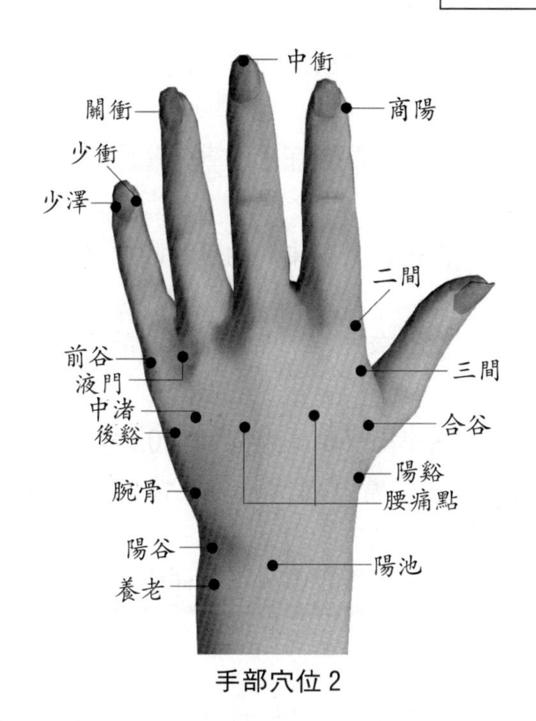

手部穴位 2

10. 勞宮：在第 2、3 掌骨之間，握拳屈指時中指尖處。

11. 中衝：在中指尖端的中央。

12. 商陽：食指橈側，距指甲角約 0.1 寸。

13. 二間：微握拳，第 2 掌指關節前，橈側凹陷處。

14. 三間：微握拳，第 2 掌指關節後，橈側凹陷處。

15. 合谷：手背，在第 1、2 掌骨間，第 2 掌骨橈側中點。或以一手的拇指指關節橫紋，放在另一手拇、食指間的指蹼緣上，當拇指尖所指處即是。

16. 陽谿：在腕背橫紋橈側，拇指向上翹起時，拇短伸肌腱與拇長伸肌腱之間的凹陷中。

17. 陽谷：在腕背橫紋尺側端，尺骨莖突與三角骨之間的凹陷處。

18. 腕骨：手掌尺側，在第 5 掌骨基底與鉤骨之間的凹陷中，赤白肉際處。

19. 後谿：微握拳，在第 5 指掌關節後尺側，後橫紋頭赤白肉際處。

20. 前谷：微握拳，在第 5 掌指關節前尺側，前橫紋頭赤白肉際處。

21. 少澤：在小指尺側，距指甲角 0.1 寸。

22. 養老：在前臂背面尺側，尺骨小頭近端橈側凹陷中。

23. 陽池：在腕背橫紋中，指總伸肌腱尺側緣凹陷中。

24. 中渚：握拳，在手背第 4、5 掌指關節後的掌骨間，液門後 1 寸。

25. 液門：在第 4、5 指的指縫間，指蹼緣後方，赤白肉際處。

26. 關衝：在無名指尺側，距指甲角 0.1 寸。

27. 腰痛點：在手背側，第 2、3 掌骨及第 4、5 掌骨之間，當腕橫紋與掌指關節中點處，一側 2 穴，左右共 4 穴。

二、手法操作

1. 受術者取坐位或仰臥位。施術者立於或坐於其身側，以一手扶其手部，另一手拇指指尖點按或掐列缺、經渠、太淵、魚際、少商穴各 1 分鐘。

2. 受術者取坐位或仰臥位。施術者立於或坐於其身

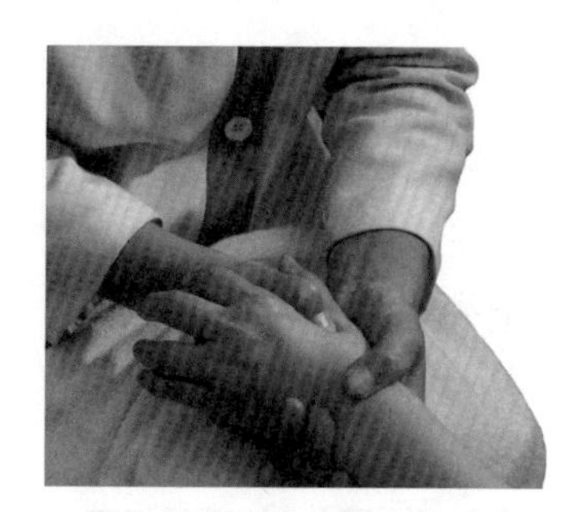

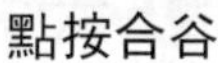
點按合谷

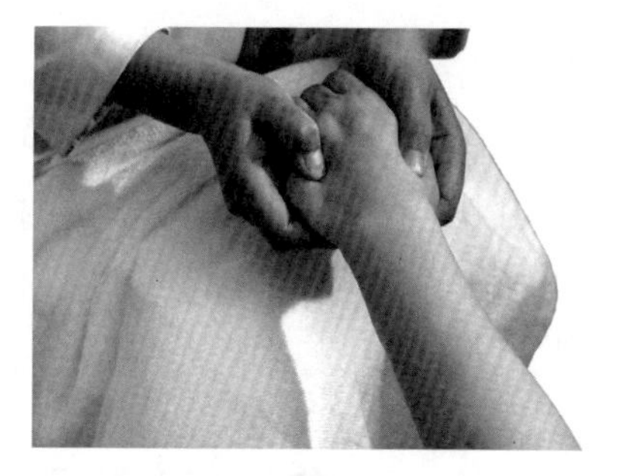

掐按後谿穴

側，以一手扶其手部，另一手拇指指尖掐少府、少衝穴1分鐘。

3. 受術者取坐位或仰臥位。施術者立於或坐於其身側，以一手扶其手部，另一手拇指指尖點按或掐神門、大陵、勞宮穴各1分鐘。

4. 受術者取坐位或仰臥位。施術者立於或坐於其身側，以一手扶其手部，另一手拇指指尖掐中衝、商陽穴各1分鐘。

5. 受術者取坐位或仰臥位。施術者立於或坐於其身側，以一手扶其手部，另一手拇指指尖點按或掐二間、三間、合谷、陽谿穴各1分鐘。

6. 受術者取坐位或仰臥位。施術者立於或坐於其身側，以一手扶其手部，另一手拇指指尖點按或掐腕骨、後谿、前谷穴各1分鐘。

7. 受術者取坐位或仰臥位。施術者立於或坐於其身側，以一手扶其手部，另一手拇指指尖掐少商穴1分鐘。

8. 受術者取坐位或仰臥位。施術者立於或坐於其身側，以一手扶其手部，另一手拇指指尖點按或掐養老、陽池、中渚、液門穴各1分鐘。

9. 受術者取坐位或仰臥位。施術者立於或坐於其身側，以一手扶其手部，另一手拇指指尖掐關衝穴1分鐘。

10. 受術者取坐位或仰臥位。施術者立於或坐於其身側，以一手扶其手部，另一手拇指指尖掐腰痛點1分鐘。

第十一節　足部防病健身點穴程序

足部穴位多為五腧穴，點按足部穴位可以調節肝、脾、腎等的臟腑功能、平衡陰陽、理氣活血，達到健美強身的目的。

一、取　穴

1. 解谿：在足背踝關節橫紋線中央，拇長伸肌腱與趾長伸肌腱之間。

2. 衝陽：在足背最高處，拇長伸肌腱與趾長伸肌腱之間，足背動脈搏動處。

3. 陷谷：在足背，第2、3跖骨結合部前方凹陷中。

4. 內庭：在足背，第2、3趾縫間的紋頭處。

5. 厲兌：在足第2趾外側，距趾甲角約0.1寸。

6. 崑崙：在足部外踝後方，當外踝尖與跟腱之間的凹陷處。

7. 僕參：在足部外側部，外踝後下方，跟骨外側赤白肉際處。

8. 申脈：在足部外側部，外踝正下方凹陷中。

9. 京骨：在第5跖骨粗隆下，赤白肉際處。

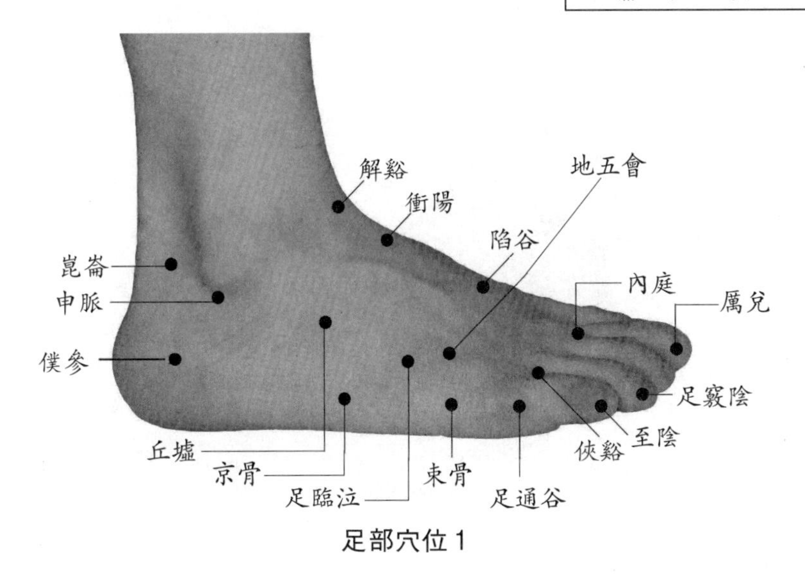

足部穴位 1

10. 束骨：在第 5 跖骨小頭後緣，赤白肉際處。

11. 足通谷：在第 5 跖趾關節前緣，赤白肉際處。

12. 至陰：足小趾外側，距趾甲角 0.1 寸。

13. 丘墟：在外踝前下方，趾長伸肌腱外側凹陷中。

14. 足臨泣：第 4、5 趾骨結合部前方凹陷中，在小趾伸肌腱外側。

15. 地五會：第 4、5 趾縫間，在小趾伸肌腱內側。

16. 俠谿：在足背，第 4、5 趾間，趾蹼緣的上方紋頭處。

17. 足竅陰：在第 4 趾外側、距趾甲角 0.1 寸。

18. 隱白：在足大趾內側，距趾甲角約 0.1 寸。

19. 大都：在足大趾內側，足大趾本節前下方赤白肉際凹陷處。

20. 太白：在足內側緣，第 1 跖趾關節後緣，赤白肉際

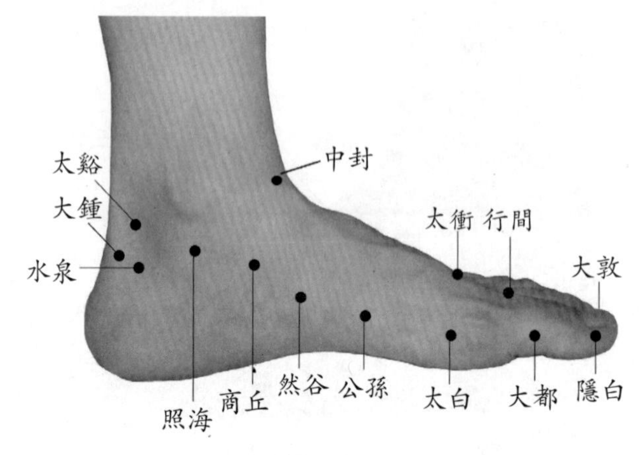

足部穴位 2

處。

21. 公孫：在第 1 跖骨基底前下方，赤白肉際處。

22. 商丘：在足內踝前下方凹陷中，舟骨結節與內踝尖連線的中點處。

23. 湧泉：蹺足時，在足心前 1／3 的凹陷中。

24. 然谷：在足內側舟骨粗隆下緣，赤白肉際處。

25. 太谿：在足內踝尖與跟腱之間凹陷處。

26. 大鍾：在內踝後下方，跟腱附著部的內側前下方凹陷處。

27. 水泉：在太谿穴直下 1 寸，跟骨結節內側凹陷處。

28. 照海：在內踝下緣凹陷處。

29. 大敦：在足大趾外側，距趾甲角 0.1 寸。

30. 行間：在足背，第 1、2 趾間，趾蹼緣的後方赤白肉際處。

31. 太衝：在足背，第 1、2 跖骨結合部之前凹陷中。

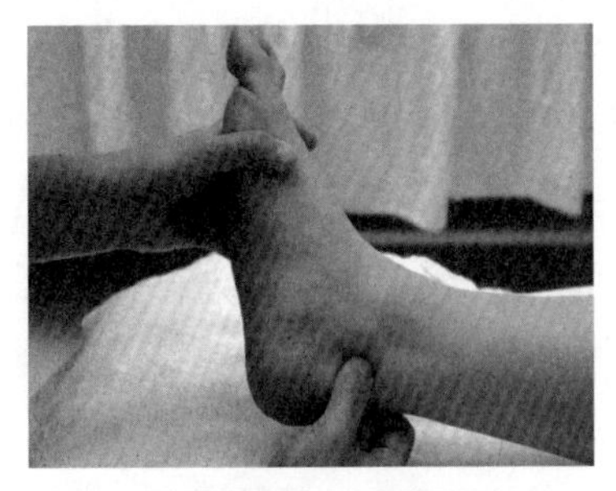

對掐崑崙、太谿穴

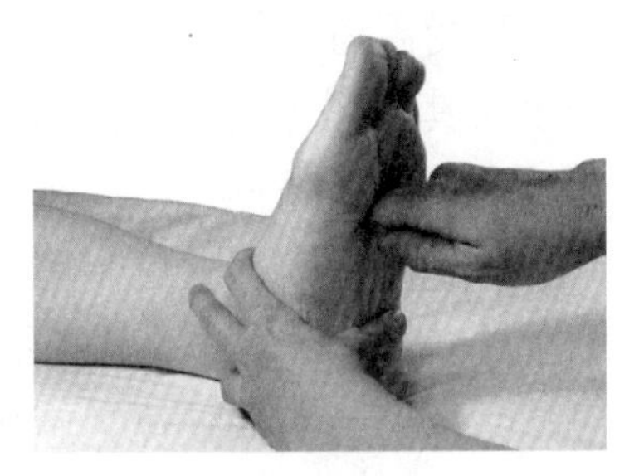

點按湧泉穴

32. 中封：在足內踝前，脛骨前肌腱的內側凹陷處。

二、手法操作

1. 受術者取仰臥位，施術者立於或坐於其足底側，以一手扶其足部，另一手拇指指尖點按解谿、衝陽、陷谷、內庭穴各 1 分鐘。

2. 受術者取仰臥位，施術者立於或坐於其足底側，以一手扶其足部，另一手拇指掐厲兌穴 1 分鐘。

3. 受術者取仰臥位，施術者立於或坐於其足底側，以一手扶其足部，另一手拇指指尖點按崑崙、僕參、申脈、京骨、束骨、足通谷各 1 分鐘。

4. 受術者取仰臥位，施術者立於或坐於其足底側，以一手扶其足部，另一手拇指掐至陰穴 1 分鐘。

5. 受術者取仰臥位，施術者立於或坐於其足底側，以一手扶其足部，另一手拇指指尖點按丘墟、足臨泣、地五會、俠谿穴各 1 分鐘。

6. 受術者取仰臥位，施術者立於或坐於其足底側，以一手扶其足部，另一手拇指掐足竅陰穴 1 分鐘。

7. 受術者取仰臥位，施術者立於或坐於其足底側，以一手扶其足部，另一手拇指指尖點按大都、太白、公孫、商丘穴各 1 分鐘。

8. 受術者取仰臥位，施術者立於或坐於其足底側，以一手扶其足部，另一手拇指掐隱白穴 1 分鐘。

9. 受術者取仰臥位，施術者立於或坐於其足底側，以一手扶其足部，另一手食指第二指節關節點按湧泉穴 1 分鐘。

10. 受術者取仰臥位，施術者立於或坐於其足底側，以一手扶其足部，另一手拇指點按其然谷、太谿、大鍾、水泉、照海穴各 1 分鐘。

11. 受術者取仰臥位，施術者立於或坐於其足底側，以一手扶其足部，另一手拇指掐大敦穴 1 分鐘。

12. 受術者取仰臥位，施術者立於或坐於其足底側，以一手扶其足部，另一手拇指指尖點按行間、太衝、中封穴各 1 分鐘。

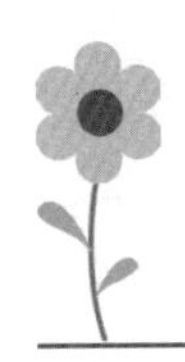

第二章
保健點穴美容美體套路

第一節　駐顏抗衰

人體的皮膚與臟腑經絡氣血的關係密切，如果人體氣血不足，經絡氣血運行不暢，臟腑功能減退，陰陽失去平衡，皮膚就會出現衰老。當人體皮膚出現衰老時，可表現為肌膚枯癟無澤、榮華頹落、彈性減弱、乾燥粗糙、萎縮、皺紋增加等，會嚴重影響人的容顏相貌。而點穴能由協調陰陽，調節臟腑經絡氣血，提高機體免疫力，促進皮膚新陳代謝，達到延衰防皺的目的。點穴駐顏是指對穴位的刺激推遲皮膚衰老，使顏面肌膚保持紅潤、細膩、光滑，富有彈性，體現自然的健美。

【點穴方法】

【取穴】：百會、足三里、三陰交、腎俞、命門。

【方義】：足三里健補脾胃，提高機體免疫力；腎俞、命門培本固腎；三陰交健脾益胃；百會升陽舉陷，醒腦安神。諸穴相合可以調整人體陰陽氣血，保持機體正常功能活動。

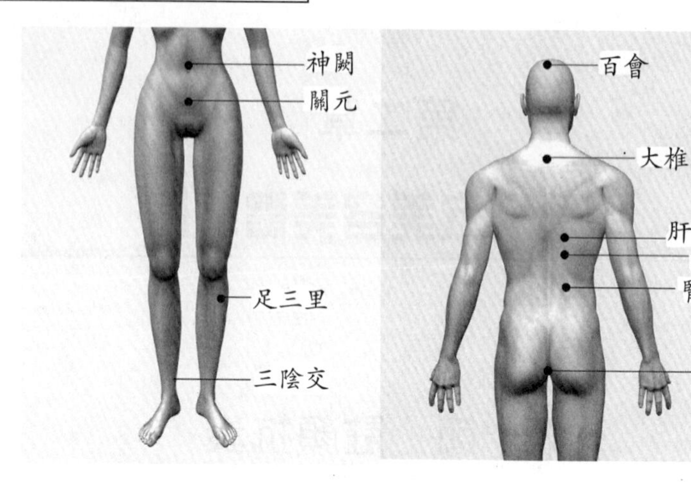

駐顏抗衰穴位 1　　駐顏抗衰穴位 2

【操作】：第一步：以食指點揉百會穴，旋轉式點揉，分別沿順時針、逆時針方向各揉 100 次。點揉時力度由輕到重，速度由慢到快。第二步：以拇指點按足三里、三陰交穴各 1 分鐘；第三步：以拇指分別按揉雙側肝俞、腎俞和命門穴各 100 次。

脾虛配脾俞，心肺氣虛配心俞、肺俞（配穴具體操作見分部點穴套路）。

【簡易操作法一】：第一步摩腹：以施術者的手掌在受術者的腹部按順時針和逆時針的方向各旋轉摩擦 5 分鐘。第二步點穴：以脾俞、肝俞、腎俞穴為重點，用平穩著實的按揉法，每次 1 分鐘左右。第三步捏脊：自長強穴至大椎穴行 5~7 遍，在脾俞、肝俞、腎俞穴上按揉 50 次。

【簡易操作法二】：耳穴按摩（《耳穴診斷治療學》）第一步：全耳按摩。雙手掌心摩熱後，摩耳背面約 5~6 次，然後勞宮穴對準耳廓腹部，正反轉各揉 18~27 次。第

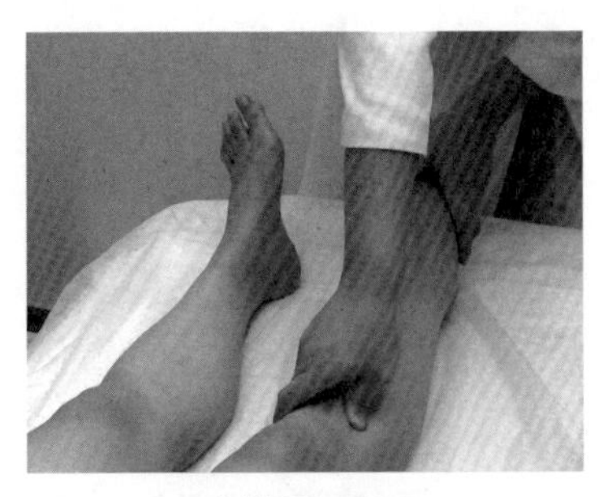

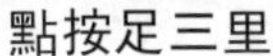

點按足三里

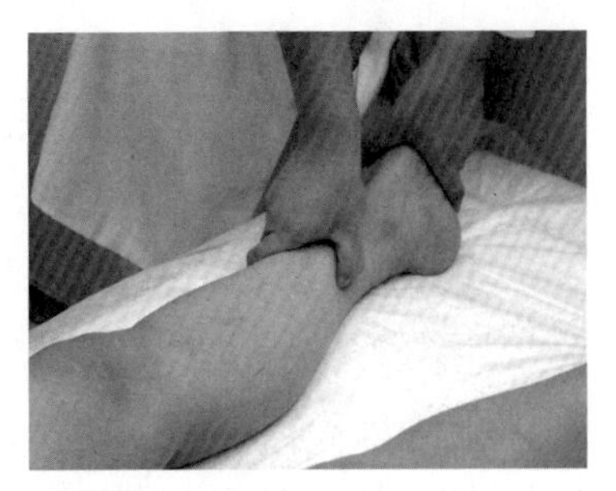

點按三陰交

二步：摩耳輪數十次。第三步：揉捏、拽拉耳垂十餘下。第四步：雙手食、拇指相對按摩耳屏和對耳屏各10～20次。第五步：用雙手食指尖按揉三角窩、耳甲艇和耳甲腔各數次。

【其他療法】

(一)體針法

【治則】：調理氣血，補益臟腑。取任督二脈和脾胃經穴為主。

【處方】：足三里、關元、百會、神闕、三陰交。

【操作】：神闕穴用灸法，其餘穴位補虛瀉實，每日1次，每次留針30分鐘。

(二)耳針法

【取穴】：皮質下、內分泌、腎、心、腦、面。

【方法】：毫針刺，常規消毒，刺入得氣，留針20～30分鐘，每日1次，兩耳交替應用。也可用王不留行貼壓穴位或埋針。

(三)灸　法

1. 隔薑灸

【取穴】：足三里。

【方法】：雙側均取，在穴區分別置放一塊直徑 2 公分，厚約 2～3 毫米之圓形生薑片。艾炷為黃豆大小，置於薑片上點燃。灸時以不灼傷皮膚為度，當感到灼熱時，用手輕拍穴區周圍皮膚或將薑片提起少許。每穴灸 5～7 壯。每日灸 1 次，灸 10 次後，停灸 1 日，連灸 3 個月為 1 療程。

2. 溫和灸

【取穴】：神闕、足三里。

【方法】：每次均取神闕、雙側足三里，用清艾條溫和灸，每穴每次 10 分鐘，以局部紅潤為度。隔日施灸 1 次，2 個月為 1 療程。

3. 葆春灸法

【取穴】：氣海、足三里。

【方法】：用清艾條溫和灸，每穴每次 10 分鐘，以局部紅潤為度。經常使用可以補氣悅顏。氣海、足三里均為全身強壯要穴，對脾、腎尤有補益之功，常灸之可以葆春駐顏，故名「葆春灸法」。

4. 賓材灸

【取穴】：關元、左命關（中脘穴至左乳頭連線為底邊，向外側作一等邊三角形，其頂角是穴）。

【方法】：直接艾炷灸，左命關 50 壯，關元 300 壯。經常使用，至面色改變後，再將施灸間隔延長。

5. 隔藥灸

【取穴】：神闕。

【方法】：藥物為彭祖固陽固蒂長生延壽丹：丁香 9 克，青鹽 12 克，夜明砂 15 克，乳香、木香各 6 克，小茴香 12 克，沒藥、蛇骨、龍骨、朱砂各 15 克，雄黃 3 克，白附子 15 克，人參、附子、胡椒各 21 克，五靈脂 15 克。諸藥研末。2／3 藥末用白麵作條，圈於臍上，又將其餘藥 1／3 入面圈內，按藥令緊，中插數孔，外用槐皮 1 片，蓋於藥上，艾火灸之。一年四季，各灸 1 次。

(四)穴位照射法

【取穴】：關元、百會、足三里。

【方法】：本法主要採用特製的經穴灸療儀進行照射。方法是：上述 3 穴，每次取 2 穴，穴位輪換。先在穴區及其周圍塗上艾油，每穴約 0.5 毫升，接著將經穴灸療儀對準穴位，光斑直徑 2 毫米，每次每穴照射 15 分鐘。每日 1 次，連續 15 次為 1 療程，隔 7 日後，再行第 2 療程。

(五)中　藥

1. 黃芪丸

黃芪60 克，熟地 60 克，覆盆子、牛膝、石斛、澤瀉、附子、鹿茸、山茱萸、五味子、桂心、人參、沉香、肉蓯蓉各 30 克。煉蜜為丸如梧桐子大，每次服 30 丸，早、晚各 1 次。本方陰陽氣血、五臟均補，具抗衰駐顏功效。

2. 黃精丸

黃精汁 6000 毫升，地黃汁 6000 毫升，天門冬汁 6000 毫升，以小火煎減半，入白蜜 2500 克、白茯苓末 1000 克，丸如梧桐子大，每次服 1 丸，以溫酒化服，每日 2 次。本方補心肺脾腎，令人顏如桃花。

(六)回春養顏操

第一步，預備。兩腳分開與肩同寬，雙手自然下垂，頭正背直，膝微屈，五趾抓地，舌抵上腭，兩目視而不見，調勻呼吸，意守丹田 3～5 分鐘。

第二步，提肛運氣。逆腹式呼吸法，吸氣時舌抵上腭，縮頸、聳肩、收胸、收腹提肛，同時慢提腳跟，足尖著地，運氣沿督脈上行至頂。呼氣時鬆肛，全身放鬆，足跟落地，運氣沿督脈下至丹田，共 8 次。運氣上行時，意念不可太重，若無氣感，意至即可，不可再隨意增加次數。高血壓患者，意守丹田或湧泉，不運氣上行。

第三步，八字運肩。全身放鬆，自然呼吸，以腰為軸，肩部呈八字運轉，男先左轉，女先右轉，左右各 81 次，或 8 的倍數。量自身實際情況而增加。

第四步，圓襠振樁。兩腳之間比上肩略寬，兩腿微用力內收，兩膝微微內叩，呈圓襠勢，呼吸自然，微閉雙目，咬肌放鬆，少腹為忍大便狀，以膝之微屈微伸，引動軀體上下振動，牙齒微微叩擊，略略作響，陰部任其振盪開合，每次 5～30 分鐘，或據自身身體情況增加時間。此功每日早晚各練 1 次。

【調護】

保持情緒樂觀，心情平和。注意飲食營養均衡，40 歲以上適當進補。堅持適當的體育運動，勞逸結合。

生活有規律，保證睡眠，不暴飲暴食，不抽煙酗酒。注意日常面部護理，外出防曬，選擇適當的護膚品。

第二節 防皺去皺

皺紋是皮膚老化的結果，是皮膚老化最初的徵兆。25歲以後，皮膚的老化過程即開始，皺紋漸漸出現，不可抗拒。但可由保健美容，推遲它的發生，並減輕到不被人注意的程度。對一些非自然因素導致的，過早出現的皺紋，透過保健，也有可能在出現不久時予以消除，還人以本來的青春容貌。

【點穴方法】

【取穴】：印堂、陽白、太陽、絲竹空、迎香、四白、

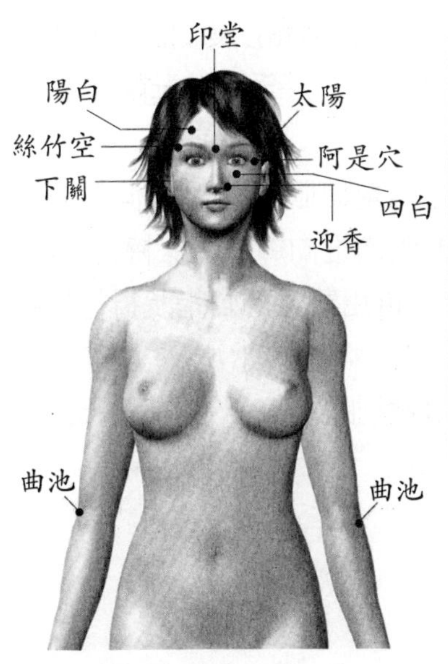

防皺去皺穴位 1

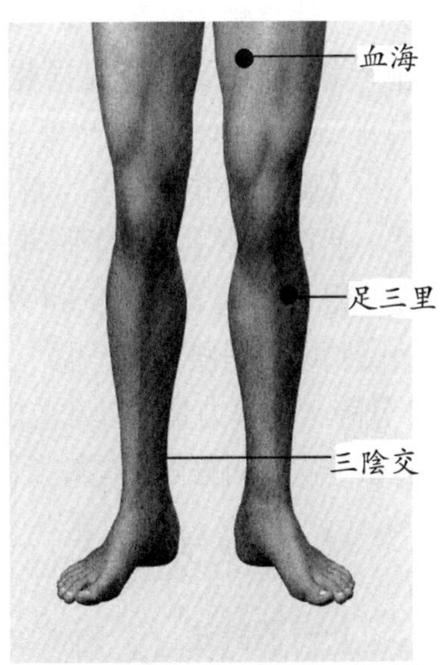

防皺去皺穴位 2

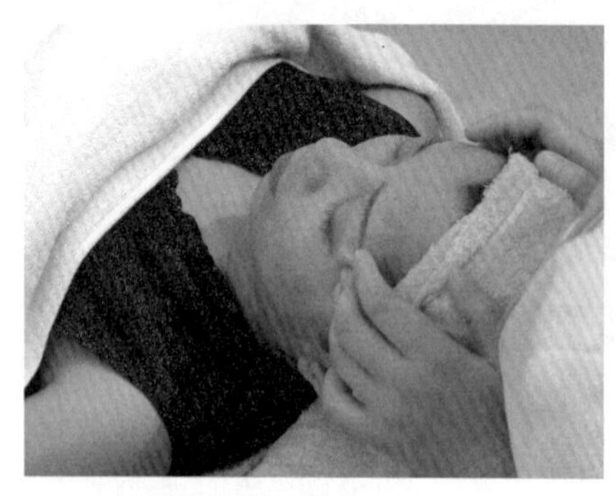

點按阿是穴

下關、阿是穴、曲池、血海、足三里、三陰交。

【方義】：局部穴位改善血液循環，增強肌肉彈力，消除皺紋；足三里、曲池、血海、三陰交補益脾胃，益氣血生化之源，使氣血上榮於面，肌膚得養，皺紋可消。

【操作】：第一步：以食指或中指分別點揉印堂、陽白、太陽、絲竹空、迎香、四白、下關穴，旋轉式點揉，分別沿順時針、逆時針方向各揉 100 次。點揉時力度由輕到重，速度由慢到快。第二步：以食指指腹點揉阿是穴各 100 次，手法宜輕柔。第三步：以拇指分別點按雙側曲池穴 1 分鐘。第四步：以拇指點揉雙側血海、足三里、三陰交各 50 次。

【簡易操作方法】：首先儘量使眼睛眯起，但不要眯緊，然後用雙手將上下眼部的肌肉推向鼻部，保持約 10 秒鐘，慢慢鬆開，往返 3～4 次。再用雙手的食指及拇指旋轉按壓睛明、魚腰、瞳子髎、太陽、陽白、承泣穴，每穴 2～3 分鐘，中等力量，以穴位出現酸脹為度，於睡前及起床前各做一次，可祛除魚尾紋及眼袋。

【其他方法】

(一)體針法

【法則】：益氣和血，除皺防皺。取局部及陽明經穴為主。

【取穴】：印堂、陽白、太陽、絲竹空、迎香、四白、下關、阿是穴、足三里、曲池、血海、三陰交。

【方法】：根據皺紋出現部位每次取3～5個穴位，雙側同時針刺。局部穴位用平補平瀉針法，順皺紋方向進針，全身穴位用補法。每日1次，每次留針30分鐘。

(二)耳針法

【取穴】：心、肺、面。

【方法】：常規消毒，在一側耳廓穴位上埋入撳針，用膠布固定。每天按壓3～4次，每次1分鐘，以加強刺激。秋冬季留針5天，春夏季留針3天。然後換另一側耳廓，15天為1療程。也可採用耳穴壓丸法。

(三)電針法

【取穴】：印堂、陽白、太陽、絲竹空、迎香、四白、頭維、阿是穴。

【方法】：每次選2～4個同側穴位，用低頻電針儀，將兩個接觸電極板置於兩個穴位上或接於穴位的針柄上。弱刺激，使刺激部位出現輕微的抽動。每次刺激時間8～15分鐘，兩側穴位輪換。10次為1療程。

(四)中　藥

【抗老防皺方】：黃芪、枸杞子、地黃、麥冬各120克，人參、丹參、補骨脂、阿膠各100克，大棗30枚，白朮、菟絲子、胡桃仁、茯苓、當歸、何首烏各60克。共研為末，煉蜜為丸如梧桐子大，每服20丸，早、晚各1次。

(五)浴面美容操

【第一步，預備姿勢】：靜坐、靜立、靜臥均可。以盤坐和靜立效果最好。

【第二步，放鬆形體】：全身心都如置於一飄浮的白雲中，5～15分鐘。

【第三步，意念漸集中到面部】：想像一股風掃過面部，當感到面部確有一些涼絲絲的感覺後，再想像面部的汗毛孔全部張開，於是慢慢吸氣，沉至丹田，想像吸進的氣是天地之精華，然後呼氣，想像面部毛孔的污垢都隨呼氣而出。一呼一吸約15次。此時面部有發緊或發麻的感覺或汗濕的感覺。靜靜地體會面部的感受，保持此種狀態，半分鐘至1分鐘。

【第四步，搓面】：將雙手搓熱，蓋在雙頰及眼球上，反覆9次。然後緊閉嘴唇，舌頭舔上下牙床，待律津液滿口後，吐在手上，塗於面部，然後進行按摩。次序是：以臉部正中線為界，在上額、眼眶、臉頰左右抹擦，亦可按一般美容按摩順序在面、頸部按摩。按摩時加「去掉皺紋」的意念。

【第五步，收功】：雙手從兩側抬起，伸到最高處，然後自然地從胸前垂落，置於小腹上。男左手在裏，女右手在裏。手垂落時，想像為淋浴般，水從頭頂穿過身體落到地面。每週1～2次。

【調護】

1. 矯正自己不良的生活習慣，注意生活有規律，保證睡眠，合理搭配飲食營養，不偏食、不吸煙。

2. 注意防曬及日常面部保養。

3. 要注意飲食平衡，營養豐富。每天喝6～8杯水，保持皮膚水分。要經常運動，多呼吸新鮮空氣，運動可加快血液循環，升高皮溫，使皮膚獲取更多的養料及排出更多的廢物。

4. 全身性慢性消耗性疾病者，要及時到醫院治病。

第三節　生髮固髮

生髮固髮是指增加或穩固毛髮，使毛髮生長茂密，不易脫落。正常情況下，一個人每天都有頭髮脫落，同時又有新的頭髮在生長，脫落和生長的頭髮數量大致相等。如果新生的頭髮數量少於脫落的頭髮就使頭髮新陳代謝失去平衡，出現頭髮漸漸稀少甚至禿頭。

【點穴方法】

【取穴】：百會、四神聰、風池、腎俞、脾俞、生髮穴。

【方義】：百會、四神聰活血通絡，使毛髮根部得養；風池祛風通絡；腎俞、脾俞健脾補血，滋陰潤燥；生髮穴位於風池與風府連線的中點，是生髮的經驗用穴。諸穴相配共達生髮固髮之功。

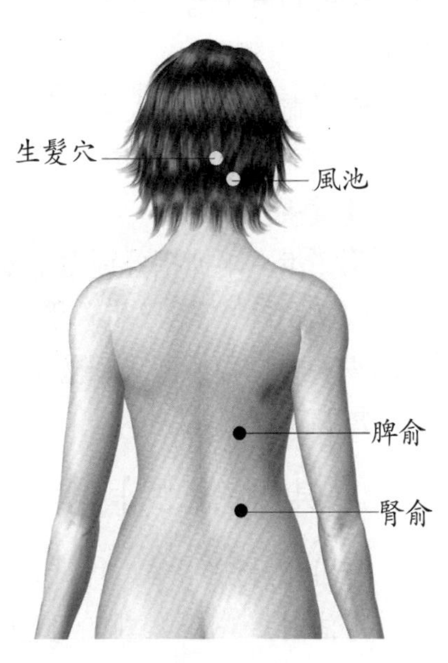

生髮固髮穴位

【操作】：第一步：

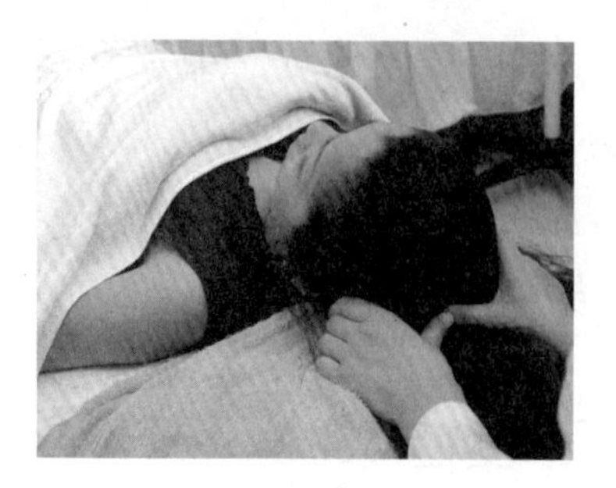

點揉百會穴

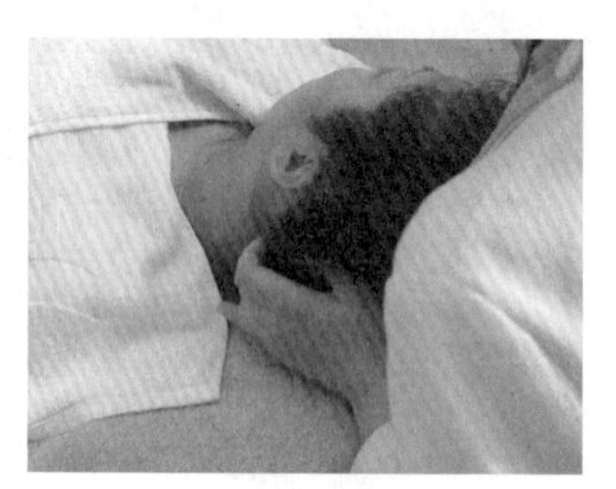

拿揉生髮穴

以拇指點揉百會、四神聰穴，旋轉式點揉，分別沿順時針、逆時針方向各揉 100 次，點揉時力度由輕到重，速度由慢到快。然後五指微屈，用指尖輕叩頭部 100 次。第二步：以一手扶前額，另一手拇指與食指拿揉風池、生髮穴各 100 次，手法由輕到重。第三步：以拇指分別點按雙側腎俞、脾俞穴 100 次。

肺氣虛配尺澤、太淵；肝瘀血虛配膈俞、肝俞；血熱配曲池、血海（配穴具體操作見分部點穴套路）。

【簡易操作法】：第一步：五指合攏扣打百會穴 54 次；第二步：兩拇指分別點兩側的翳風、翳明、風池等穴 3 次，每次 10 秒；第三步：用拇指壓揉三陰交穴按 1 分鐘。第四步：用掌心勞宮穴按壓在脫髮處或頭髮稀疏處，振顫 5 次，每次持續 10 秒。

【其他療法】

(一)體針法

【法則】：滋腎健脾，養血生髮。取背俞、經外奇穴為主。

【取穴】：百會、四神聰、風池、腎俞、脾俞、生髮穴。

【操作】：風池用瀉法，其餘諸穴用補法。中等刺激，每日 1 次，每次 30 分鐘，10 次為 1 療程。

(二)耳針法

【取穴】：肺、脾、腎、內分泌、神門。

【方法】：毫針刺，中等刺激，每次選 1 側。每日 1 次，留針 20 分鐘，10 次為 1 療程。或用耳針埋藏或耳穴壓丸法，1 週 1 次，每次選 1 側。

(三)皮膚針法

【取穴】：頸椎 3～7、胸椎 3～12 兩側夾脊、百會、肺俞、脾俞、肝俞、腎俞。

【方法】：叩刺採取中等度刺激手法，叩至皮膚微出血，每次 20 分鐘，隔日 1 次，10 次為 1 療程。

(四)灸　法

【取穴】：阿是穴。

【方法】：用點燃的艾條進行局部溫和灸或雀啄灸，以局部潮紅為度。每日 1 次。可長期堅持治療。

(五)中　藥

【七寶美髯丹（《醫方集解》）】：何首烏 300 克，白茯苓 150 克，懷牛膝 150 克，當歸 150 克，枸杞子 150 克，菟絲子 150 克，補骨脂（黑芝麻拌炒）120 克。共碾細末，煉蜜為丸，每丸重 9 克。早晚各服 1 丸，淡鹽開水送服。

(六)振顫按摩法（《實用振顫按摩》）

第一步，用 1 支 2 毫升的維生素 B 液灑在頭上，用右手五指從前額神庭穴向後梳到後髮際啞門穴，共梳 36 次，然後用左手和右手的五指分別梳頭部兩側，各梳 36 次。

第二步，五指合攏扣打百會穴 54 次。

第三步，兩拇指分別點振兩側的翳風、翳明、風池等穴 3 次，每次 10 秒。

第四步，用拇指壓揉三陰交穴 15 秒。壓撥 5 次，壓振 3 次，每次 10 秒。用掌心勞宮穴按壓在脫髮處或頭髮稀疏處，振顫 5 次，每次持續 10 秒。

(七)助發春陽梳頭功(《家庭保健美容》1995・2)

第一步，正身站立，兩腳自然分開，與肩同寬；兩膝稍屈，百會頂天，頭正項直，沉肩垂手，兩眼睜開，平視前方，全身放鬆，平定情緒，排除雜念，意守丹田。或用坐位。自然呼吸，鼻吸口呼。

第二步，入靜放鬆後，兩手緩緩上提，兩掌心輕按前額，稍用力向下，經鼻口輕擦至下頜，再轉向頭後頸部，往上輕輕擦過頭頂，回到前額，共 36 次。

第三步，兩手十指自然屈成弓形，自前額髮際始，經頭頂向後梳至頸後為止，然後以頭部前後正中心線為中心，兩手逐漸向兩邊移動，同時輕擦頭皮，至兩耳上結束。共梳 36 次。

第四步，十指仍屈弓，左右手各過頭頂，分別自對側耳上部開始輕梳頭皮，然後以兩耳經頭頂的連線為中心，左手向前，右手向後，逐漸分開，同時輕梳頭皮，至前後髮際盡為止。共梳 36 次。

第五步，兩掌心貼頭面，自前額開始，擦至下頜後，再從後髮際處經頭頂至前額止。共擦 36 次。

第六步，慢慢收功後，用梳齒整齊圓滑的木梳輕梳頭髮，按所需髮型稍稍作梳理。

要求全身放鬆，意念專注，呼吸均勻，兩手動作柔和緩慢，不能急於求成，心煩意亂。輕重要適宜，開始時由輕到重，收功時由重到輕。輕則如鵝羽拂面，重則以不痛為度。

【調護】

1. 保持心情舒暢，注意飲食調養，多吃富含維生素的食物，少吃脂肪和糖，不吃辛辣食品，不酗酒。

2. 保持頭髮清潔。少吹風、燙、染髮。不用過熱的水洗頭，避免使用鹼性肥皂。

3. 適當鍛鍊，勞逸結合，不操勞過度，不熬夜，不縱欲過度。經常進行頭部保健按摩。

第四節　烏髮潤髮

烏髮潤髮是指改善鬚髮黃灰白、乾枯無澤的狀況，使之黑亮。人到四五十歲後，頭髮會漸漸斑白，此為正常生理現象，無須治療，但有些人才到中年，甚至青少年時期就出現白髮，有的出現毛髮萎黃、枯黃、灰白則為不正常。

【點穴方法】

【取穴】：百會、四神聰、腎俞、脾俞、膈俞、足三里、三陰交、太谿。

【方義】：百會、四神聰活血通絡；腎為先天之本，取

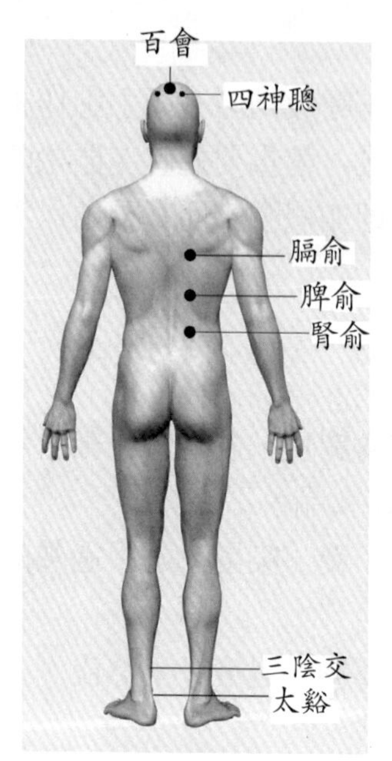

烏髮潤髮穴位

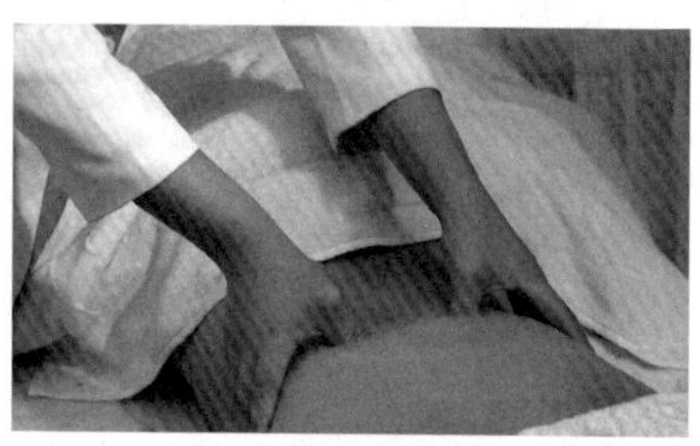
點按雙側腎俞穴

腎俞配太谿補精填髓；脾為後天之本，脾俞、足三里表裏相配益氣血生化之源；膈俞、三陰交滋陰養血；諸穴相配共達烏髮潤髮之功。

【操作】：第一步：以食指點揉百會、四神聰穴，旋轉式點揉，分別沿順時針、逆時針方向各揉 100 次，點揉時力度由輕到重，速度由慢到快。然後五指微屈，用指尖輕叩頭部 100 次。第二步：以拇指分別點按雙側腎俞、脾俞、膈俞穴 100 次，手法由輕到重。第三步：以拇指分別點按足三里、三陰交、太谿各 100 次。

頭暈加風池、四神聰；失眠加神門（配穴具體操作見分部點穴套路）。

【其他方法】

(一)體針法

【治則】：補益脾腎，養血榮髮。取背俞、脾、胃、腎經穴為主。

【處方】：腎俞、脾俞、膈俞、足三里、三陰交、太谿。

【方法】：針用補法，脾俞、膈俞、腎俞、足三里可在針上加灸。每日 1 次，每次留針 30 分鐘，10 次為 1 療程。

(二)灸　法

【取穴】：百會、四神聰、足三里。

【方法】：用艾條點燃置於穴上，用溫和灸或雀啄灸法，頭部穴位施灸時要分開頭髮，每穴灸 15 分鐘，局部潮紅為度，每日 1 次，10 次為 1 療程。

(三)耳針法

【取穴】：腎、脾、交感、內分泌、神門。

【方法】：針刺用中等刺激，每次選 1 側，留針 20 分鐘，每日 1 次，10 次為 1 療程。也可用耳針埋藏或耳穴壓丸法，1 週 2 次，每次選 1 側。

(四)皮膚針法

【取穴】：胸椎 3～8 兩側夾脊、百會、四神聰、脾俞、肝俞、腎俞、膈俞。

【方法】：叩刺採取輕度刺激手法，叩至皮膚潮紅，每次 20 分鐘，隔日 1 次，10 次為 1 療程。

(五)中　藥

【神仙不老丸（《壽親養老書》）】：人參 60 克，川牛膝45克，川巴戟60克，當歸60克，杜仲45克，生、熟地各30克，菟絲子60克，柏子仁30克，石菖蒲30克，枸杞子30克，地骨皮30克。共研細末，煉蜜為小丸。每日清晨、午間、臨臥3次服，每服70丸（約8～10克），淡鹽湯下。

（六）推拿法（《醫學美學美容》）

第一步，指梳頭髮。兩手五指微屈，以十指指端從前髮際起，經頭頂向後髮際推進。反覆操作20～40次。

第二步，按壓頭皮。兩手手指自然張開，用指端從額前開始，沿頭部正中按壓頭皮至枕後髮際，然後按壓頭頂兩側頭皮，直至整個頭部。按壓時頭皮有腫脹感，每次按2～3分鐘。

第三步，提拉頭髮。兩手抓滿頭髮，輕輕用力向上提拉，直至全部頭髮都提拉1次，時間2～3分鐘。

第四步，乾洗頭髮。用兩手手指摩擦整個頭部的頭髮，如洗頭狀，約2～3分鐘。

第五步，拍打頭皮。雙手四指併攏，輕輕拍打整個頭部的頭皮1～2分鐘。

以上按摩法每日早晚各做1次。長期堅持，可防治白髮、脫髮、頭髮乾燥、枯黃等。

【調護】

1. 注意合理的飲食營養。常食富含蛋白質和維生素的食物，少食糖及脂肪類食物。

2. 堅持參加體育鍛鍊，保持充足的睡眠。

3. 保持頭髮清潔，但不用鹼性洗滌用品洗頭。保護頭髮免受傷害，不過勤地燙髮，夏日注意防曬。

第五節 豐乳隆胸

乳房是成熟女子的第二性徵，豐滿的胸部是構成女性曲線美的重要部分。女性的乳房以豐盈而有彈性、兩側對稱、大小適中為健美。豐乳隆胸是指豐滿婦女的乳房及增加胸部肌肉的健美。

【點穴方法】

【取穴】：乳四穴、足三里、三陰交、太衝。

【方義】：乳四穴（在以乳頭為中心的垂直和水平線上，分別距乳頭 2 寸）可疏通局部氣血經絡，改善乳房的微循環及局部供養；三陰交調補肝、脾、腎，配足三里健運脾胃，補氣養血；太衝調暢情志，疏肝理氣；諸穴相配共達豐乳隆胸的目的。

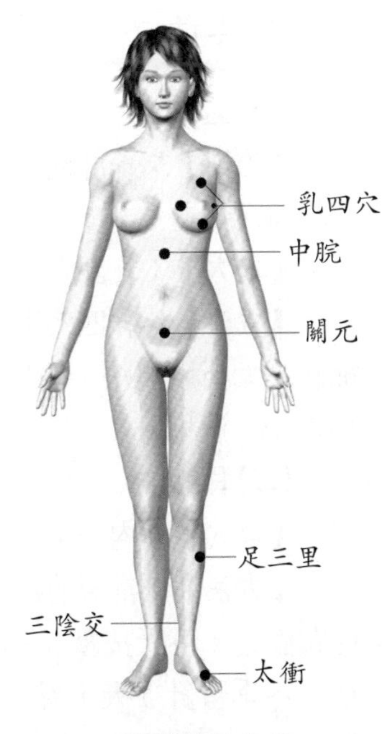

豐乳隆胸穴位

【操作】：第一步：以食指或中指分別點揉乳四穴，旋轉式點揉，分別沿順時針、逆時針方向各揉 100 次，點揉時力度由輕到重，速度由慢到快。第二步：以拇指分別點按雙側足三里、三陰交、太衝穴各 1 分鐘，手法由

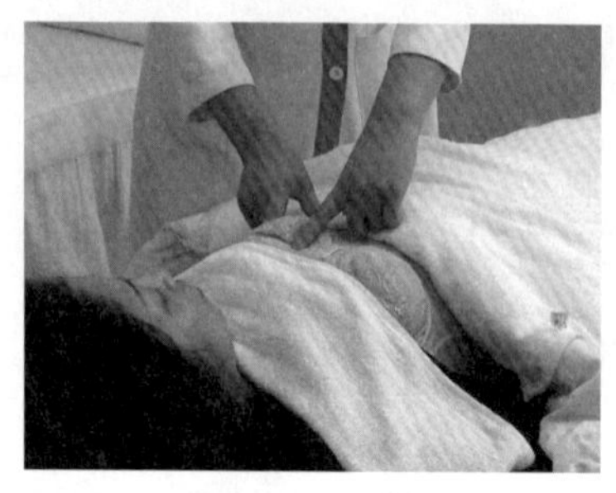

點揉乳四穴

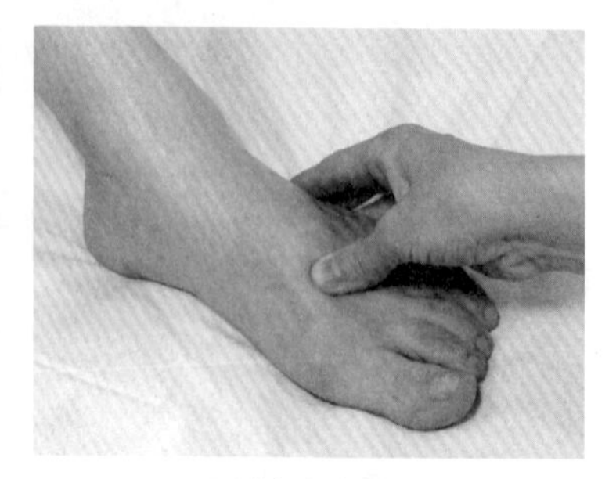

點按太衝穴

輕到重。

納差加中脘；月經不調加腎俞、關元（配穴具體操作見分部點穴套路）。

【其他方法】

(一)體針法

【治則】：疏肝健脾，行氣補血。取阿是穴、陽明經、厥陰經穴為主。

【取穴】：乳四穴、足三里、三陰交、太衝。

【方法】：乳四穴用平補平瀉針法，足三里、三陰交用補法，太衝用瀉法。隔日針 1 次，每次留針 20～30 分鐘，10 次為 1 療程。

(二)耳針法

【取穴】：內分泌、胸、內生殖器、脾。

【方法】：常規消毒，在一側耳廓穴位上埋入揿針，用膠布固定。每天按壓 3～4 次，每次 1 分鐘，以加強刺激。秋、冬季留針 5 天，春、夏季留針 3 天。然後換另一側耳廓，15 天為 1 療程。也可採用耳穴壓丸法。

(三)灸　法

【取穴】：乳四穴、乳根。

【方法】：用艾條點燃灸於穴上，用溫和灸或雀啄灸法，每穴灸 15 分鐘，局部潮紅為度，每日 1 次，10 次為 1 療程。

(四)中　藥

【人參養榮湯（《和劑局方》）】：人參、白朮、陳皮、當歸、白芍、遠志、肉桂各 10 克，熟地、茯苓、黃芪各 15 克，川芎、五味子、甘草各 6 克，生薑 3 片，大棗 3 枚。水煎服，每日 1 劑，分 2 次飯前服。本法可以豐乳增胖，悅顏黑髮。

(五)推拿按摩法（《中醫美容學》）

【按壓大椎穴】：先點按大椎穴，然後兩手中、無名指、小指併攏，按壓大椎穴兩側，被按者頭略向後仰，按 20 次。

【直推乳房】：先用右手掌面在左側乳房上方著力，均勻柔和地向下直推至乳房根部，再向上沿原路線推回，反覆 20～50 次。再換左手按摩右乳房。

【側推乳房】：用左手掌根和掌面自胸正中著力，橫向推按右側乳房至腋下，返回時五指面連同乳房組織回帶，反覆推 20～50 次。再換右手按摩左乳房。

【撫推乳房】：右手托扶右側乳房的底部，左手放在右乳房上部與右手相對，兩手相向向乳頭推摩 20～50 次，然後左右交替。若乳頭下陷，可在按摩同時用手指將乳頭向外牽拉數次。

【調護】

1. 加強鍛鍊，尤其是胸部肌肉的鍛鍊。

2. 選擇合適的乳罩，過鬆會使乳房下垂，過緊則影響乳房的血液循環。

3. 注意飲食營養，身體健康才會有豐滿健美的乳房。

第六節　增重健身

身體虛弱骨瘦如柴，影響人體的形體美，並且影響到身體的健康。增重是指增加消瘦者的體重，使之恢復人體的豐姿和美麗。

【點穴方法】

【取穴】：中脘、關元、脾俞、胃俞、肝俞、足三里。

【方義】：取脾俞、胃俞補益脾胃；肝俞疏肝養血；中脘為腑會，可調理臟腑功能，配足三里健胃助運；關元補虛損、益氣血；諸穴相配共達榮養肌體，增重健美之功。

【操作】：第一步：受術者取仰臥位。施術者立於其身側，以食指或中指點揉中脘、關元穴，旋轉式點揉 100 次，然後用手掌沿順時針方向摩腹 100 次。第二步：以拇指分別點按雙側脾俞、胃俞、肝俞各 100 次。第三步：以拇指分別點按雙側足三里穴 1 分鐘，手法由輕到重。

氣虛乏力加百會、氣海；肝腎陰虛加太谿、中封；血虛加膈俞、血海（配穴具體操作見分部點穴套路）。

【簡易操作法一】：用拇指指腹按揉足三里、脾俞、胃

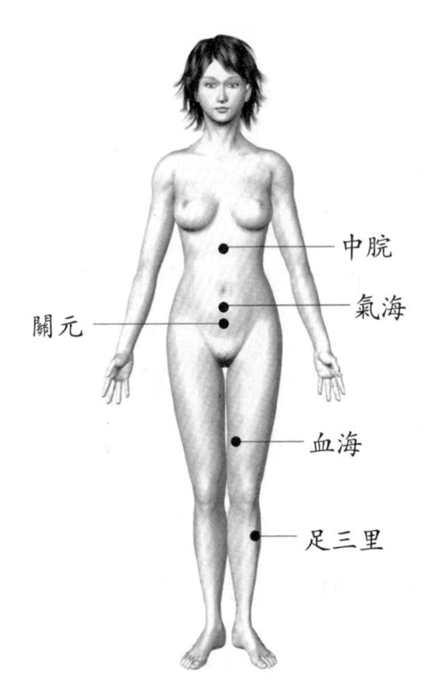

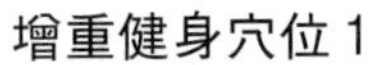
增重健身穴位 1

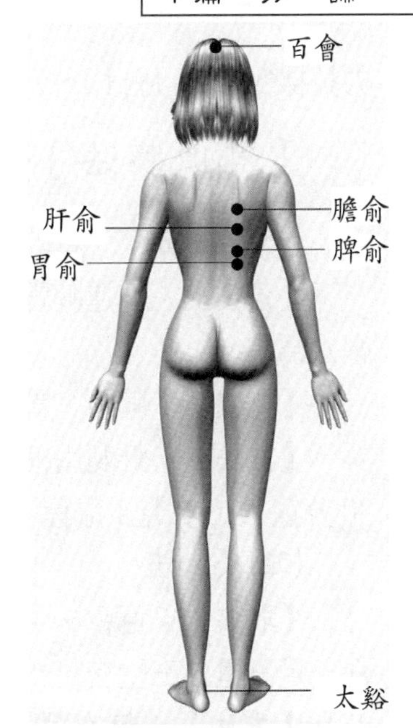

增重建身穴位 2

俞、肝俞、腎俞、中脘穴，每穴按揉的時間為半分鐘，採用中度刺激，每日 1 次，10 次為 1 療程。

【簡易操作法二】：摩腹法：以中脘、關元兩穴為中心分別以順時鐘方向用掌根緩慢摩動，每次 15～20 分鐘，每日 1 次。

【簡易操作法三】：捏脊法：自長強穴至大椎穴，循經上行 5～7 遍，在脾俞、胃俞、肝俞、腎俞、命門處分別用

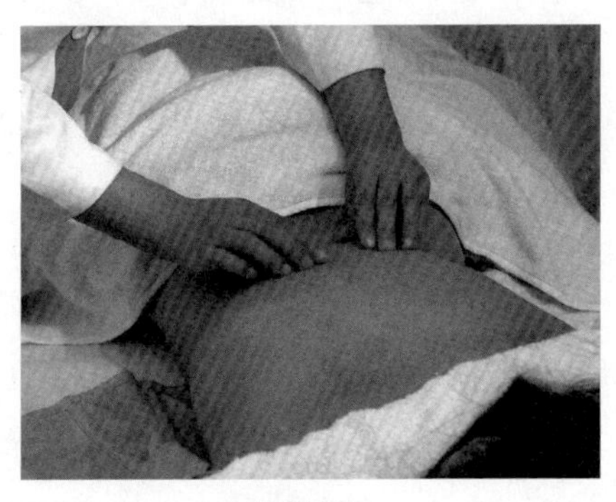
捏脊法

力按揉30次，每日1～2次。

【其他療法】

(一)體針法

【治則】：健運脾胃，補益氣血。取背俞、陽明、任脈經穴為主。

【取穴】：脾俞、胃俞、肝俞、中脘、關元、足三里。

【方法】：針刺用補法，可針上加灸。每日1次，留針30分鐘，20次為1療程。

(二)灸　法

【取穴】：百會、中脘、關元、氣海、腎俞、脾俞、胃俞、足三里、三陰交。

【方法】：每次選3～5穴，用艾條懸灸，每穴10分鐘，以局部潮紅為度。每日1次，20次為1療程。

(三)耳針法

【取穴】：胃、肝、脾、腎、大腸、內分泌、腎上腺、皮質下。

【方法】：毫針刺，中等刺激，不留針，每次選1側，隔日1次，10次為1療程。或用撳針埋針，也可壓貼中藥王不留行，囑患者每日按壓1～2次，每次5分鐘，兩耳交替。

(四)中　藥

【大棗丸（《聖濟總錄》）】：大棗2000克，熟艾葉220克，杏仁、半夏各75克，人參150克。艾葉濃煮粳米粥，拌勻，焙乾取220克，與後三味一起搗羅為末。大棗蒸熟，去皮、核研成膏。以棗膏和藥末丸如梧桐子大，每次服

20丸，空腹，溫酒或米湯下，1日2次。

【調護】

1. 養成良好的生活習慣，不嗜煙酒。注意休息和睡眠，加強營養，不偏食。

2. 及時治療各種原發病。

3. 保持情緒樂觀，積極鍛鍊身體。

第七節　減肥瘦身

當人體脂肪過度積聚，體重超過正常標準20%以上者即稱為肥胖。但必須區分由於水液瀦留或肌肉發達等蛋白質增多所致的體重增高。肥胖可以分為單純性肥胖與繼發性肥胖兩類。

所謂單純性肥胖指不伴有顯著的神經、內分泌形態及功能變化，但可伴有代謝調節過程障礙，這一類肥胖在臨床上較為常見。

繼發性肥胖指由於神經、內分泌及代謝疾病，或遺傳、藥物等因素引起的肥胖，繼發性肥胖以柯興氏綜合徵為最多。點穴減肥主要是針對單純性肥胖而言。

【表現】

肥胖可以發生於任何年齡，單純性肥胖則以40歲以上者占多數，女性發病率較高，尤其是絕經期後。單純性肥胖者脂肪分佈均勻，無內分泌、代謝性疾病。輕度肥胖者常無症狀；中度肥胖者可有畏熱多汗，易於疲勞，呼吸短促，頭暈頭痛，心悸，腹脹，下肢浮腫；極度肥胖可產生肺泡換氣不足，出現缺氧及二氧化碳瀦留，從而引起胸悶氣促，嗜睡狀態，嚴重者可導致心肺功能衰竭。

本病易伴發冠心病、高血壓病、糖尿病、痛風、膽石症、骨關節退行性病變、婦女月經量減少，甚至閉經。

【診斷】

世界肥胖標準：

目前，全世界衡量一個人胖與不胖通用的計算公式是BMI（體重指數）＝體重（千克）／身高（公尺）^{2}。世界衛生組織擬定的世界標準是：BMI 在 18.5～24.9 為正常範圍，大於 25 為超重，大於 30 為肥胖。但有專家指出，這個標準是根據歐美白人為基準制定的，對亞洲人不一定適用。

亞洲肥胖標準：

亞洲人體型偏小，新制定的亞洲標準認為：BMI 在 18.5～22.9 時為正常水準，大於 23 時為超重，大於 30 時為肥胖。亞洲人的正常 BMI 上限比歐美人要低 2 個指數。

中國肥胖標準：

有關專家認為，中國人雖屬亞洲人種，BMI 的正常範圍卻應比亞洲標準低些，因為中國人的肥胖有兩大特點：體型小，指數小；肚皮大，危害大。體型小決定了中國人的體重指數的正常上限要降低。

專家認為中國人正常體重指數的上限不應大於 22.6，而比歐美 24.9 和亞洲 22.9 低。中國人的最佳值為 20～22，BMI 大於 22.6 為超重，大於 30 為肥胖。

腹型肥胖比例大是中國人肥胖的特點和潛在危險。我國人口中體重指數超過 25 的比例明顯小於歐美，但腹型肥胖的比例比歐美高。

據研究發現，體重指數正常或不很高的人，若腹圍男性大於 101 公分、女性大於 89 則為腹型肥胖。

單純性肥胖者脂肪分佈均勻，無內分泌、代謝疾病病因。肥胖者需檢查腎上腺皮質機能、男性性機能、基礎代謝率等以排除腎上腺皮質機能亢進、男性性機能不全及黏液性水腫等疾患。

【點穴治療】

【取穴】：天樞、曲池、陰陵泉、豐隆、太衝。

【方義】：取曲池、天樞以疏導陽明經氣，通調腸胃；陰陵泉、豐隆清熱利濕，化痰消脂；太衝調節肝腎之氣。

【操作】：第一步：受術者取仰臥位，施術者立於其身側，以食指或中指點揉天樞穴，旋轉式點揉 100 次，重手法，以受術者能夠耐受為度。然後用手掌沿逆時針方向摩腹 100 次。第二步：以拇指分別點按雙側曲池穴 100 次。第三步：以拇指分別點按雙側陰陵泉、豐隆、太衝穴各 1 分鐘，手法由輕到重。

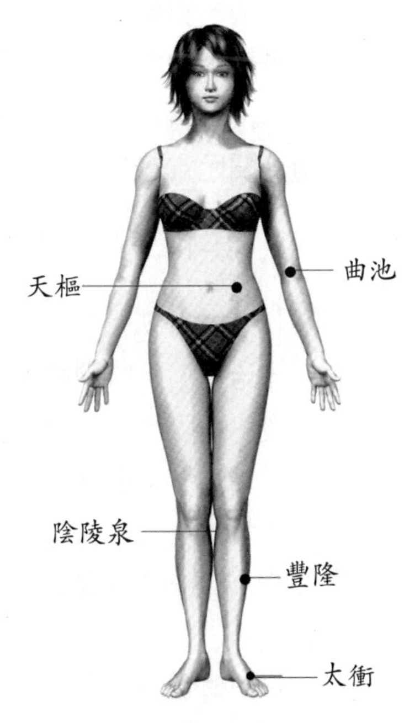

減肥瘦身穴位

胃火亢盛者加合谷、內庭；脾虛濕盛者加三陰交、太白；肺脾氣虛者加太淵、足三里、肺

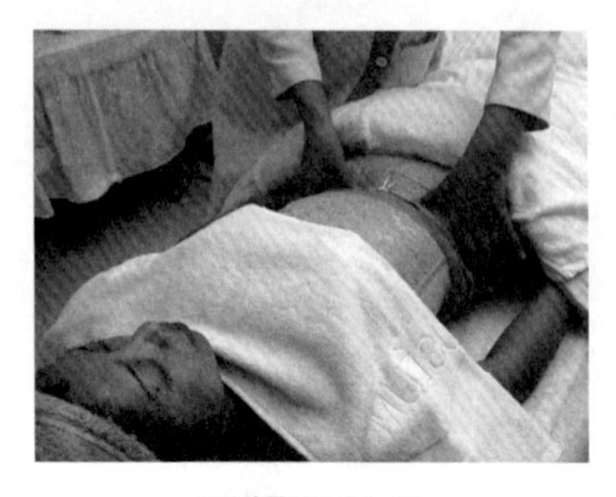

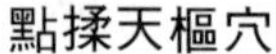

點揉天樞穴

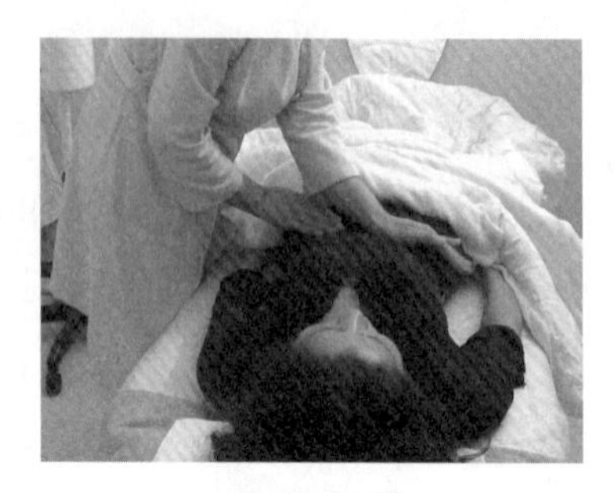

揉按腹部

俞、脾俞；腎虛加氣海、腎俞、太谿、照海（具體操作見分部點穴套路）。

【簡易操作方法】：受術者取仰臥位，施術者用掌根揉按其前胸、腹部、雙下肢。然後用拇指按揉曲池、陽池、中脘、足三里、太谿、關元等穴。再俯臥，用掌根揉按後背、腰部、下肢背側，然後用拇指按揉身柱、膈俞等穴。每穴 2 分鐘，關元穴 5～10 分鐘，共 40 分鐘結束。

【其他療法】

(一)體針法

【治則】：實證祛濕化痰，通經活絡為主；虛證健脾益氣化痰。取陽明、太陰經穴為主。

【處方】：曲池、天樞、陰陵泉、豐隆、太衝。

【操作】：根據虛實分別施以補瀉手法，氣虛者也可在背俞穴施以灸法。留針 20 分鐘，每日或隔日 1 次，15 次為 1 療程。

(二)耳針法

【取穴】：口、肺、脾、胃、緣中、三焦、神門、內分泌。

【方法】：常規消毒，每次選用 3～5 穴，針刺得氣後，施以中等手法捻針 2～3 分鐘，留針 30 分鐘，隔日 1 次，10 次為 1 療程。也可採用埋針或壓丸法，每週 2 次，每次選一側耳，兩側交替。於餐前或饑餓時在穴位上按壓，以加強針感，減少或推遲進食。

(三)皮膚針法

【取穴】：阿是穴（局部肥胖部位）。

【方法】：在皮下脂肪過度積蓄部位用皮膚針叩刺，以輕刺激或中等刺激為宜，叩刺後可加拔火罐。

(四)毫針加耳針法（《中醫美容學》）

【脾虛痰濁型】：毫針選脾俞、太白、中脘、水道、豐隆，平補平瀉。耳針選脾、三焦。

【脾胃實熱型】：毫針選支溝、天樞、曲池、上巨虛、內庭，用瀉法。耳針選大腸、肺、三焦、口。

【肝鬱氣滯型】：毫針選曲池、太衝、三陰交，前二穴用瀉法，後一穴用補法。耳針選肝、膽、神門、腎。

【脾腎陽虛型】：毫針選脾俞、腎俞、復溜，補法。耳針選脾、腎。

以上各型毫針均隔日 1 次，留針 20 分鐘，虛證可加灸，15 次為 1 療程。耳穴用埋入揿針或壓王不留行，5 日 1 次，兩耳交替使用。毫針、耳針同時進行。

(五)電針療法

【取穴】：腰、腹、腿部脂肪堆積部位。

【取穴】：根據肥胖程度及部位用 4～10 支 2 寸毫針斜刺，針身與皮膚呈 30°角，針與針間距保持 3 公分左右。用重刺激瀉法，使患者產生強烈針感後，接電針治療儀，採用連續波，高頻率每秒 70～90 次，通電 30 分鐘。本法適用於實證患者，尤其對腹部肥胖患者療效佳。

(六)綜合療法

【取穴】：梁丘、公孫。

【方法】：針刺得氣後，用重刺激瀉法，使患者產生強烈針感後，然後針上接電針治療儀，疏密波，通電 30 分鐘，起針後，在梁丘、公孫穴上用麥粒型皮內針沿皮下刺入 1 公分左右，針體與經絡循行方向呈「十」字型交叉，用膠布固定，留針 3 天。囑病人每天在飯前及饑餓時輕按 2～3 次，每次 1～2 分鐘。10 次為 1 療程，2 個療程間隔 1 週。

(七)埋線療法

【取穴】：豐隆。

【方法】：常規消毒，局部麻醉，用 9 號腰穿針作套管，把針心尖磨平，將 00 號羊腸線剪成 1.5～2 公分長短，先向外拔出針心約 2 公分，把羊腸線從針管口置入，在穴位處垂直刺入皮膚，得氣後，將針心向內按，針管向外提，將羊腸線置於皮下，拔出針管，針孔用無菌紗布按壓，檢查羊腸線斷端無外露，無出血，再用紗布和膠布固定，5 天內不要著水。每週 1 次，3 次為 1 療程，療程間休息 2 週。第 2 次埋線要避開第 1 次埋線的部位，一般 2 週後即可在原部位繼續埋線。

(八)灸　法

1. 隔薑炎

【主穴】：陽池、三焦俞。

【配穴】：地機、命門、三陰交、大椎。

【方法】：每次選主穴，配穴各1個，取厚2毫米、直徑1公分的鮮薑片置於穴位上，上放高2公分，炷底直徑0.8公分的艾炷。每次灸5～6壯，每日1次，30次為1療程。

2. 雀啄灸

【取穴】：足三里、關元、豐隆、天樞。

【方法】：用艾條在穴位上施行雀啄灸，每穴灸5～10分鐘，以灸點皮膚紅暈為度，每天1次，10天為1療程。

(九)中　藥

1. 減肥丸

番瀉葉、澤瀉、淡竹葉、茯苓、丹參、夏枯草各120克，法半夏、陳皮、葶藶子各80克，共研細末，煉蜜為丸，約6克大小。每次1丸，每日2次，濃茶水送服，見汗為宜。便秘者加量，有除濕化痰、利尿通便作用。

2. 春風減肥茶

杜仲、三七、雲霧茶、普洱茶等，有降血脂減肥的作用。每日1包，沖水代茶飲。

(十)氣功法

【玉蟾減肥功（《中醫美容學》）】：

第一步，調身。坐位、小腿與地面垂直，大、小腿垂直或稍小於90°。雙腳平放地面，腳尖向前，雙腳平行或稍內八字，與肩同寬。一手握拳一手抱在外，男右手握拳，左手抱外，女相反。拳上部留拳眼，下部握死不漏氣。上身前伏，雙肘放膝上，頭稍低，拳眼放額部正中間（印堂上方一寸左右），雙目微閉。

第二步，調心。全身放鬆，從頭面部到腳，無一遺漏全放鬆。然後想一件愉快的事，使自己愉快地進入氣功態。

第三步，調息。意念集中到呼吸。鼻吸口呼，呼、吸氣要細，慢，勻。吸氣時，意念在下丹田，想像氣全部吸入下丹田，下腹漸鼓起，胸部壓癟不動，吸至七、八成飽滿，停止 2 秒鐘，再繼續吸氣，至下腹鼓脹飽滿。然後呼氣，意念是氣從下丹田呼出，下腹慢慢癟下去，氣全部呼出。再從吸氣開始。如此循環做 15 分鐘。

第四步，收功。自然呼吸，用意念將氣收回。想像頭部的氣順身體中軸線向下至下丹田；再想像雙手的氣順前臂至雙肩，再沿軀幹中軸向下至下丹田；再想雙足的氣順小腿、大腿內側向上至下丹田；再想全身的氣都引至下丹田。最後想身體四周的氣從全身汗毛孔向體內收至下丹田。

然後慢慢抬起上身，抬起頭，坐正，握拳雙手同時張開，掌心相對合掌，舉至胸前，雙手搓至發熱，再做「乾洗臉」、「乾梳頭」，各數十次。

然後雙手握拳，從頭兩側伸向斜上方，同時全身舒展一下，張開握拳手，翻掌手心向外，從兩側徐徐落下，再慢慢睜開雙眼，收功結束。

練此功減肥，還要注意控制飲食，少吃高蛋白、澱粉類食品，在饑餓時可以吃點水果和蔬菜。

【調護】

1. 減肥的同時應囑患者加強體育鍛鍊，可採取做體操、氣功、打太極拳、跑步等形式，多參加體力勞動，適量的體力活動不但可提高低下的肌張力，促進新陳代謝，還可消耗一部分熱量，減少積聚的脂肪。

2. 應注意合理飲食，適當控制飲食，少食高脂、高糖、高熱量的食物，多食蔬菜水果。

節食減肥不宜急於求成，盲目減少飲食或者急劇限制飲食，嚴重者可造成水、電解質紊亂、酮中毒，甚至誘發心肌梗死、腦血栓形成等。

第八節　聽　耳

耳是人體的聽覺器官，耳聰目明是人的健美標誌之一。同時，耳又是人體容貌美的重要組成部分。美耳，重在保護聽力以及耳廓的大小厚薄正常，皮膚明潤。

【點穴方法】

【取穴】：肝俞、腎俞、翳風、聽會、中渚、太谿。

【方法】：取肝俞、腎俞補肝腎、益精血；手足少陽經脈循耳之前後，取翳風、聽會以疏導少陽經氣；太谿滋陰補腎，配中渚瀉三焦而清竅。諸穴相配補瀉兼施，通上達下。

【操作】：第一步：受術者取俯臥位，施術者立於其身側，以拇指點揉肝俞、腎俞穴各 100 次，手法由輕到重。第二步：以食指或中指分別點揉翳風、聽會

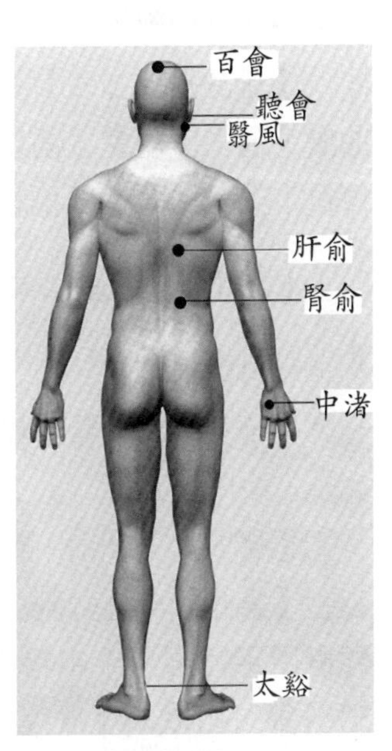

聽耳穴位

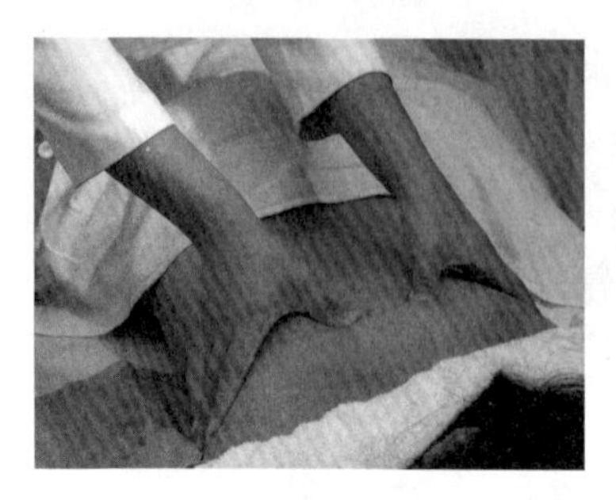

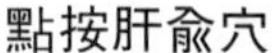
點按肝俞穴

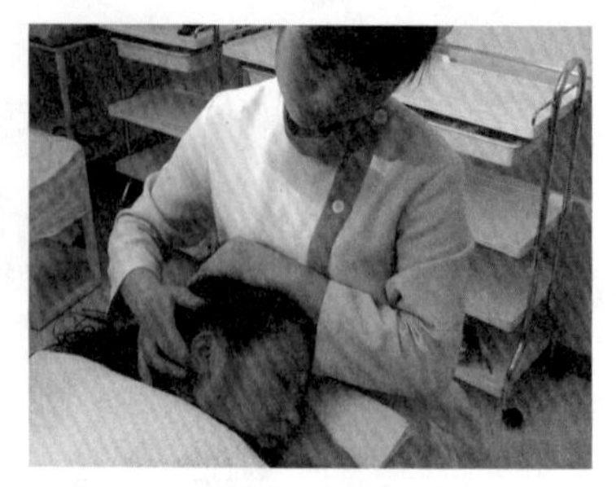

點揉翳風穴

穴，各旋轉式點揉 100 次。第三步：以拇指點按雙側中渚穴 1 分鐘，手法由輕到重。第四步：以拇指點按雙側太谿穴 1 分鐘。

頭暈失眠加百會、神門；肝膽火盛加太衝、俠谿（配穴具體操作見分部點穴套路）。

【簡易操作方法】：以大拇指端用力切按耳門、瘈脈、曲鬢、聽宮、聽會、湧泉穴，每穴半分鐘，採用中度刺激，每日 1 次，10 次為 1 療程。

【其他療法】

(一)體針法

【治則】：益腎填精，滋養肝血，清利肝膽。取背俞、太陰、少陽經穴。

【處方】：肝俞、腎俞、翳風、聽會、太谿、中渚。

【操作】：毫針刺，肝俞、腎俞、太谿用補法；翳風、聽會用平補平瀉；中渚用瀉法，隔日 1 次，每次留針 20～30 分鐘，10 次為 1 療程。

(二)耳針法

【取穴】：心、內耳、肝、腎、皮質下。

【方法】：毫針刺，中等刺激量，每次取 2～3 穴，每次留針 30 分鐘，隔日 1 次，兩耳交替，10 次為 1 療程。亦可用埋針和耳穴壓丸法。

(三)灸　法

【取穴】：腎俞、命門、肝俞。

【方法】：用艾條點燃灸於穴上，用溫和灸或雀啄灸法，每穴灸 15 分鐘，局部潮紅為度，每日 1 次，10 次為 1 療程。本法有補腎益氣聰耳之功。

(四)電針療法

【主穴】：耳門、聽宮、聽會。

【配穴】：翳風、中渚、外關、足三里、三陰交、太谿。

【方法】：每次選主穴 1 個（雙側），進針得氣後，接電針治療儀，採用連續波，小電流強度，高頻率每秒 70～90 次，通電 30 分鐘左右。配穴採用針刺法，得氣後留針 20 分鐘。每日 1 次，7 次為 1 療程，療程間休息 2～3 天。

(五)火針療法

【主穴】：耳門、聽宮、聽會。

【配穴】：翳風、腎俞、外關、中渚、太谿。

【方法】：每次選 1 主穴，1～2 個配穴，穴位常規消毒，將火針放在酒精燈上燒紅，右手持針快速點刺穴位，每天 1 次，5 次為 1 療程，療程間休息 7 天。

(六)穴位注射療法

【取穴】：聽宮、聽會、翳風、中渚、風池、太谿。

【方法】：選2～3個穴位，從當歸注射液、川芎注射液、丹參注射液、徐長卿注射液或維生素 B_1 注射液中，選1種藥物，在每個穴位注入藥物0.5～1毫升，每天1次，穴位和藥物可交替使用，5次為1療程。

(七)鐳射穴位照射

【取穴】：耳門、聽宮、聽會、翳風、中渚、外關、太谿。

【方法】：每次選2～3個穴位，用He–Ne鐳射儀，輸出功率為4～8毫瓦，光斑直徑為1.5～2毫米，光距0.5～1.0米，每穴照射5分鐘，每日1次，穴位交替使用，15次為1療程。

(八)中　藥

【延齡益壽丹（《慈禧光緒醫方選編》）】：茯苓、茯神、當歸各18克，杭白芍、黨參、野白朮、棗仁、香附、橘皮、廣木香各15克，黃芪、龍眼肉、廣砂仁、石菖蒲、遠志各12克，甘草6克。將杭白芍、棗仁用火炒，黨參用土炒焦，黃芪蜜炙焦，野白朮炒焦，香附、甘草炙過，然後將所有的藥物共同研為極細末，煉蜜為丸如綠豆大，朱砂為衣。每次服8克，白開水送下。本法可聰耳明目，延緩衰老。

(九)聰耳法

臥前端坐，平定神志，排除雜念，微閉嘴，調呼吸，上下齒咬緊。吸一口氣後屏住呼吸，同時用一隻手的拇指和食指緊捏住鼻孔，睜雙眼，令內氣串通耳目相連的空竅，自覺耳內有「哄哄」的聲響。

再雙掌相搓至熱，輕摀於雙耳上，做輕微振動，令耳內「嗡嗡」有聲。如此反覆 6 次。然後用中指放入耳竅往下輕按，隨按隨鬆 6 次。

再用中指插入耳竅，橫向輕輕搖動 6 次。再用手掌閉按耳道上片刻，然後突然鬆開，如此 6 次，最後用手輕輕按摩耳朵，不拘次數，以舒適為度而收功。

【調護】

1. 調暢情志，慎起居，不縱欲。
2. 對於耳部疾患應及時治療。

第九節　明　目

明目是指對眼睛視力和明亮程度的加強，使眼目睛白瞳黑，光彩有神。眼睛既是人們的視覺器官，又是心靈的視窗，是人們傳遞情感的信使。明亮而靈活的眼睛，可以增加人的風韻和氣質，是人體美的重要內容。

中醫將人體生命活動總的外在表現稱為「神」，而眼睛則是神的主要表現形式。健康有神的人應是兩目靈活，視物清晰，晶瑩明亮。眼睛在人體的生理功能和美容保健方面均很重要。點穴還可緩解長時間用眼疲勞。

【點穴方法】

【取穴】：睛明、承泣、肝俞、腎俞、脾俞、心俞、光明。

【方義】：取陽明經穴睛明、承泣既可疏通局部經絡，又可補氣養血；肝俞配腎俞補肝腎之陰；脾俞配心俞補虛養

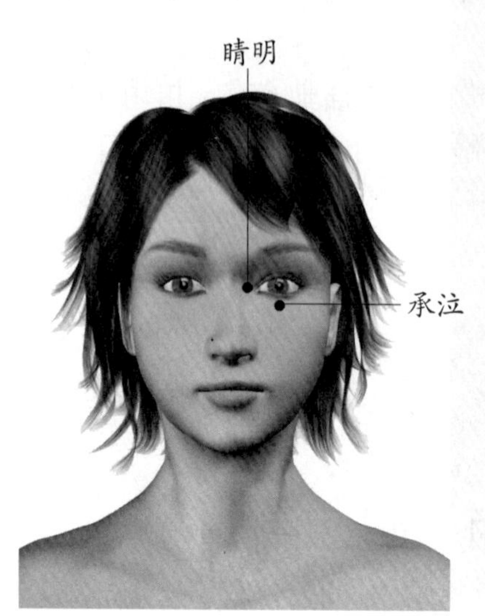

明目穴位1

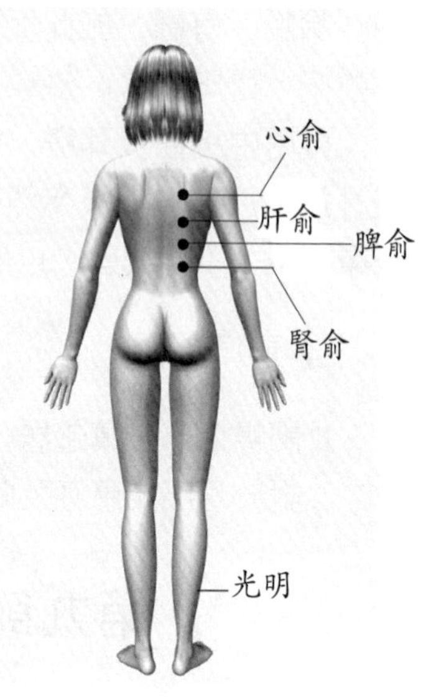

明目穴位2

血；光明清利肝膽，通絡明目。諸穴相配養血通絡明目。

【操作】：第一步：以食指或中指分別點揉睛明、承泣穴，旋轉式點揉，沿順時針、逆時針方向各揉100次，點揉時力度由輕到重，速度由慢到快。第二步：以拇指點揉肝俞、腎俞、脾俞、心俞穴各100次，手法由輕到重。第三步：以拇指點按雙側光明穴1分鐘。

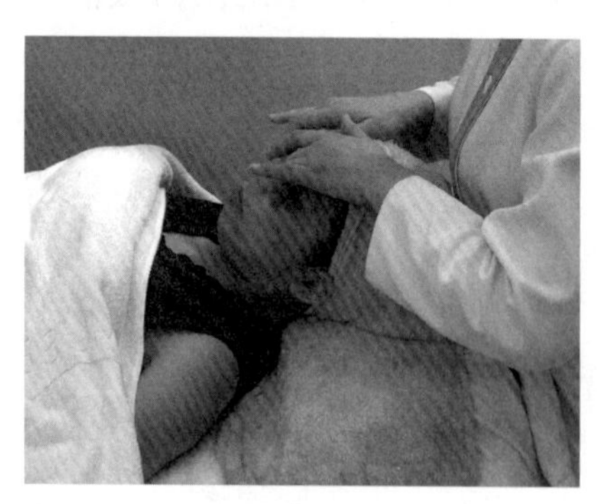

點按承泣穴

肝腎陰虛加太谿、行間；眼肌疲勞加球後（配穴具體操作見分部點穴套路）。

【簡易操作法一】：揉睛明，承泣，摩眼眶，揉按太陽，分推前額，揉按翳風，拿揉雙側風池，點按雙側合谷、光明和蠡溝穴，掐雙側太衝穴。

【簡易操作法二】：捏目眥法（《遵生八箋》）：屏住呼吸，用手按摩雙目近鼻的目內眥，即睛明穴。至恢復呼吸即停止按摩，周而復始，經常堅持練功，可增強視力。導引結束後，用雙手按摩目內外眥，即雙側睛明及瞳子髎穴，27遍。

【其他療法】

(一)體針法

【治則】：補益肝腎，滋陰養血，通絡榮目。取陽明、背俞經穴為主。

【處方】：睛明、承泣、肝俞、腎俞、脾俞、心俞、光明。

【方法】：睛明、承泣用平補平瀉，光明用瀉法，其餘穴用補法，中等刺激。隔日1次，每次留針20～30分鐘，10次為1療程。

(二)耳穴埋針法

【取穴】：心、肝、腎、眼、交感、腦幹。

【方法】：對耳廓常規消毒，將消毒的揿針埋入，用膠布固定。每次選1側，1週換1次，5次為1療程。也可用耳穴壓丸法。

(三)皮膚針法

【取穴】：頸椎6～胸椎8。

【方法】：叩刺採取中等度刺激手法。每日1次，10次為1療程。療程間休息1週。

(四)灸　法

【取穴】：光明、肝俞、腎俞、三陰交。

【方法】：用艾條在穴上懸灸，溫和灸或雀啄灸均可，每穴灸15分鐘，局部潮紅為度，每日1次，10次為1療程。

(五)中　藥

1. 內服

【夜光育神丸（《壽親養老書》）】：熟地黃、遠志、牛膝、菟絲子、枳殼、地骨皮、當歸各等分。諸藥皆用酒浸後文火焙乾，搗羅為末，煉蜜為丸，如梧桐子大。空腹鹽酒下30丸，可漸加至40～50丸。若不飲酒，鹽湯亦可。

2. 外用

【清目養陰洗眼方（《慈禧光緒醫方選編》）】：甘菊花、生地、夏枯草各10克，霜桑葉12克，薄荷3克，羚羊角6克，水煎，先薰後洗眼部。本法可使眼睛清澈明亮。

【調護】

1. 預防眼病，注意用眼衛生，減少視覺疲勞。
2. 注意眼部保健，堅持經常做眼保健操及按摩。

第十節　香口除臭

每個人的口腔都有不同程度的氣味，但有輕有重，如果氣味太重，甚至臭穢，便稱為口臭。口腔發出異味為社交場合所忌，口臭影響與人較密切地交談和接觸，給患者帶來很大的痛苦與煩惱。

香口除臭是指用點穴療法調整臟腑功能，消除口中的臭穢之氣。口臭的同時常伴腹脹便秘、口乾舌燥、舌紅苔黃、脈滑而數。若由肺熱所致，多伴口中如膠、舌乾口渴、呼吸氣粗等症。

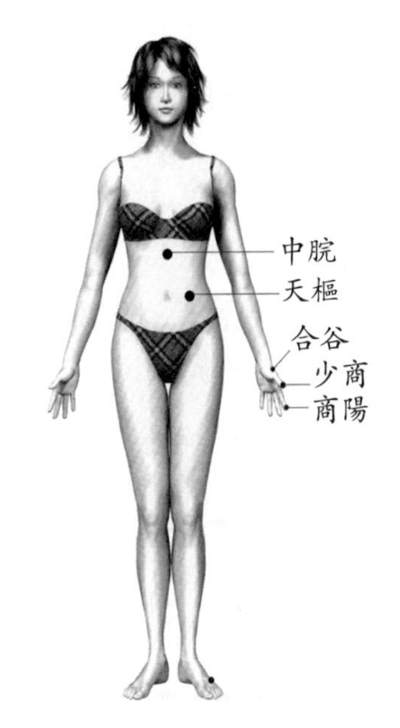

香口除臭穴位

【點穴方法】

【取穴】：商陽、少商、合谷、中脘、天樞、內庭。

【方義】：合谷為手陽明經原穴，配中脘、天樞可調理胃腸功能；商陽為手陽明經井穴，配內庭可清胃腸積熱；少商為手太陰經井穴，可理氣清肺。諸穴相配共達釜底抽薪，清火除臭之功。

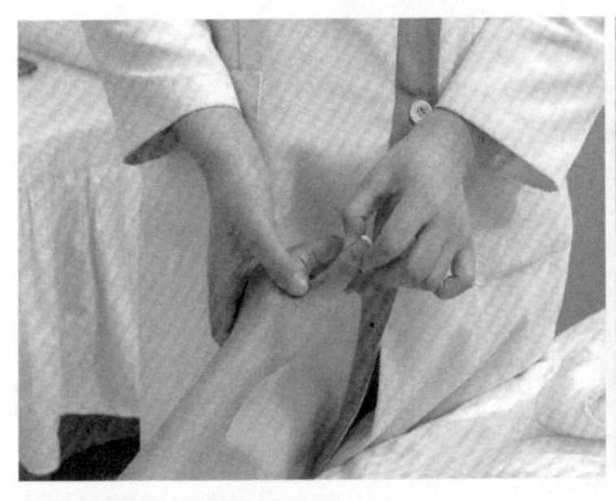

按揉少商穴

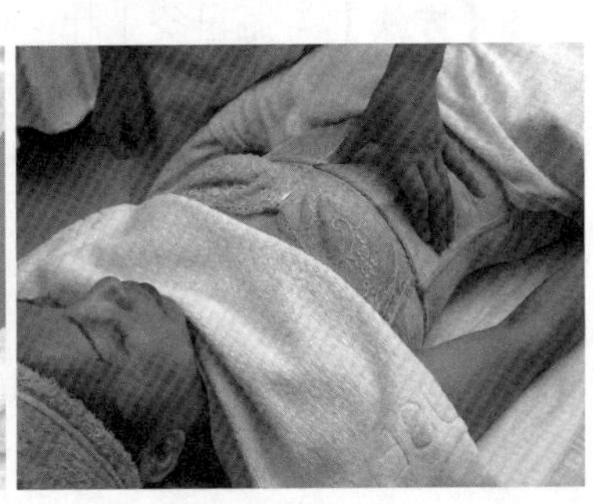

按中脘穴

【操作】：第一步：以拇指分別點揉商陽、合谷穴各100次，點揉時力度由輕到重，速度由慢到快；掐雙側少商穴各半分鐘。第二步：以拇指按揉其中脘、天樞穴，旋轉式按揉，分別沿順時針和逆時針方向各按揉100次，手法由輕到重。第三步：以拇指點按雙側內庭穴1分鐘。

口舌生瘡、牙齦腫痛可加勞宮或中衝（配穴具體操作見分部點穴套路）。

【其他療法】

(一)體針法

【法則】：清瀉肺胃，化積除臭。取陽明、太陰經穴為主。

【處方】：合谷、商陽、少商、內庭、中脘、天樞。

【操作】：商陽、少商、中衝用三棱針點刺出血，其餘穴用瀉法，中度刺激。每日1次，留針20～30分鐘，10次為1療程。

(二)灸法（《針灸集成》）

【取穴】：勞宮。

【方法】：每日灸1壯。可治蝕齦臭穢沖人。

(三)耳針法

【取穴】：脾、胃、肺、大腸、口、牙、內分泌。

【方法】：每次選3～4個穴位，常規消毒，刺入得氣，留針30分鐘，每隔10分鐘捻轉1次，每日治療1次，10次為1療程。也可用採用埋針或壓丸法，每週2次，每次選一側耳，兩側交替。

(四)中 藥

1. 內服

【洗香丸(《魯府禁方》)】：孩兒茶35克，上好細茶30克，砂仁40克，白豆蔻12克，沉香7克，冰片0.6克。共研細末，甘草膏為丸如鷺豆大小，每用1丸噙化。

2. 外用

【漱口藥方(《慈禧光緒醫案選編》)】：紫荊皮9克，防風6克，蘇薄荷6克，生石膏12克，食鹽9克，生甘草6克。上藥水煎漱口。此方有抗炎除臭功用。

【調護】

1. 積極防治口腔、鼻腔疾病，保持口腔清潔，飯後漱口，早晚刷牙。

2. 飲食宜清淡，少食肥甘辛辣之品。

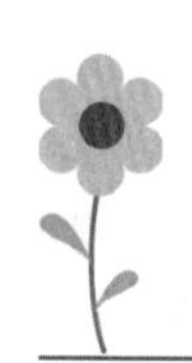

第三章 防病點穴美容美體套路

點穴袪病美容是在中醫理論指導下，運用手法和經穴相互結合，達到疏通經絡，袪除病邪，協調陰陽，調節臟腑氣血，強身健體，促進皮膚新陳代謝，由裏到外改善膚色，延緩衰老，達到美化形體、容顏的目的。

第一節　尋常性痤瘡

【臨床表現】

尋常性痤瘡是一種慢性毛囊皮脂腺炎症性疾病，多在青春期發病，男性多於女性，但女性發病年齡常較男性要早，最早可出現在月經初潮前半年至一年。

損害好發於面部，尤其是雙頰部、前額、頜部，也可發生於胸部、背部及肩部。初起為粉刺，有白頭粉刺與黑頭粉刺兩種。白頭粉刺為皮色丘疹，大小如針頭，毛囊開口不明顯，不易擠出脂栓。黑頭粉刺的丘疹中央為明顯擴大的毛孔，脂栓阻塞於毛囊口，表面呈黑色，能擠出黃白色半透明脂栓。

粉刺可發展為炎性丘疹、膿丘疹，甚至為膿疱、結節及囊腫等。炎性丘疹一般為米粒至綠豆大小，如繼發化膿感染，丘疹中心出現膿頭而成為膿丘疹或膿皰。如果炎症繼續擴大及深入，則可形成紫紅或暗紅色的結節，略高出皮面呈半球形，亦可較深而僅能捫及，以後可逐漸吸收。有的可形成為大小不等的囊腫，呈正常皮色或暗紅色高出皮面的半球形，觸之有波動感。

本病多無自覺症狀，當繼發細菌感染時皮損紅腫顯著，有明顯壓痛。臨床上常幾種損害同時存在，但往往以其中一二種為主，可急慢性交替，反覆發作，時輕時重，遷延多年，女性常在每次月經前呈週期性的加重。結節性痤瘡及囊腫性痤瘡多見於男性，不易消退，癒後遺留萎縮性或增生性的疤痕，影響外貌。

臨床上根據皮損的主要表現可分為以下幾種類型：

1. **丘疹性痤瘡**　皮損以炎性丘疹為主。

2. **膿皰性痤瘡**　以炎性與膿瘡性丘疹為主，膿皰多發生於丘疹頂端，破潰後可流出黏稠膿液。

3. **囊腫性痤瘡**　炎症之後逐漸形成大小不等的皮脂腺囊腫，常繼發感染，化膿破潰，形成竇道、疤痕。

4. **結節性痤瘡**　痤瘡反覆感染，毛囊壁增生肥厚，形成黃豆至指頭大小的結節，呈淡紅色或暗紅色。能長期存在，有的逐漸被吸收，有的化膿破潰而形成顯著的疤痕。

5. **萎縮性痤瘡**　炎症破壞了腺體形成凹坑狀萎縮性疤痕。

6. **聚合性痤瘡**　損害呈多形性，有很多的丘疹、膿皰、結節、囊腫、疤痕等集簇發生。

【鑒別診斷】

患者多為青年男女，好發於顏面、上胸及背部，基本損害為粉刺、丘疹或膿疱，對稱分佈，不難診斷。應與以下疾病鑒別：

1. **酒渣鼻**　發病年齡比痤瘡晚，在30～50歲之間，而尤以中年女性多見，好發於顏面中部，損害為彌漫性紅斑、丘疹、膿疱，常伴有毛細血管擴張。

2. **職業性痤瘡**　常發生在與焦油、機油、石油、石蠟等接觸的工人，可出現痤瘡樣皮炎，損害較密集，可伴毛囊角化，同工種的工人有相同的表現。除面部外，亦可見於手背、前臂等接觸部位。

3. **顏面播散性粟粒狼瘡**　成年人多見，損害為棕黃色或暗紅色半球狀或略扁平的丘疹，對稱分佈於眼瞼、頰部及鼻唇溝，在下眼瞼往往融合成堤狀。

【辨證】

1. **肺經風熱**　顏面部以散在的紅色丘疹為主，可有膿疱；舌紅苔薄黃，脈數。

2. **脾胃濕熱**　顏面皮膚油膩不適，皮損有丘疱疹、膿疱、結節，便秘；苔黃膩，脈濡或滑數。

3. **沖任不調**　月經前後加重，可伴有月經不調和痛經；舌黯紅，苔薄黃，脈弦細數。

4. **血瘀痰凝**　顏面部以結節、囊腫為主，可伴有黑頭粉刺、丘疹、膿疱、竇道、瘢痕等多形損害；舌暗紅或紫暗，脈弦滑。

【點穴治療】

【取穴】：四白、太淵、曲池、合谷、三陰交、太衝。

【操作】：第一步：點按四白穴。用雙手食指或中指分別點按雙側四白穴1分鐘。第二步：點揉太淵、曲池、合谷穴。用雙手拇指分別點揉雙側各穴，點揉時力度由輕到重，速度由慢到快，每穴分別點揉100次。第三步：點揉三陰交、太衝穴。用雙手拇指分別點揉雙側各穴，每穴平揉、壓按各100次，力度由輕到重。

肺熱配肺俞：脾胃濕熱配陰陵泉、足三里；血瘀痰凝加血海、豐隆；便秘配天樞、支溝；月經不調配太衝（配穴具體操作見分部點穴套路）。

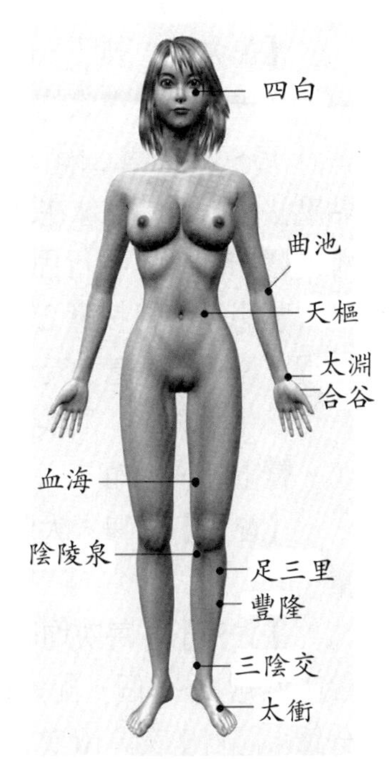

痤瘡穴位

【其他療法】

(一)體針法

【治則】：宣肺，清熱，化濕。取陽明、太陰經穴為主。

【處方】：面部皮損部位、太淵、曲池、合谷、三陰交。

【操作】：面部皮損局部常規消毒，採用美容針在局部行多針圍刺，針與針間距可保持5公分左右，針刺毫針數以將病灶包圍為宜，不施手法，其餘穴位用瀉法。留針30分鐘，每日1

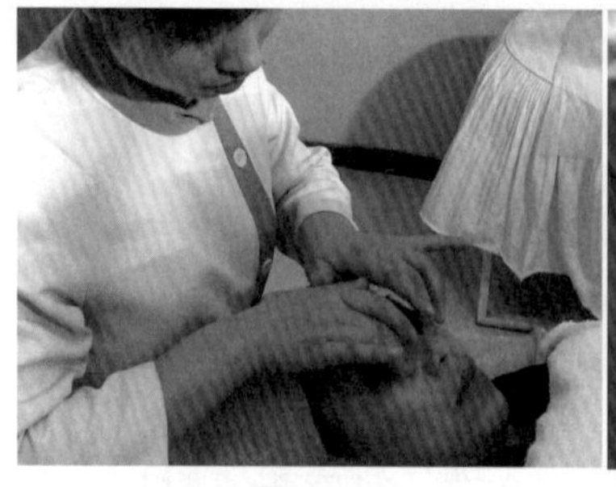
點按四白穴

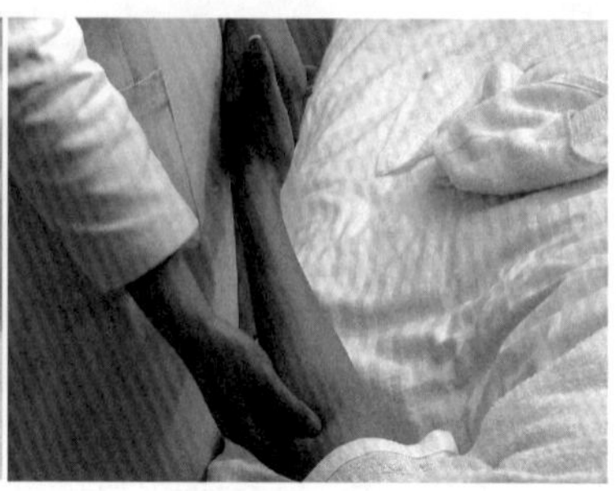
點揉曲池穴

次，10 次為 1 療程。

(二)耳針法

1.【主穴】：內分泌、皮質下、腎上腺、面頰。

【配穴】：神門、肺、脾、胃、腸、子宮。

【方法】：主穴均取，配穴隨症選 2～3 個。毫針刺，留針 15～20 分鐘，隔日 1 次，10 次為 1 療程。也可用耳穴貼壓法：用酒精棉球在耳廓部消毒，用 0.5 公分×0.5 公分大小的膠布將王不留行固定於穴部。1 次選 1 側，3 天換另 1 側。囑患者每日按壓 2 次，每次按壓 3～5 分鐘。10 次為 1 療程，療程間休息 3 天。

2.【主穴】：耳尖、肺、皮質下、丘腦、神門、內分泌、腎上腺、面頰。

【配穴】：脾、大腸、小腸、肝、心、內生殖器、卵巢。

【方法】：每次均取耳尖放血，甚者可面頰穴刺血，其餘主穴選 2～3 個，配穴選 2～3 個。毫針刺，留針 15～20 分鐘，隔日 1 次，10 次為 1 療程。

(三)耳穴割治法

【取穴】：交感、耳中、面頰。

【方法】：用碘酒和乙醇常規消毒後，用小手術刀片輕輕在上述耳穴處劃割，以滲血為度，稍微出血後用消毒乾棉球壓迫止血，每週割治 1～2 次，兩耳交替。

(四)三棱針法

【取穴】：大椎。

【方法】：常規消毒後，三棱針點刺出血，然後拔火罐，10～15 分鐘，出血量約 1～2 毫升。隔日 1 次，10 次為 1 療程。

(五)中　藥

1. 內服

【枇杷清肺飲加減】：枇杷葉 10 克，桑白皮 10 克，黃芩 10 克，梔子 10 克，野菊花 10 克，黃連 6 克，赤芍 10 克，白茅根 30 克，生槐米 15 克，苦參 10 克。有膿皰加公英；口渴加石膏、知母；便乾加大青葉、生大黃。1 日 1 劑，日服 2 次。

2. 外用

【顛倒散（《醫宗金鑒》）】：大黃、硫磺等分。研末，用涼開水或茶水調敷，每日 1～2 次；或配成 30%的洗劑外搽，每日晚上塗搽，次晨洗掉。

3. 中藥面膜

【加味顛倒散（《新編中醫皮膚病學》）】：大黃、硫磺、丹參、冰片各等量。研極細末，與適量大豆粉混合，加基質調成稀膏。先行美容常規步驟，淨面、蒸面、針清粉刺，經絡按摩，然後塗上藥膏，以超聲波導入 10～15 分鐘，強度 0.5 瓦／（公分）^{2}，由輕逐漸加重，選連續波。之後將藥膏留面上，以硬膜粉或優質醫用石膏調成糊，敷於面上，15～20 分鐘後揭去，清洗面部，塗收縮水。7～10 天 1 次，3 次為 1 療程。一般應配合內服中藥或針灸或點穴方法。

(六)西　藥

內服四環素、美滿黴素、異維 A 酸膠丸、甘草鋅膠丸等。

【護理與預防】

1. 少吃含脂高，含糖高，刺激性強，水生貝殼類食物；少飲可樂、茶、咖啡及含酒精的飲料。

2. 常用溫熱水和硼酸皂或硫磺皂清洗面部。根據面部出油脂的多少，一日洗 2～3 次。

3. 不要用手擠捏粉刺，可使用痤瘡針壓出。最好上醫院美容科或美容院治療，由美容醫師操作。

4. 不要擅自使用外用藥物，尤其是不要用含皮質類固醇激素的藥物。

5. 治療期間，不要用油性化妝品，含有粉質的化妝品如粉底霜等，以免堵塞毛孔加重病情。

6. 工作注意勞逸結合，避免長期精神緊張。解除思想顧慮，保持情緒穩定。保證睡眠，放鬆面部肌肉和給予皮膚自我修復的時間。

第二節 酒渣鼻

【臨床表現】

酒渣鼻是一種主要發生於面中部，損害特點以皮膚潮紅、丘疹、膿疱為特點並伴有毛細血管擴張的慢性皮膚病。可分為三期，即紅斑期、丘疹膿疱期及鼻贅期。但各期之間無明顯的界限，經過緩慢。

1. 紅斑期

顏面中部，特別是鼻、兩頰、額部及下頦發生紅斑，對稱分佈。紅斑初起為暫時性，在進食刺激性飲食後、外界環境溫度升高、情緒激動時症狀加重，自覺灼熱。反覆發作後，鼻尖、鼻翼及面頰等處出現淺表的毛細血管擴張，呈持久性發紅。

2. 丘疹膿疱期

在紅斑基礎上，面頰部、鼻部可出現成批的丘疹、膿疱，甚至結節。毛細血管擴張更為明顯，交織成網狀。皮疹時輕時重，常此伏彼起，可持續數年或更久。中年女性患者皮疹常在經前加重。

3. 鼻贅期

病程遷延日久，患者鼻尖部皮脂腺和結締組織增生肥厚，形成大小不等的紫紅色結節狀突起，表面凹凸不平，皮脂腺口明顯擴大，皮脂分泌旺盛，毛細血管擴張顯著。此期僅見於少數 40 歲後的男性，在我國較為少見。

【鑒別診斷】

1. 痤瘡

多發於青春期男女，有典型的黑頭粉刺，皮損分佈廣泛，除面部外，胸背部也常受侵犯，形態呈多形性，無持續性紅斑及毛細血管擴張。

2. 脂溢性皮炎

分佈部位廣泛，不局限於面部，有油膩性鱗屑，但不發生毛細血管擴張，常有不同程度的瘙癢。

【辨證】

1. 肺胃血熱

鼻部、兩頰、前額廣泛紅斑，壓之不褪色或在紅斑的基礎上出現丘疹、膿疱；舌紅苔黃，脈數。多見於紅斑期和丘疹膿疱期。

2. 氣滯血瘀

鼻部組織肥厚，呈紫紅色或暗紅色，皮脂腺口擴大或見囊腫、丘疹、膿疱；舌暗紅，苔薄黃，脈滑數。多見於丘疹膿疱期與鼻贅期。

【點穴治療】

【取穴】：素髎、印堂、迎香、地倉、太淵（見圖3）、太衝（見圖24）。

【方義】：素髎屬督脈經穴，督脈為諸陽之會，且循行於鼻，配印堂可祛邪通絡，清熱涼血；配太衝疏肝理氣，活血化瘀；迎香、地倉為陽明經穴，合太淵以疏風清熱、祛除紅斑。諸穴相配共達消疹排膿之功。

【操作】：第一步：點按素髎、印堂、迎香、地倉穴。用雙手食指或中指分別點按素髎、印堂穴及雙側的迎香、地倉穴。點按時力度由輕到重，每穴分別點按100次。第二步：點揉太淵、太衝穴。用雙手拇指分別點揉雙側各穴，點揉時力度由輕到重，速度由慢到快，每穴分別點揉100次。

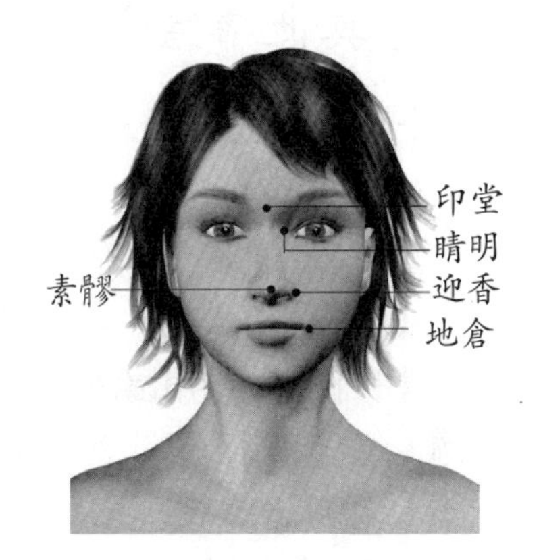

酒渣鼻穴位

脾胃濕熱加陰陵泉，血虛加血海（配穴具體操作見分部點穴套路）。

【簡易操作法】：患者仰臥，術者立於其頭後，用兩大拇指指腹從睛明穴開始，沿鼻梁向下推抹至迎香穴，反覆推抹10次左右。用中指點按印堂1分鐘。

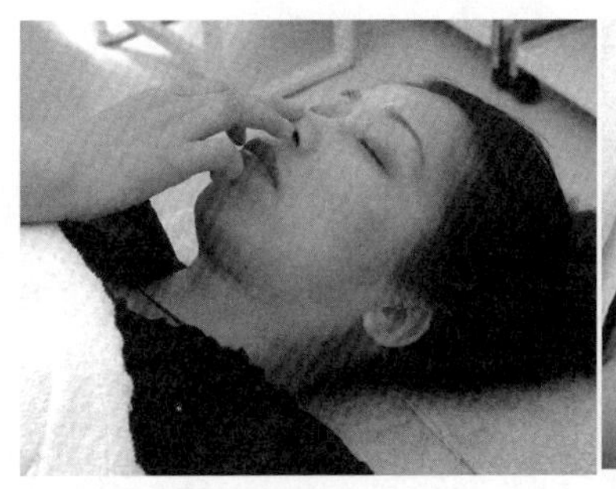
按素髎穴

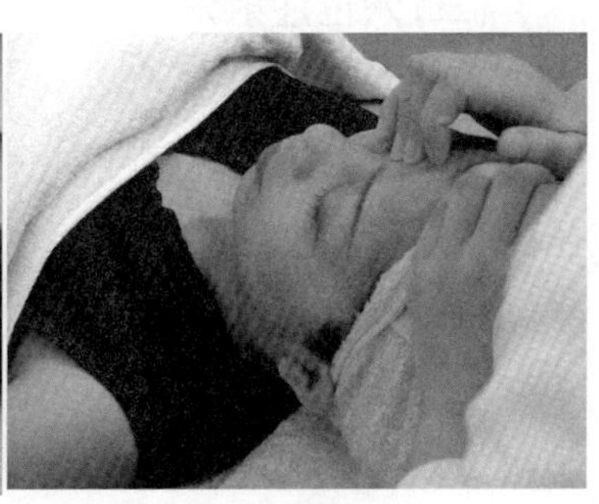
按印堂穴

【其他療法】

(一)體針法

1. 肺胃血熱證

【治則】：清熱涼血。取督脈、陽明、太陰經穴為主。

【處方】：大椎、素髎、印堂、迎香、地倉、太淵。

【操作】：針用瀉法，中度刺激。大椎可點刺放血加拔火罐。每日1次，留針20～30分鐘，10次為1療程。

2. 氣滯血瘀證

【治則】：活血化瘀，消壅散結。取陽明、太陰經穴為主。

【處方】：素髎、印堂、合谷、三陰交、豐隆。

【操作】：素髎、印堂用平補平瀉，補合谷瀉三陰交，中度刺激。每日1次，留針20～30分鐘，10次為1療程。

(二)耳針法

【取穴】：外鼻、肺、大腸、內分泌。

【方法】：用毫針刺法，也可用耳穴壓丸法，隔日1次，每次取2～3穴，留針20～30分鐘。

(三)穴位注射法

【取穴】：迎香。

【方法】：用當歸注射液或川芎注射液或丹參注射液，在雙側迎香分別注藥0.5毫升，每週2次，10次為1療程。

(四)三棱針法

【取穴】：大椎、脊柱兩側反應點。

【方法】：局部常規消毒，用三棱針在大椎穴及周圍皮膚點刺放血，然後拔罐，放血量以可覆蓋罐口平面為宜，再用酒精棉球局部消毒，隔日 1 次。也可在胸椎兩側旁開 0.5～1.5 寸處尋找反應點，用三棱針挑刺後，擠出血 1～2 滴，隔日 1 次，5 次為 1 療程。

(五)中　藥

1. 內服

（1）枇杷清肺飲加減：生石膏 30 克，知母 15 克，枇杷葉 15 克，桑白皮 15 克，黨參 9 克，甘草 9 克，黃柏 9 克，黃芩 9 克，益母草 9 克。水煎服，每日 1 劑，分 2 次服。本方用於肺胃血熱證。

（2）桃紅四物湯加減：赤芍 10 克，川芎 10 克，桃仁 10 克，紅花 10 克，丹參 10 克，當歸 15 克，生地 10 克。水煎服，每日 1 劑，分 2 次服。本方用於氣血瘀滯證。

2. 外用

（1）用三棱針放血後，用脫色拔膏棍貼敷，每 2～3 日換藥 1 次。

（2）顛倒散清水調敷，每日 1～2 次，亦可晚上塗搽，次日洗掉。紅斑、紅疹者，外塗祛斑膏。

(六)西　藥

1. 口服　植物神經功能不穩定或紊亂，尤其是女性，在月經前或月經期面部易發生陣發性潮紅者，可內服谷維素、安定等。

2. 外用　用含硫磺的製劑如複方硫磺洗劑。為殺滅毛囊蟲，可外用含 1%～3%甲硝唑的硫磺洗劑，也可用 1%甲硝唑霜。膿疱多時應使用抗生素製劑，如 2%～4%紅黴素酊，1%林可黴素酊等。

(七)手　術

對鼻尖明顯擴張的毛細血管，可用外科劃切法治療，即消毒及局麻後以手術刀片，按縱、橫方向淺劃局部，以切斷毛細血管網；擴張的毛細血管也可用鐳射或電灼法將其破壞，鼻贅期的損害可採用外科方法予以切除整形。

【護理與預防】

1. 注意飲食調理。飲食宜清淡，忌食辛辣、油膩等刺激性食物，戒除煙酒。

2. 平時洗臉水溫適宜，避免冷熱水刺激及不潔之物接觸鼻面。塗搽外用藥物前，應先用溫水洗淨擦乾。

3. 本病發生在鼻面，影響面容，因此要關心開導患者不要有精神負擔，保持心情舒暢和情緒穩定，避免不良精神刺激。

第三節　斑　禿

【臨床表現】

斑禿亦稱圓形脫髮，是一種以頭部突然發生圓形或橢圓形、非炎症性脫髮，無明顯自覺症狀的常見皮膚病。脫髮無任何自覺症狀，因此，常在無意中或為他人所發現。首發禿髮斑可發生於任何部位，但常在頭部，脫髮區的頭皮是正常的，無炎性反應、無鱗屑、無疤痕。脫髮斑邊界清楚，大小不一，形態各異，多數發展至錢幣狀或稍大些就不再擴大。

將拔下的頭髮在放大鏡下觀察，可見毛髮下段逐漸變細，如驚嘆號（！）樣。大部分斑禿患者僅有一片或數片脫髮區，病程數月。但也有少數患者，約占 10%左右，斑禿可反覆發作或邊長邊脫落，重者脫髮持續進行或迅速發展，脫髮區彼此相互融合，逐漸形成大片狀的脫髮，若頭髮全部脫落，稱全禿。若頭髮、眉毛、睫毛、鬍鬚、腋毛、陰毛等所有毛髮均脫落，稱為普禿。病程可持續數年，斑禿患者絕大多數可以自癒。

【鑒別診斷】

1. 假性斑禿

是一種炎症性疤痕性脫髮，常繼發於頭皮紅斑狼瘡、扁平苔蘚等炎症性皮膚病，禿髮部位皮膚萎縮、變薄，毛囊口不明顯，禿髮區境界清楚，但邊緣不甚規則。

2. 頭皮限局性硬皮病

皮損區一般不呈圓形或橢圓形，常似刀砍狀，局部頭皮變硬，表面有光澤。

【辨證】

1. 血熱生風

脫髮突然，有脫髮區迅速擴大之勢，部分患者伴有頭昏，心煩，失眠。也有個別患者發生眉毛、鬍鬚脫落的現象；舌質紅，苔薄黃，脈弦數。

2. 氣滯血瘀

病程較長，伴有頭痛，胸脇疼痛，心煩，夜難入睡；舌有瘀斑或紫暗，苔薄白，脈沉細或澀弦。

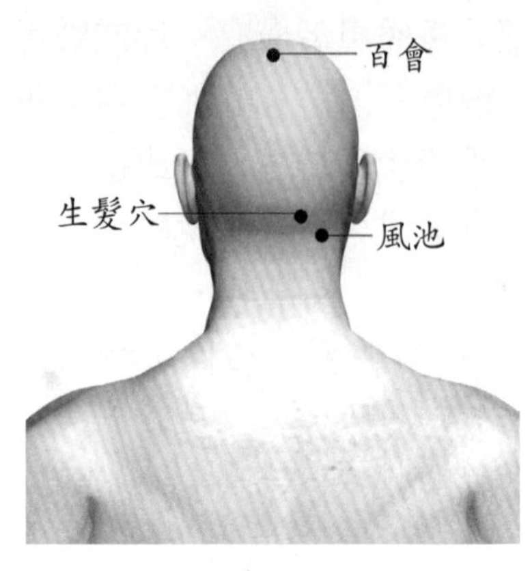

斑禿穴位 1

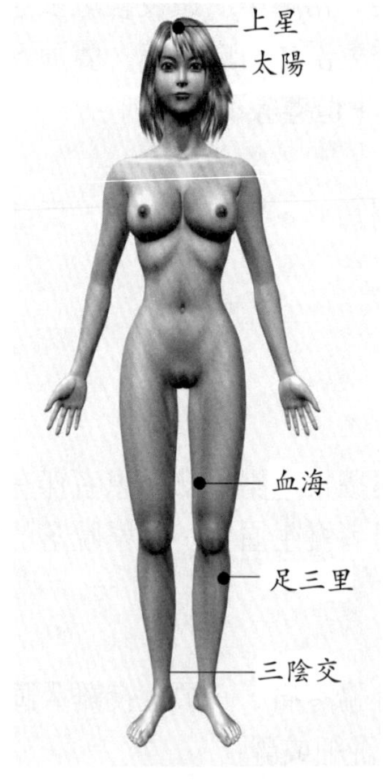

斑禿穴位 2

3. 氣血兩虛

多因病後、產後、久病等體虛而出現的脫髮和脫髮嚴重者，伴有神疲乏力，心悸氣短，面色蒼白，形體消瘦；舌質淡，舌體多胖嫩，脈細弱。

4. 肝腎不足

病程長，患病年齡大，或原本陰虛，脫髮量重，多伴有頭昏耳鳴，失眠多夢，腰膝酸軟；舌淡紅，脈弦細。

【點穴治療】

【取穴】：斑禿區、生髮穴、百會、上星、太陽、血海、三陰交。

【方義】：輕叩斑禿區可疏通局部氣血；生髮穴位於風池與風府連線的中點，有祛風涼血生髮之功；百會、上星既能益氣升陽又能疏通局部氣血；太陽、風池可清血熱祛風邪；三陰交養陰清熱，血

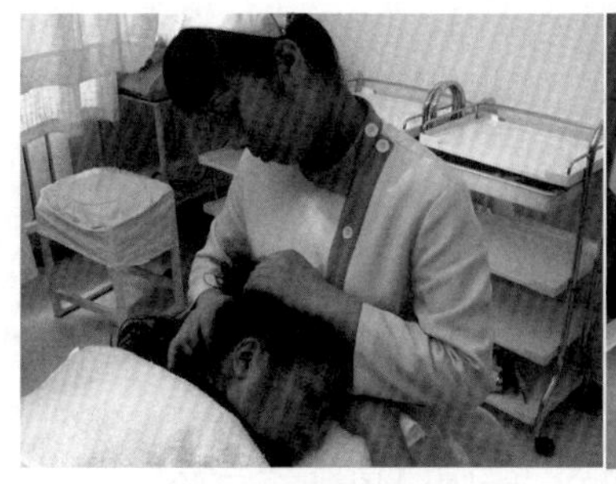

按生髮穴

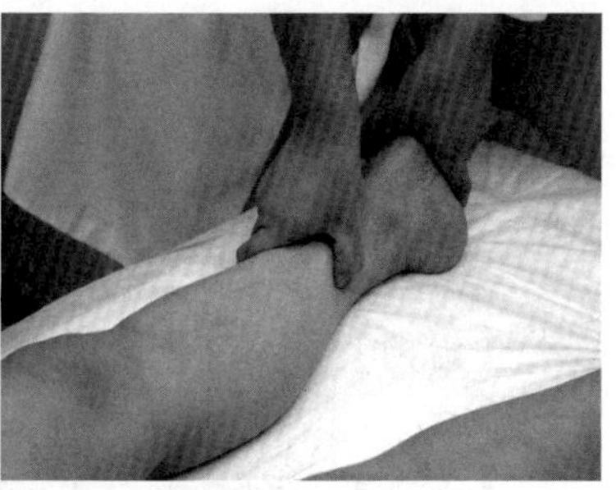

按三陰交穴

海行氣活血。

【操作】：第一步：受術者取坐位，施術者立於其身後，以一手五指微屈，指尖輕叩斑禿區，逐漸增加力度，叩擊100次；第二步：以一手扶頭頂，另一手拇指與食指拿捏雙側生髮穴50次；第三步：以兩手食指或中指分別點揉百會、上星、太陽穴，旋轉式點揉，分別沿順時針、逆時針方向各揉100次。點揉時力度由輕到重，速度由慢到快。第四步：以拇指分別點揉雙側血海、三陰交穴各100次。

血熱者加按風池穴；氣滯血瘀者加揉膈俞；氣血兩虛者加揉足三里，心煩易怒加內關（配穴具體操作見分部點穴套路）。

【簡易操作法】：術者將左手扶住患者前額頭部，用右手拇指、食指用力按壓風池穴下二橫指的頸背兩側皮下肌肉或皮下結節處。每日1次，每次重按1～2分鐘，以受術者感覺到酸痛，全身發熱，前額出汗為度，可堅持1～2個月。

【其他療法】

(一)體針法

1. 血熱生風證

【治則】：涼血熄風，佐以養陰。取陽明經穴及阿是穴為主。

【處方】：斑禿區、生髮穴、太陽、風池、三陰交。

【操作】：斑禿區用平補平瀉，三陰交用補法，其餘穴位用瀉法，中度刺激。每日 1 次，留針 30 分鐘，10 次為 1 療程。

2. 氣滯血瘀證

【治則】：通竅活血散瘀。取太陰經穴及阿是穴為主。

【處方】：斑禿區、膈俞、三陰交、血海、行間。

【操作】：斑禿區用平補平瀉，膈俞用補法，其餘穴位用瀉法，中度刺激。每日 1 次，留針 30 分鐘，10 次為 1 療程。

3. 氣血兩虛證

【治則】：氣血雙補。取督脈、陽明經穴為主。

【處方】：百會、上星、膈俞、足三里。

【操作】：百會、上星用平補平瀉，膈俞、足三里用補法，中度刺激。每日 1 次，留針 30 分鐘，10 次為 1 療程。

4. 肝腎不足證

【治則】：滋補肝腎。取背俞、少陰經穴及阿是穴為主。

【處方】：斑禿區、肝俞、腎俞、關元、足三里、照海。

【操作】：斑禿區用平補平瀉，其餘穴位均用補法，中度刺激。每日1次，留針30分鐘，10次為1療程。

(二)耳針法

【取穴】：腎、肺、神門、交感。

【方法】：常規消毒，深刺得氣，留針30分鐘，每隔10分鐘捻轉1次，隔日針1次。也可用耳穴壓丸法，3日1次，10次為1療程。

(三)穴位注射法

【取穴】：肺俞、腎俞、膈俞、肝俞。

【方法】：每次1～2穴，雙側交替使用。穴位注射當歸注射液或川芎注射液，每穴1毫升，每日1次，5次為1療程。

(四)皮膚針法

1. 先用75%酒精在斑禿區常規消毒後，再用皮膚針輕巧而均勻地叩刺皮損區，直至皮膚輕度發紅，有少許滲血為宜，間隔1～2日叩刺1次。

2. 皮膚針加灸法：局部消毒，用皮膚針叩刺，使之微滲出血，然後用艾條灸，溫度以能忍受為度，約灸10～15分鐘，灸後用生薑塗搽患處，每日1次，10次為1療程。

(五)電皮膚針法

用電皮膚針叩刺斑禿局部和風池穴，致皮膚微紅或微出血為度；再從上至下叩刺脊柱正中，每椎體間橫叩刺10下，每次叩打10～15分鐘，每日1次或隔日1次，10天為1療程，療程間隔7天。

(六)耳穴割治法

【取穴】：內分泌。

【方法】：常規消毒，取尖手術刀割雙耳內分泌區，其深度以不超過耳軟骨為限，割後包紮，每週1次，連割4次為1療程。

(七)中　藥

1. 內服

【四物湯合六味地黃湯加減】：生、熟地各15克，女貞子15克，桑椹子15克，山茱萸12克，山藥12克，菟絲子12克，當歸12克，川芎10克，赤芍10克，丹參10克，澤瀉10克。水煎服，每日1劑，分2次服。本方適用於血熱生風證。

【通竅活血湯加減】：桃仁10克，紅花10克，丹參10克，王不留行10克，赤芍10克，川芎10克，生薑5片，大棗7枚，老蔥3根。水煎服，每日1劑，分2次服。本方適用於氣滯血瘀證。

【八珍湯加減】：人參15克，白朮20克，茯苓20克，熟地10克，白芍12克，當歸15克，川芎10克，肉桂9克，生薑3片，大棗7枚，甘草10克。水煎服，每日1劑，分2次服。本方適用於氣血兩虛證。

【七寶美髯丹加減】：何首烏15克，菟絲子15克，當歸15克，枸杞子15克，懷牛膝12克，補骨脂12克，黑芝麻12克，女貞子10克，旱蓮草10克。水煎服，每日1劑，分2次服。本方適用於肝腎不足證。

2. 外用

毛薑外搽；或川烏粉調醋外塗，每日2～3次；或用鮮生薑切成薄片，烤熱後反覆搽患處，每日1次。

(八)西　藥

禿髮區內用曲安西龍（去炎松）混懸液（10 毫克／毫升）做皮內注射，每次注射數點，每點 0.1～0.2 毫升，每週 1 次，一般注射 3～4 次。

(九)劃痕療法

先用 0.2%碘酊，後用 75%酒精消毒斑禿區。用尖形手術刀，在斑禿皮損區劃痕。每條刀痕長 0.5 公分，相互平行，刀痕間隔 0.3 公分，刀痕深度以劃破真皮淺層為度，指徵是其外觀可見到少量血液滲出，多數是血清溢出。劃痕後用明礬細末撒布創面，並用消毒紗布覆蓋。第 2 次劃痕時，刀痕方向與第 1 次刀痕垂直，使之交織成網狀。每隔 5 天進行 1 次，連續 6 次為 1 療程。

【護理與預防】

1. 保持心情舒暢，解除思想負擔，堅定治癒的信心。

2. 去除發病誘因，注意勞逸結合，做到生活有規律。

3. 注意營養，多食富含維生素的食物，糾正不良的飲食習慣。

4. 注意頭髮的清潔養護，避免用鹼性太強的肥皂洗頭，忌用刺激性強的外用藥物。

第四節　脂溢性脫髮

【臨床表現】

脂溢性脫髮又稱早禿及男性型禿髮，多發於 20～30 歲之間的男性，脫髮一般從前額兩側開始，逐漸向頭頂延伸，頭髮逐漸變得細軟、稀疏，脫落後新生的頭髮越來越細，枯燥無光澤，甚至僅遺留少許毳毛，禿髮區頭皮光滑。也有脫髮先從頭頂開始的。

本病也可見於成年女性，表現為頭頂部頭髮稀疏，很少累及額顳部。大部分患者伴有皮脂溢出或微癢。

【鑒別診斷】

斑禿　突發性斑狀脫髮，位置不固定，大小不一，形態各異，多數發展至錢幣狀或稍大些就不再擴大，絕大多數可以自癒。

【辨證】

1. 肝腎陰虛

頭髮脫落緩慢，頭髮稀疏無光澤，頭皮可癢或不癢，有頭屑，頭暈眼花，腰酸；舌質紅，脈細弱。

2. 脾胃濕熱

平素喜嗜肥甘厚味，頭皮、頭髮和顏面油膩光亮，頭皮瘙癢，脫髮區頭髮細軟，稀少；舌紅苔黃膩，脈滑數。

3. 血虛風燥

頭髮乾枯，早年脫髮，頭皮發癢；舌淡紅，苔薄白，脈細數。

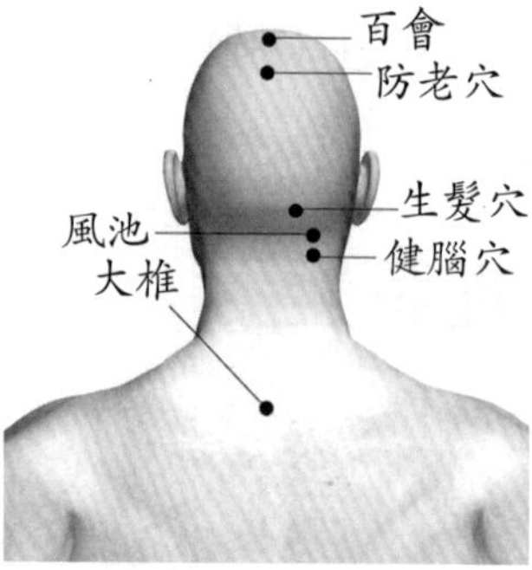

脂溢性脫髮穴位

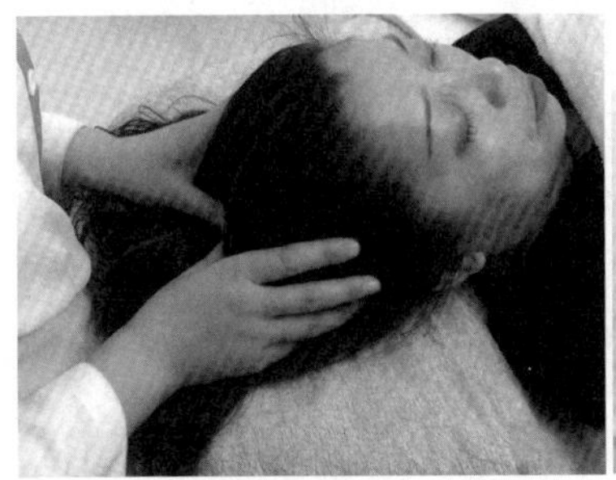
點揉百會穴

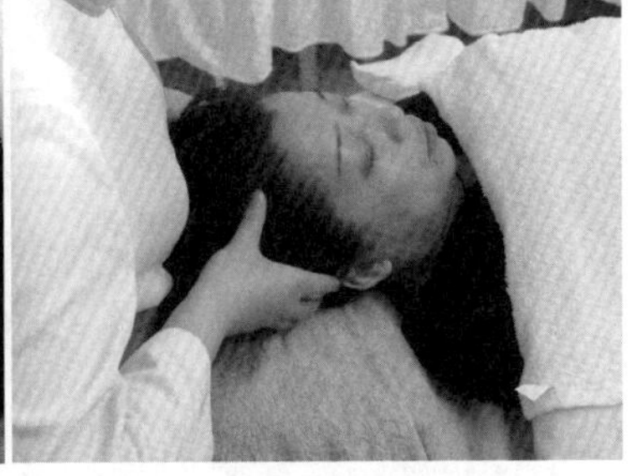
點按頭維穴

【點穴治療】

方法一：

【取穴】：百會、頭維、生髮穴、足三里（見圖7）、三陰交（見圖9）。

【方義】：百會為諸陽之會，可調一生之氣血；頭維、足三里同屬胃經，可補益氣血，頭維還可疏通局部氣血；三陰交健脾養陰；生髮穴位於風池與風府連線的中點，可祛風養血生髮；諸穴共達養血生髮之功。

【操作】：第一步：以食指或中指分別點揉百會、頭維，旋轉式點揉，分別沿順時針、逆時針方向各揉100次。點揉時力度由輕到重，速度由慢到快。第二步：以一手扶頭頂，另一手拇指、食指拿捏雙側生髮穴各50次；第四步：以拇指分別點揉雙側足三里、三陰交穴各100次。

肝腎陰虛者加揉肝俞、腎俞、風池穴；脾胃濕熱者加揉血海；油脂多者加揉上星（具體操作見分部點穴套路）。

方法二：

【取穴】：防老穴屬督脈，位於百會穴後1寸，健腦穴

（雙），屬膽之絡脈，位於風池下 5 分。

【操作】：以食指或中指分別點揉防老穴、健腦穴，旋轉式點揉，分別沿順時針、逆時針方向各揉 100 次。點揉時力度由輕到重，速度由慢到快。

頭皮瘙癢者加揉大椎。兩鬢脫髮者加按頭維（配穴具體操作見分部點穴套路）。

【簡易操作法】：受術者取坐位，施術者立於其身後，用右手拇指、食指揉按其雙側風池穴，每次約 10 分鐘，每日 2 次，堅持一個月。

【其他療法】

(一)體針法

【治則】：健脾養血、理氣生髮。

【處方】：百會、頭維、足三里、三陰交、生髮穴。

【操作】：百會、頭維、生髮穴用平補平瀉法，足三里、三陰交用補法，中度刺激。每日 1 次，留針 30 分鐘，10 次為 1 療程。

(二)頭三針法

【取穴】：防老穴，屬督脈，位於百會穴後 1 寸，健腦穴（雙），屬膽之絡脈，位於風池下 5 分為主穴。兩鬢脫髮者加頭維，頭皮瘙癢者加大椎，油脂分泌增多者加上星。

【操作】：防老穴針尖斜向前方，穿皮刺，針柄的頭部與患者頭皮平，進針 1 分，針感較大。健腦穴針尖斜向下方，進針 2 分。

【療程】：每日或隔日針 1 次，每次留針 15～30 分鐘，10 次為 1 療程。

(三)耳針法

【取穴】：交感、皮質下、腦幹、內分泌、脾、內生殖器。

【方法】：毫針刺，留針 15～20 分鐘，隔日 1 次，10 次為 1 療程。也可用耳穴貼壓法，用酒精棉球在耳廓部脫脂，用 0.5 公分 × 0.5 公分大小的膠布將王不留行固定於穴部。1 次選 1 側，3 天換另 1 側。囑患者每日按壓兩次，每次按壓 3～5 分鐘。10 次為 1 療程，療程間休息 3 天。

(四)皮膚針法

【取穴】：阿是穴。

【方法】：以皮膚針叩刺脫髮區，用中等刺激手法，隔日 1 次。

(五)放血療法

【取穴】：大椎。

【方法】：大椎穴周圍皮膚消毒後，用三棱針點刺 6～8 針，然後拔火罐放血，此法適用於實證、熱證。

(六)中　藥

1. 內服

【生髮湯】：白朮 20 克，澤瀉 10 克，豬苓 10 克，茯苓 10 克，萆薢 15 克，車前子 15 克，當歸 10 克，川芎 15 克，白鮮皮 10 克，桑椹 12 克，生地 20 克，熟地 10 克，首烏藤 20 克。水煎服，每日 1 劑，分 2 次服。本方適用於脾胃濕熱證。

【生地湯】：木瓜 10 克，當歸 10 克，羌活 10 克，旱蓮草 30 克，生地 12 克，熟地 12 克，茯苓 12 克，何首烏 15 克，天麻 15 克，菟絲子 15 克，白芍 15 克，甘草 15 克。水煎服，每日 1 劑，分 2 次服。本方適用於肝腎陰虛證。

【神應養真湯加減】：當歸 15 克，川芎 20 克，白芍 20 克，羌活 10 克，木瓜 10 克，菟絲子 20 克，天麻 12 克，制首烏 20 克。水煎服，每日 1 劑，分 2 次服。本方適用於血虛風燥證。

【中成藥】：肝腎陰虛者用益腎生髮丸、金櫻首烏汁、生髮丸、養血生髮膠囊；血虛風燥者用除脂生髮片；氣血兩虛者用人參養榮丸。

2. 外用

（1）鮮側柏葉、鬧洋花、骨碎補各 10 克，75%酒精 200 毫升，浸泡後外用。

（2）枯礬 5 克，百部 30 克，白酒 100 毫升，浸泡後外用。

（3）硫磺 10 克，枯礬、輕粉各 2 克，10%大黃水 500 毫升，浸泡後外用。

(七)西　藥

1. 口服

維生素（B_6、B_{12}）或複合維生素 B。維生素 B_6 等能調節脂肪酸與脂肪合成的速度，具有抑制頭皮皮脂溢出和刺激頭髮再生的作用。必要時在服 B 族維生素的同時加服雌性激素。脫髮嚴重的還可加服胱氨酸片，每次 50 毫克，每日 3 次。安體舒通：有報導對 90%脂溢性脫髮病人有效。

2. 外用

硼砂 10 克，蘇打 30 克，加溫水 3 千克溶解後洗頭，每晚 1 次，適用於油性脂溢性脫髮。水楊酸 2 克，氯黴素 2 克，75%酒精加到 100 毫升，每晚 1 次外搽，適用於乾性脂溢性脫髮者，或2%雷瑣辛加1%酮康唑外用。

【護理與預防】

1. 少食辛辣油膩之品。多吃新鮮蔬菜、水果及含豐富維生素B的飲食，保持大便通暢。

2. 重視頭部清潔，一般可用硫磺皂或中性肥皂，忌用鹼性肥皂洗頭。洗頭不宜過勤，也不宜搔抓，以免刺激皮脂腺分泌，加重症狀。

第五節　青少年白髮

【臨床表現】

青少年白髮一般指年齡小於40歲的青壯年，除頭髮變白外，無其他症狀。白髮由雙顳部頭髮開始，開始時白髮較少，摻雜出現，以後逐漸增多，可波及整個頭部，甚至全部變白。青少年白髮僅限於頭部，眉毛、睫毛、鬍鬚都不會變白。

【鑒別診斷】

1. 白化病

屬遺傳病。呈先天性全頭白髮，全身毛髮皆為白色。

2. 斑駁性白髮

屬先天性白髮。多見於前頭髮際，呈小片狀局限性，不易消失，亦不發展，終生不變。

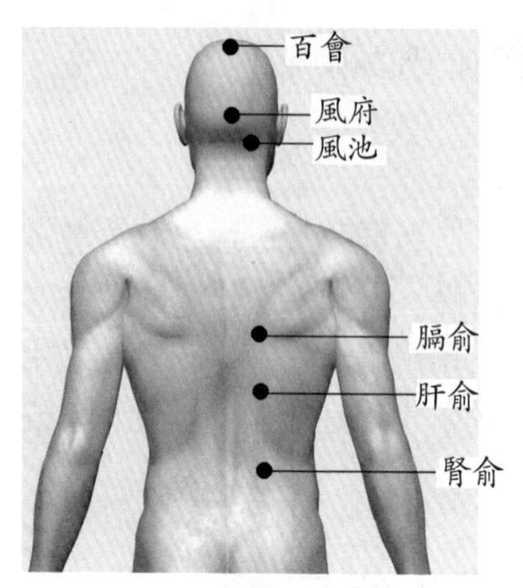

青少年白髮穴位

【辨證】

1. 肝腎不足

頭髮花白漸至全白，稀疏無光澤，伴有頭暈眼花，腰膝酸軟；舌質紅，苔薄白，脈細沉。

2. 氣血虧虛

多見於體弱、大病之後，頭髮花白乾枯，兼有脫髮，伴有面色萎黃，體倦乏力，心悸健忘；舌淡而嫩，脈細弱。

3. 氣滯血瘀

短時間內頭髮大量變白，抑鬱寡歡，善太息，或煩躁易怒，胸脇脹痛，口乾口苦，婦女伴月經不調；舌質暗或有瘀點，脈弦澀。

4. 陰虛血熱

青少年多見，頭髮花白，乾燥易斷，有頭屑脫落，頭皮發癢，伴失眠多夢，五心煩熱；舌紅少苔，脈細數。

【點穴治療】

【取穴】：百會、風池、風府、頭維（見圖6）、肝俞、腎俞。

【方義】：百會為諸陽之會，配風池、風府、頭維可疏風通絡，行氣活血；肝俞、腎俞調補肝腎滋陰養血，榮發烏髮。

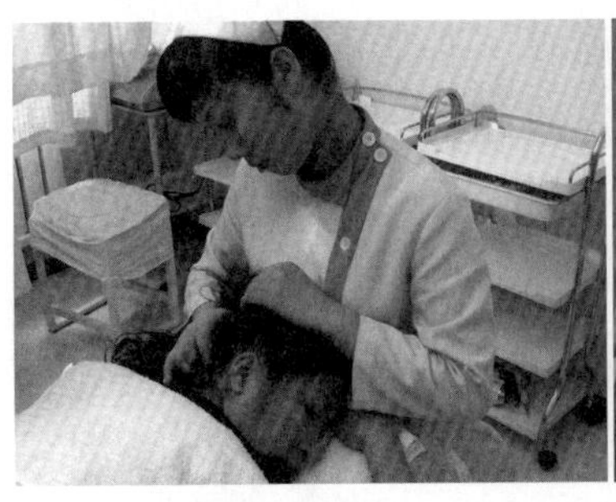
點揉風府穴

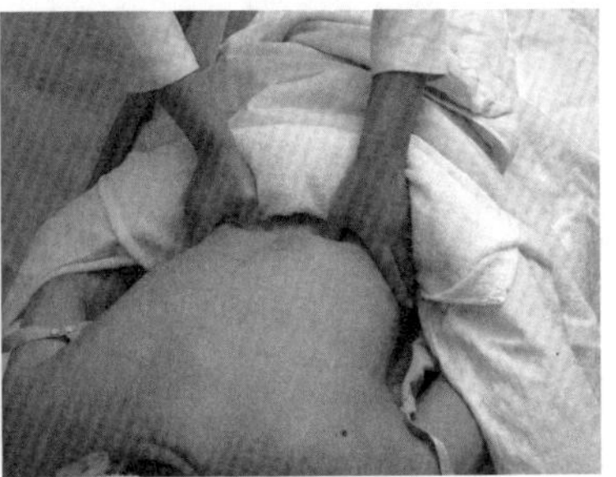
按腎兪穴

【操作】：第一步：以食指或中指分別點揉百會、頭維，旋轉式點揉，分別沿順時針、逆時針方向各揉100次。點揉時力度由輕到重，速度由慢到快；第二步：以一手扶頭頂，另一手拇指、食指拿捏雙側風池穴100次，用拇指點揉風府穴100次；第三步：以拇指分別按揉雙側肝俞、腎俞穴各100次。

陰虛血熱加揉足三里、膈俞；氣滯血瘀加太衝（配穴具體操作見分部點穴套路）。

【簡易操作法】：揉頭皮（《皮膚健美與疾病》）：睡前，用雙手的手指揉搓頭皮，揉搓的次序是先從前額經過頭頂部到枕部，再從額部經雙側太陽穴到枕部，每次按摩1～2分鐘，每分鐘來回揉搓30～40次，以後可以逐步延長到5～10分鐘，每分鐘揉搓的次數也可以相應增加，按摩時用力要適當、均勻。

【其他療法】

(一)體針法

【治則】：滋養肝腎，養血烏髮。

【處方】：百會、風池、風府、頭維、肝俞、腎俞。

【操作】：百會、頭維、風池、風府用平補平瀉法，肝俞、腎俞用補法，中度刺激。每日1次，留針30分鐘，10次為1療程。

(二)耳針法

【取穴】：肝、腎、腦點、交感、皮質下、神門、內分泌。

【方法】：毫針刺，留針15～20分鐘，隔日1次，10次為1療程。也可用耳穴貼壓法，囑患者每日按壓2次，每次按壓3～5分鐘。5日更換1次，雙耳交替使用，10次為1療程。

(三)皮膚針療法

【取穴】：胸椎3～12旁夾脊穴、肝俞、腎俞、膈俞。

【方法】：夾脊穴用中度手法上下叩刺，至皮膚潮紅；肝俞、腎俞、膈俞用較重手法叩刺，至皮膚出現滲血為止，然後加拔火罐。每次30～40分鐘，隔日1次，10次為1療程。

(四)中　藥

1. 內服

【歸脾湯加減】：白朮30克，茯苓30克，黃芪30克，龍眼肉30克，酸棗仁30克，紅參15克，木香15克，炙甘草9克，當歸3克，遠志3克。水煎服，每日1劑，分2次服。本方適用於氣血虧虛證。

【烏髮丸（《美容驗方》）】：當歸90克，黑芝麻90克，女貞子60克，旱蓮草60克，桑椹子60克，側柏葉60克。將上藥研末，煉蜜為丸，每丸9克，每晚服1丸。本方適用於肝腎不足證。

【烏髮湯（《美容驗方》）】：柴胡 12 克，當歸 9 克，赤芍 12 克，白朮 12 克，香附 12 克，陳皮 9 克，遠志 12 克。水煎服，每日 1 劑，分 2 次服。本方適用於氣滯血瘀證。

【涼血烏髮湯】：生地 15 克，赤芍 15 克，丹皮 12 克，地骨皮 12 克，桑寄生 12 克，香附 12 克，枸杞子 15 克，桑椹子 15 克。水煎服，每日 1 劑，分 2 次服。本方適用於陰虛血熱證。

2. 外用

（1）細辛、續斷、皂莢、石南草、澤蘭、厚朴、烏頭、莽草、蜀椒、白朮各 60 克，杏仁 15 克（去皮）。諸藥先用酒浸一宿，然後加入豬油 2000 克，共煎成膏，去渣取膏。用以搽頭。

（2）神枕法（《飲膳正要》）：川芎、桔梗、白薇、荊實、辛夷、杜衡、白朮、槁本、木蘭、蜀椒、肉桂、乾薑、防風、人參、當歸、白芷、肉蓯蓉、飛廉、柏子仁、薏苡仁、款冬花、白衡、秦艽、烏頭、附子、藜蘆、皂莢、藺草、礬石、半夏、細辛各 30 克切碎製成藥枕，枕之以眠。

(五)西　藥

可服用複合維生素 B。

(六)飲食療法

1. 菟絲子粥（《中華臨床藥膳食療學》）

菟絲子 15 克，茯苓 15 克，石蓮肉 10 克，黑芝麻 15 克，合紫珠米 100 克及適量食鹽，熬煮成粥。每日 1～2

次，可連服 10～15 日。

2. 黑豆雪梨湯（《中華臨床藥膳食療學》）

黑豆 30 克，雪梨 1～2 個切片後同煮，文火燉至爛熟。每日 2 次，連用 15～30 日。

3. 白髮患者宜常食以下食物

動物肝臟、柿子、番茄、土豆、黑豆、黑米、黑木耳、黑芝麻、核桃、桑椹子、大棗、枸杞子等。

【護理與預防】

1. 保持愉快的心情，切忌悲觀失望。

2. 注意調整飲食，切勿偏食，多食一些富含維生素 B 及銅、鐵等微量元素的食物。

第六節　黃褐斑

【臨床表現】

黃褐斑是指顏面部出現淡褐色或褐色的色素沉著。淡褐色或褐色斑塊，形狀不規則，常對稱分佈於顴、頰、前額、鼻或上唇等部位，多呈蝴蝶形，無自覺症狀。日曬後皮損顏色加深，常在春夏季加重，秋冬季則減輕。

【鑒別診斷】

1. 雀斑

色素斑點較小，顏色較深，多呈圓形或橢圓形，多發於青少年女性，有家族史。

2. 黑變病

多數有焦油類化合物接觸史或與使用化妝品有關，好發於前額，顳部和頸側，色素斑上常有糠狀鱗屑。

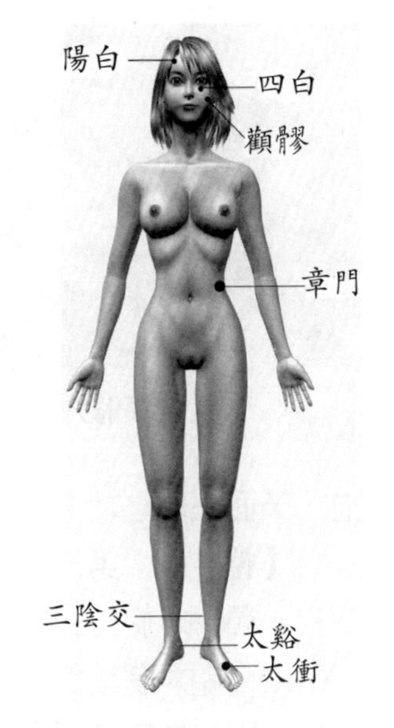

黃褐斑穴位

【辨證】

1. 肝鬱氣滯

顏面出現黃褐色斑片，腰膝酸軟，或急躁易怒，胸脇脹痛；舌質暗，苔薄白，脈沉細。

2. 腎精虧虛

黃斑褐黑，伴腰膝酸軟，倦怠無力，身體羸瘦；舌紅苔少，脈沉細。

3. 脾虛濕阻

面部斑片呈黃褐色，伴神疲，納呆，脘腹脹悶，或帶下清稀；舌淡苔膩，脈弦緩。

【點穴治療】

【取穴】：皮損部位、四白、顴髎、肝俞、腎俞、太衝、三陰交。

【方義】：點揉皮損部位、四白、顴髎，既可以疏通局部氣血，也可以補脾胃、益氣血；肝俞、腎俞補養肝腎，調理氣血；太衝為足厥陰肝經原穴，三陰交為三陰經交會穴，兩穴有舒肝解鬱，調理氣血的作用，諸穴相配共達疏通氣

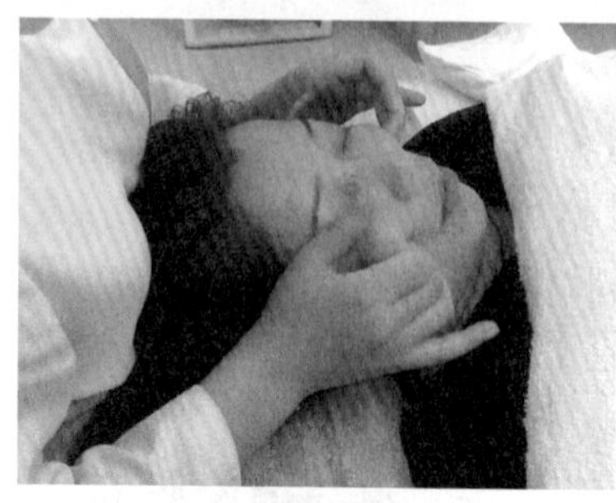
點按顴髎穴

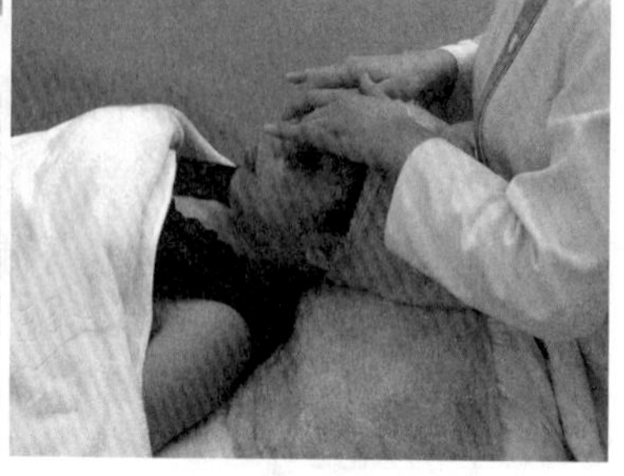
按皮損部位

血，榮面祛斑之功。

【操作】：第一步：以食指或中指分別點揉皮損部位、四白、顴髎，旋轉式點揉，分別沿順時針、逆時針方向各揉100次。點揉時力度由輕到重，速度由慢到快。第二步：以拇指分別按揉雙側肝俞、腎俞穴各100次。第三步：以拇指分別點揉雙側太衝、三陰交穴各100次。

胸脇脹痛加揉章門；頭暈、耳鳴點按懸鍾、太谿（（配穴具體操作見分部點穴套路）。

【簡易操作法】：以食指或中指分別點揉陽白、顴髎100次，順時鐘方向和逆時鐘方向各50次，褐斑局部周圍的穴位重點按壓，適當增加次數。雙耳加揉肝、腎、內分泌、皮質下、交感穴。

【其他療法】

(一)體針法

1. 肝鬱氣滯證

【治則】：疏肝解鬱，理氣活血。取厥陰、任脈經穴為主。

【處方】：皮損部位、行間、太衝、氣海、三陰交。

【操作】：皮損部位用美容針圍刺，平補平瀉；其餘穴位用瀉法，中度刺激。每日 1 次，每次留針 20～30 分鐘，10 次為 1 療程。

2. 肝腎陰虛證

【治則】：補益肝腎，滋陰養血。取太陽、任脈經穴為主。

【處方】：皮損部位、肝俞、腎俞、足三里、關元、命門。

【操作】：皮損部位用美容針圍刺，平補平瀉法；其餘穴用補法，中度刺激。每日 1 次，每次留針 20～30 分鐘，10 次為 1 療程。

3. 脾虛濕阻證

【治則】：健脾利濕，益氣通絡。取太陰、太陽經穴為主。

【處方】：皮損部位、脾俞、腎俞、三陰交、足三里。

【操作】：皮損部位用美容針圍刺，平補平瀉法，其餘穴用補法，中度刺激。每日 1 次，每次留針 20～30 分鐘，10 次為 1 療程。

(二)刺絡拔罐法

以大椎穴為三角形頂點，以兩肺俞穴為三角形另外兩個點，所形成的等腰三角形為刺絡拔罐區。用皮膚針在三角區內叩刺，每次選 1～2 個叩刺點，每個叩刺點上形成 15 個左右小出血點，叩刺後用 2 號玻璃罐，採用閃火法於叩刺點拔罐。隔日 1 次，10 次為 1 個療程。

(三)耳針法

【取穴】：腎、肝、脾、肺、緣中、腎上腺、內分泌、面頰。

【配穴】：月經不調加內生殖器、卵巢，男性加前列腺。

【方法】：每次選用2～3穴，單耳埋針，雙耳交替，每週2～3次。也可用耳穴壓丸法，3日1次，10次為1療程。

(四)中藥

1. 內服

【疏肝活血湯加減】：柴胡10克，薄荷10克，黃芩10克，梔子10克，歸尾10克，赤芍10克，紅花10克，白朮9克，陳皮9克，川芎10克，甘草6克。水煎服，每日1劑，分2次服。本方適用於氣滯血瘀證。

【六味地黃丸加減】：熟地20克，山藥20克，山茱萸10克，茯苓10克，丹皮10克，澤瀉10克，白芍20克，制首烏10克，益母草20克。水煎服，每日1劑，分2次服。本方適用於肝腎陰虛證。

【參苓白朮散加減】：人參10克，茯苓10克，白朮10克，薏苡仁10克，山藥20克，扁豆10克，雞血藤10克，紅花10克，當歸10克。水煎服，每日1劑，分2次服。本方適用於脾虛濕阻證。

2. 外敷　玉容散（《醫宗金鑒》）

白牽牛、白蘞、白細辛、甘松、白鴿糞、白及、蓮心、白芷、白朮、白僵蠶、白茯苓、白丁香、白附子、鷹條白、白扁豆各30克，荊芥、獨活、羌活、防風各15

克。共研細末，每用少許，放手心內，以水調糊塗面上，20分鐘後再以水洗面，早晚各1次。

(五)西藥外用

皮損局部可外用脫色劑如3%過氧化氫溶液等。亦可用含0.5%維A酸、5%氫醌和0.1%地塞米松的複方軟膏。

【護理與預防】

1. 注意飲食調理，多食蔬菜和水果，補充維生素C，忌食辛辣刺激物，少食油膩性食物。

2. 保持心情舒暢，避免不良刺激，忌憂思惱怒。

3. 避免日光曝曬，忌濫用化妝品及外搽刺激性藥物。

4. 勞逸結合，豁達大度，避免長期、過度的精神緊張。

5. 黃褐斑的治療過程時間較長，要堅持治療。

第七節　雀　斑

【臨床表現】

本病多自5歲左右開始出現皮疹，隨年齡增長而逐漸增多，至青春期達到高峰，而後又逐漸減少。皮損為黃褐色或褐色斑點，如針尖至米粒大小，呈圓形或橢圓形，境界清楚，數目多少不定，不高出皮膚，既無紅腫，亦無脫屑。

好發於面部，尤以鼻梁部及顴頰部為多，對稱分佈。日曬後顏色加深，數目增多，因此春夏季較重，秋冬季較輕。

【鑒別診斷】

1. 雀斑樣痣

發病較早，往往在1～2歲開始發生，皮損與日曬、季節無關，可發於任何部位。組織病理學檢查表皮黑色素細胞增多，可見痣細胞。

2. 黃褐斑

皮損分佈於顴、頰、前額、鼻或上唇等部位，形狀不規則，大小不等，可融合成片，多呈蝴蝶形。

【辨證】

1. 腎水不足

多有家族病史，自幼發病，皮損色澤淡黑，以鼻為中心，對稱分佈於顏面，無自覺症狀；舌脈如常人。

2. 風邪外搏

多見於青年女性，皮損呈針尖、粟粒大小黃褐色或咖啡色斑點，以顏面、前臂、手背等暴露部位為多，夏季或日曬後加劇，無自覺症狀；舌脈正常。

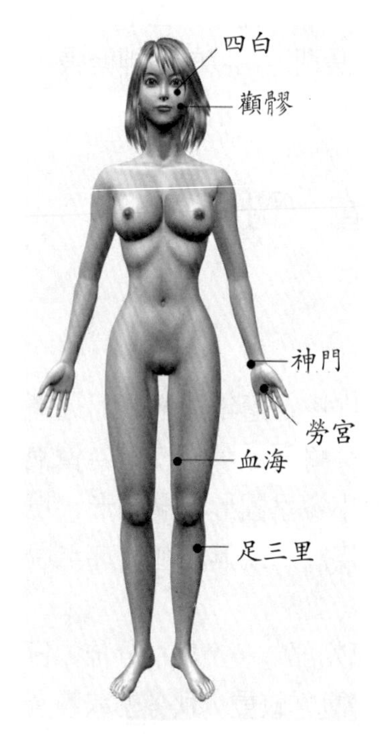

雀斑穴位

【點穴治療】

【取穴】：四白、顴髎、

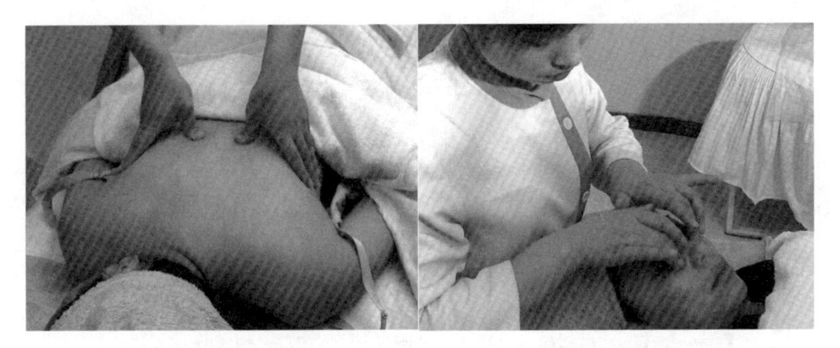

點按脾俞穴　　按四白穴

腎俞（見圖 14）、脾俞（見圖 14）、血海、足三里。

【方義】：點揉四白、顴髎，既可以疏通局部氣血，也可以補脾胃，益氣血；腎俞補益腎氣，腎氣旺盛，則精血充足；脾俞健脾，合血海以滋陰養血；足三里可調補氣血。諸穴相配可滋陰養血，榮面祛斑。

【操作】：第一步：以食指或中指分別點揉四白、顴髎，旋轉式點揉，分別沿順時針、逆時針方向各揉 100 次。點揉時力度由輕到重，速度由慢到快。第二步：以拇指分別按揉雙側脾俞、腎俞穴各 100 次。第三步：以拇指與其餘四指分別拿揉雙側血海、足三里穴各 100 次。

頭暈心悸加百會、神門；五心煩熱加勞宮；大便乾結加支溝（配穴具體操作見分部點穴套路）。

【其他治法】

(一)體針法

1. 腎水不足證

【治則】：滋陰補腎，養顏祛斑。取太陽、太陰經穴為主。

【處方】：腎俞、脾俞、血海、三陰交、足三里。

【操作】：針刺用補法，中度刺激，每日1次，每次留針20～30分鐘，10次為1療程。

2. 風熱阻絡證

【治則】：祛風清熱，涼血活血。取督脈、太陽、陽明經穴為主。

【處方】：大椎、風池、曲池、三陰交。

【操作】：針刺用瀉法，中度刺激。每日1次，留針20～30分鐘，10次為1療程。

(二)電針法

【取穴】：迎香、印堂、神庭、巨闕、合谷、足三里、三陰交。

【方法】：面部穴位選擇美容針，體穴按常選用28～30號毫針。面部穴位進針時，針體與皮膚呈30°角，快速進針，不行手法，留針20分鐘。體穴刺入得氣後，施以平補平瀉手法3～5分鐘，然後接G-6805電療儀，疏密波，每日1次，每次15分鐘，10次為1療程。

(三)火針法

【取穴】：阿是穴。

【方法】：患者仰臥，局部常規消毒，先行局部麻醉。視雀斑色素深淺、斑點大小，分別選用粗、中、細三種型號的平頭火針，在酒精燈上燒至針頭變紅發亮，對準斑點點刺，動作要輕、快、準。斑點變白色後結痂，過1～2週後結痂脫落，斑點消失，不留疤痕。1個月後再對個別遺漏的斑點進行補刺。

(四)耳針法

【取穴】：肺、心、肝、腎上腺、皮質下、面頰。

【方法】：每次選用2～3次，單耳埋針，雙耳交替，每週2～3次。也可用耳穴壓丸法，3日1次，10次為1療程。

(五)灸 法

【取穴】：合谷、曲池、足三里、三陰交。

【方法】：用艾條在穴位上用溫灸法或雀啄灸法，每日1次，每次15～20分鐘。10次為1療程。

(六)中 藥

1. 內服

【六味地黃丸加減】：熟地、山藥各15克，山茱萸、丹皮、茯苓、當歸、丹參各10克，甘草6克。水煎服，每日1劑，分2次服。本方適用於腎水不足證。

【犀角升麻丸加減】：水牛角30克，升麻、防風、羌活，生地各12克，白附子、白芷、川芎、紅花、黃芩、當歸、知母各10克。水煎服，每日1劑，分2次服。本方適用於風邪外搏證。

2. 外敷

【時珍正容散（《醫宗金鑒》）】：皂角20克，紫背浮萍20克，烏梅肉10克，甜櫻桃枝20克，鷹矢白6克。上藥共研細末，鮮乳汁或水調為糊，外塗，每日1～2次。

【玉肌散（《外科正宗》）】：綠豆250克，滑石、白芷、白附子各6克。共研為細末，每日取10克左右，溫水調，擦洗患處後，再塗潤肌膏。

【潤肌膏（《外科正宗》）】：當歸15克，紫草3

克，麻油 120 克，黃蠟 15 克，前二藥與麻油同熬，藥枯濾清，將油再熬，入黃蠟化盡，傾入碗中，晾涼後使用。

(七)西藥外用

1. 脫色法

10%過氧化氫或 10%次硝酸軟膏塗患處，可使雀斑顏色變淡。

2. 腐蝕療法

25%石炭酸乙醚或 30%三氯乙酸溶液點塗。使用腐蝕療法一定要由有經驗的醫務人員操作，寧淺勿深；若使用不當，可形成瘢痕及色素沉著。

【護理與預防】

1. 避免日光曝曬，夏季外出時，應帶遮陽傘、帽。
2. 不宜濫用外用藥，以免損傷面容。
3. 保持心情舒暢，避免不良刺激。

第八節　凍　瘡

【臨床表現】

本病多見於兒童、婦女或周圍血循環不良者。好發於肢體末端或暴露部位如：手指、手背、耳廓、面頰、足趾、足跟等處，常兩側分佈。損害開始為局限性紅斑或暗紫紅色腫脹，境界不清，皮溫低，遇熱後自覺搔癢、灼痛。重者腫脹加劇，表面可發生水疱，破裂後形成糜爛或潰瘍，自覺疼痛，癒後出現色素沉著或萎縮性疤痕。

【鑒別診斷】

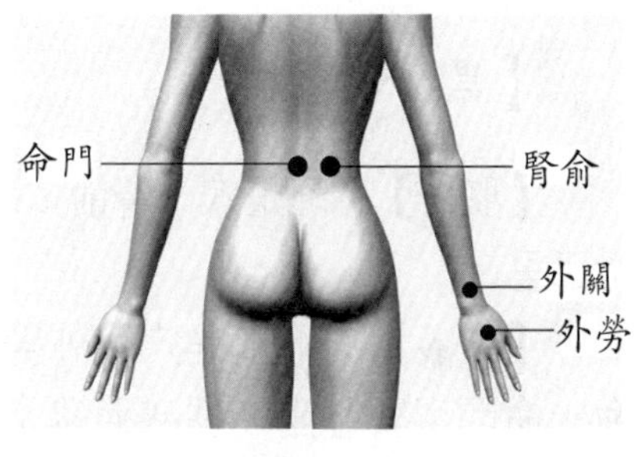

凍瘡穴位

多型性紅斑

常對稱分佈於四肢的遠端，皮疹呈多形性，呈虹膜狀或靶形，伴有關節痛。多發於春秋季，一般2～3週可癒，與寒冷季節無關。

【辨證】

1. 寒邪凝滯

形寒肢冷，局部麻木，感覺遲鈍，喜暖；舌淡苔白，脈沉細。

2. 氣血兩虛

少氣懶言，疲乏無力，患處暗紅微腫，灼痛瘙癢；舌暗紅苔黃，脈細數。

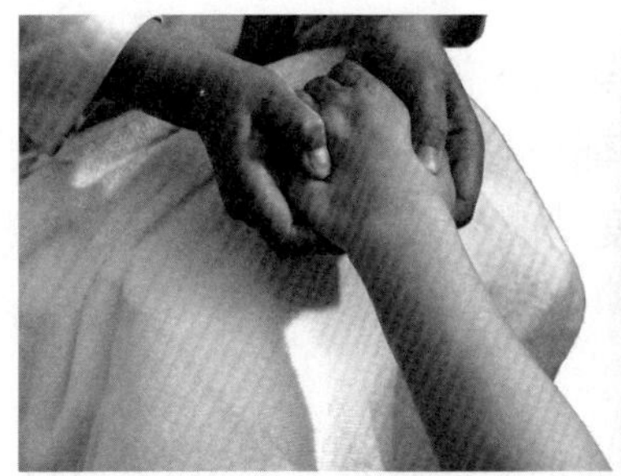
按揉手部阿是穴

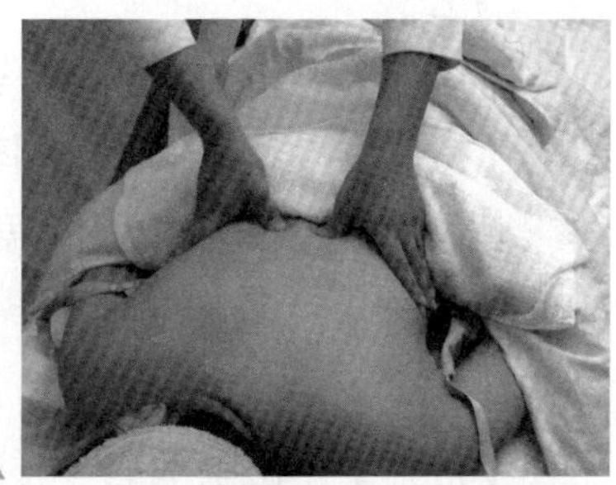
按腎俞穴

【點穴治療】

【取穴】：阿是穴、腎俞、命門、外關、外勞、絕骨、足三里。

【方義】：取阿是穴、外勞穴可疏通局部氣血。取腎俞、命門溫腎壯陽，祛寒通絡；絕骨、外關宣通手足部氣血，活血通絡，此謂「通則不痛」。足三里可鼓舞中氣，培生化之源；諸穴共達濡養經脈，止痛消腫之功。

【操作】：第一步：以食指或中指分別點揉阿是穴（即已患或曾患凍瘡部位）100 次。點揉時力度由輕到重，速度由慢到快。第二步：以拇指分別按揉雙側命門、腎俞穴各100 次。第三步：以拇指分別點揉雙側外關、外勞、絕骨、足三里穴各 100 次。

【其他療法】

(一)體針法

1. 寒邪凝滯證

【治則】：溫經散寒，行氣活血。取背俞、陽明、少陽經穴為主。

【處方】：腎俞、命門、絕骨、外關、阿是穴。

【操作】：腎俞、命門用補法並可加灸，阿是穴用圍刺法，其餘穴用平補平瀉，中度刺激。每日 1 次，每次留針20～30 分鐘，10 次為 1 療程。

2. 氣血兩虛證

【治則】：滋陰補氣，養血通絡。取陽明、太陰經穴為主。

【處方】：三陰交、脾俞、足三里、太谿。

【操作】：針用補法，中度刺激。每日 1 次，每次留針 20～30 分鐘，10 次為 1 療程。

(二)揚刺加灸法

【取穴】：阿是穴。

【方法】：選用 28 號 1.0～1.5 寸毫針。局部常規消毒，左手將凍瘡中心固定，右手持針快速直刺入皮下，直達凍瘡結節根部，然後在凍瘡邊緣四周上、下、左、右各斜向凍瘡中心橫透刺入一針，有針感為佳，無針感亦不行手法。最後在直刺的一針上加溫針灸 3 壯，留針 20 分鐘後出針，每日 1 次，連續治療 5 次為 1 療程。

(三)皮膚針放血法

【取穴】：阿是穴。

【方法】：局部發癢部位，消毒後以皮膚針叩刺，輕輕擠壓出血。隔日 1 次，5 次為 1 療程。

(四)灸　法

【取穴】：阿是穴。

【方法】：用艾條在局部用溫和灸或雀啄灸法，或用隔薑灸，每次 10～15 分鐘（或 3～5 壯）每日 1 次，10 次為 1 療程。

(五)穴位注射法

【取穴】：合谷、太谿。

【方法】：當歸注射液或川芎注射液或丹參注射液。針刺得氣後，每穴注入藥液 0.5～1 毫升，隔日 1 次，5 次為 1 療程。

(六)中　藥

1. 內服

【人參養榮湯加減】：白芍 30 克，當歸 20 克，陳皮 10 克，黃芪20 克，桂心 10 克，人參 10 克，白朮 20 克，川芎 20 克，防風 15 克，甘草 10 克。水煎服，每日 1 劑，分 2 次服。本方適用於寒邪凝滯證。

【知柏地黃丸加減】：生、熟地各 20 克，山茱萸 20 克，山藥 20 克，澤瀉 10 克，茯苓 15 克，丹皮 15 克，知母 10 克，黃柏 10 克，炙甘草 10 克。水煎服，每日 1 劑，分 2 次服。本方適用於氣陰兩虛證。

2. 外用

（1）薑汁輕揉按摩患處，每日 3 次。

（2）當歸、紅花、川烏、草烏各 10 克，透骨草 12 克，煎汁先蒸後浸泡，每日 3 次。

(七)西　藥

局部：未破潰者用 10%樟腦軟膏，或酒精，或松節油每日外塗患處；已破潰者用 0.1%利凡諾液，或紅黴素軟膏，或新黴素軟膏外塗。

【護理與預防】

1. 加強對冷環境的適應能力，堅持冷水洗臉、泡手。堅持日常體育鍛鍊，促進血液循環，提高機體對寒冷的適應性。

2. 受凍後不可立即放入熱水中浸泡或用火烤，以防潰爛成瘡。

3. 凍瘡發癢時，切忌用手搔抓，以免破損；已破潰時，更應注意清潔消毒，保持乾燥預防感染。

4. 加強營養，多補充高蛋白及高維生素的食物。

5. 對已患過凍瘡的部位暑天用獨活膏敷貼或選用大蒜、生薑等輕輕摩擦患處，至皮膚發熱即可。若起水疱，則用針挑破，使液體流出。

第九節 蕁麻疹

【臨床表現】

根據病程長短，本病可分為急性和慢性兩類，急性蕁麻疹在短期內能痊癒，慢性蕁麻疹則反覆發作達幾個月以上。

急性蕁麻診發病急驟，皮膚突然發癢，隨即出現形狀不一、大小不等的風團，呈淡紅色或白色，邊界清楚，周圍有紅暈，皮膚凹凸不平，呈橘皮樣。風團在數分鐘或數小時後自然消退，不留痕跡，此起彼伏，一日之內可發作數次。一般在 2 週內可停止發作。部分患者可伴有噁心、嘔吐、頭痛、腹痛、胸悶等全身症狀。

慢性蕁麻疹則病情纏綿，風團時有時無，反覆發作，全身症狀一般較輕，可長達數月或數年之久。

另外，臨床上還有幾種特殊類型的蕁麻疹，如皮膚劃痕症、寒冷性蕁麻疹、膽鹼能性蕁麻疹、日光性蕁麻疹和壓迫性蕁麻疹。

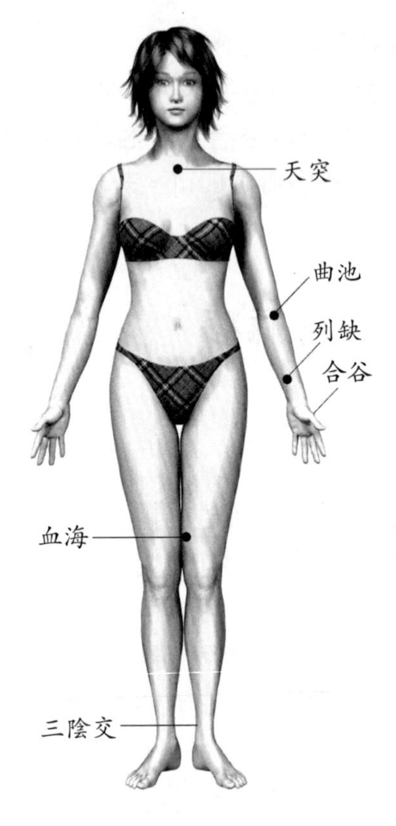

蕁麻疹穴位

【鑒別診斷】

丘疹性蕁麻疹

多發於兒童和青少年，在溫暖季節裏發病，皮損呈紡錘形，中心有水疱，瘙癢明顯，好發於四肢、腹部、腰背部。

【辨證】

本病總屬本虛標實，急性期多為實證，久病可虛實相兼；發作時以實證為主，緩解期多見虛證，或虛實兼見。可分以下證型：

1. 風邪外襲

發病迅速，全身瘙癢，皮疹形狀，大小不等，呈淡紅色或白色，邊界清楚，此起彼伏，伴身熱、口渴、咳嗽、肢體酸楚；苔薄白或薄黃，脈濡細。

2. 胃腸積熱

皮疹出現的同時，伴有發熱、脘腹脹痛、神疲納呆、大便秘結或腹瀉等症；舌紅苔黃膩，脈滑數。

3. 血虛生風

皮疹時隱時現，反覆發作，勞累後加劇，遷延數月或

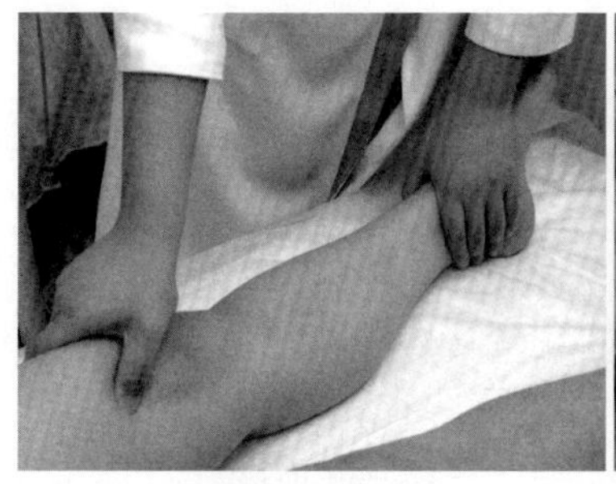

點揉血海穴

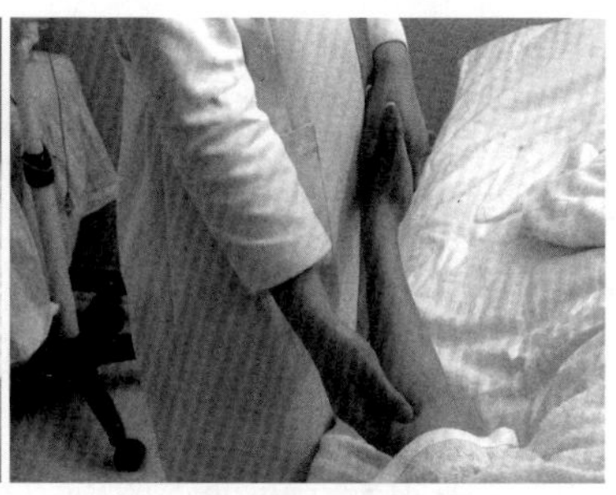

拿揉曲池穴

數年，伴神疲乏力；舌質淡苔薄，脈濡細。

【點穴治療】

【取穴】：曲池、合谷、血海、三陰交、膈俞（見圖14）。

【方義】：本病為風邪遏於肌表，曲池、合谷同屬陽明經，可疏風活血；血海、三陰交屬足太陰經，主血分病，能調營活血；膈俞為血會穴，有活血祛風的作用；諸穴共奏疏風和營之功。

【操作】：第一步：以拇指與食指分別拿揉曲池、合谷，拿時力度由輕到重，速度由慢到快，每穴揉100次。第二步：以拇指分別按揉雙側膈俞穴各100次。第三步：以拇指分別點揉雙側血海、三陰交穴各100次。

熱重加大椎；寒重加風池；咳嗽加列缺；呼吸困難配天突（配穴具體操作見分部點穴套路）。

【其他療法】

(一)體針法

1. 風邪外襲證

【治則】：疏風解表、活血和營。取陽明、太陰經穴為主。

【處方】：曲池、合谷、血海、三陰交、膈俞。

【操作】：針刺用瀉法，中度刺激。每日 1 次，每次留針 20～30 分鐘，10 次為 1 療程。

2. 胃腸積熱證

【治則】：疏風祛邪、通腑瀉熱。取陽明經穴為主。

【處方】：中脘、上巨虛、合谷、足三里。

【操作】：針刺用瀉法，中度刺激。每日 1 次，每次留針 20～30 分鐘，10 次為 1 療程。

3. 血虛生風證

【治則】：調補氣血、養陰潤燥。取太陰、陽明經穴為主。

【處方】：血海、膈俞、足三里、三陰交、太谿。

【操作】：針刺用補法，中度刺激。每 10 日 1 次，每次留針 20～30 分鐘，10 次為 1 療程。

(二)皮膚針法

【取穴】：風池、血海、夾脊（胸 2～5，骶 1～4）。

【方法】：風池、血海重叩至點狀出血；夾脊穴上下輕叩，至皮膚潮紅。每日 1 次，每次叩打 20 分鐘。

(三)耳針法

【取穴】：肺、腎上腺、枕、神門、胃。

【方法】：毫針刺，每次選取 3～4 穴，中等強度捻轉，每日 1 次，每次留針 30 分鐘。亦可用揿針埋藏或王不留行貼壓，隔 2～3 日 1 次，5 次為 1 療程，療程間休息 3 天。

(四)拔罐法

【取穴】：神闕

【方法】：用大號玻璃罐以神闕為中心拔火罐，留罐 10～20 分鐘，至穴位局部充血。每日治療 1 次，5 次為 1 療程。

(五)刺絡放血法

【取穴】：曲澤、委中、大椎、風門。

【方法】：每次治療可選用 1 個四肢穴及 1 個軀幹穴。用三棱針對準穴位的瘀血絡脈快速淺刺，立即加拔火罐，留罐 10 分鐘。急性者每日 1 次，5 次為 1 療程；慢性者 1 週 1 次，10 次為 1 療程。療程間休息 3 天。

(六)穴位注射法

【取穴】：合谷、曲池、血海、三陰交、大椎、膈俞。

【方法】：每次選用 1～2 穴。用複方丹參或當歸注射液，或用加入抗凝劑的注射器抽取自身靜脈血，注入穴位，每穴 1～2 毫升。隔日 1 次，5 次為 1 療程，療程間休息 3 天。

(七)灸法

【取穴】：血海、膈俞、神闕。

【方法】：點燃艾條一端，隔薑懸灸，每穴 10 分鐘，以局部皮膚紅潤為度。每日 1 次，10 次為 1 療程。

(八)磁療法

【取穴】：大椎、手三里、足三里、三陰交。

【方法】：選用直徑7～8毫米，厚度3～4毫米，表面磁場為2000GS，圓形鈷磁片。將「N」極貼敷於穴位上，「S」極用膠布固定。貼2～3天取下，間歇1天，15天為1療程。

(九)鐳射治療

【取穴】：曲池、血海、三陰交。

【方法】：以氦一氖雷射器光束照射穴位，功率5毫瓦，輸出電流7毫安培，照射距離20公分，每穴5分鐘，每日1次，5次為1療程。

(十)穴位埋線

【取穴】：膻中。

【方法】：常規消毒，2%普魯卡因局麻，用穿有1號羊腸線的皮膚縫合針在膻中穴下的1公分進針，在穴上約1公分出針，剪斷露出皮外之腸線，紗布覆蓋膠布固定。第7天如前法在第1次埋線處左側旁開約0.5公分做平行埋線；再過7天，又在右側做同樣方法埋線。

(十一)放血療法

【取穴】：耳尖（雙）、中指尖（雙）、足二趾尖（雙）。

【方法】：常規消毒，用三棱針刺之，捏出少許血液，每3日1次。

(十二)中　藥

1. 內服

【銀翹散加減】：連翹12克，金銀花12克，苦桔梗10

克，薄荷 10 克，竹葉 12 克，防風 10 克，白蒺藜 10 克，牛蒡子 15 克，苦參 10 克，蟬蛻 10 克，地膚子 10 克。水煎服，每日 1 劑，分 2 次服。本方適用於風邪外襲證。

【防風通聖散加減】：防風 10 克，連翹 12 克，薄荷 10 克，川芎 10 克，白芍 20 克，梔子 20 克，大黃 6 克，芒硝 10 克，石膏 10 克，黃芩 10 克，桔梗 10 克，青蒿 15 克，生甘草 10 克。水煎服，每日 1 劑，分 2 次服。本方適用於胃腸積熱證。

【當歸補血湯合六味地黃丸加減】：當歸 20 克，黃芪 10 克，生地 20 克，山藥 10 克，茯苓 15 克，澤瀉 10 克，丹皮 20 克，赤、白芍各 20 克，防風 10 克，白朮 10 克，炙甘草 10 克。水煎服，每日 1 劑，分 2 次服。本方適用於血虛生風證。

2. 外用

蒼耳子 3 份，蛇床子 2 份，白鮮皮、蟬蛻各 1 份加水煎藥汁外搽，每日 3 次。

(十三)西　藥

1. 全身

抗組胺藥物如苯海拉明、撲爾敏、息斯敏等。如病情急，皮疹廣泛或有呼吸困難者，可立即皮下注射 0.1%腎上腺素 0.3～0.5 毫升，然後內服或注射抗組胺製劑數日。

2. 局部

患處用爐甘石搽劑。

【辨證調護】

1. 對慢性蕁麻疹應查明原因，積極治療原發病，如慢性感染灶、腸道寄生蟲、內分泌失調等。

2. 出現胸悶、呼吸困難等，應採取綜合治療手段治療。

3. 避免接觸致敏食物或藥物，忌食魚、蝦、蟹、蔥、蒜辛辣等刺激性食物，少飲酒、濃茶、咖啡等飲品。

4. 保持心情舒暢，避免寒冷刺激。

第十節　濕　疹

【臨床表現】

根據皮損表現可將濕疹分為急性、亞急性和慢性三期，急性和慢性濕疹有明顯的特徵，亞急性期常是急性期緩解的過程或是向慢性過渡的表現。

急性濕疹的起病較快，皮疹為多數密集的粟粒大的丘疹、疱疹、水疱，常融合成片，境界不清楚。常因搔抓丘疹、疱疹、水疱破損後形成點狀糜爛面，有明顯的漿液性滲出。

當合併感染時，可形成膿疱、膿液和膿痂。急性濕疹可發於身體任何部位，常對稱分佈，多見於面、耳、手、足、前臂、小腿等外露部位，嚴重時可擴展全身。自覺瘙癢劇烈，有灼熱感，夜間尤甚。

亞急性濕疹為急性濕疹遷延而來，皮損以小丘疹、鱗屑和結痂為主，並有少數疱疹、水疱和糜爛，有劇烈瘙癢感。

慢性濕疹常由急性及亞急性期反覆發作不癒遷延而成，或自開始即呈現慢性濕疹。表現為患部皮膚肥厚，表面粗糙，上覆少許鱗屑，呈苔蘚樣變，有色素沉著或部分色素減退區，有抓痕等。病情時輕時重，延續數月或更久。慢性濕疹好發於手、足、關節、股部、乳房等處，多對稱發病。也有明顯瘙癢感。

【鑒別診斷】

1. 接觸性皮炎

發病前有明確接觸史。皮損發於接觸和暴露部位，形態單一，界限清楚，一般無點狀糜爛面和滲出，除去致病物質後可自癒。

2. 神經性皮炎

皮損好發於頸項、四肢、尾骶部。初為多角形扁平丘疹，後融合成片，典型損害為苔蘚樣變，上有許多鱗屑。皮損範圍不定，形狀不規則，邊界清楚，無瘙癢。

【辨證分型】

1. 濕熱證

發病急促，以紅色丘疹為主，也可出現水疱，常泛發全身，瘙癢明顯，抓破後易出血，滲液較多，常伴有腹痛，便秘或腹瀉，小便短赤，身熱頭痛；舌紅，苔薄或黃膩，脈浮數或滑數。

2. 血燥證

反覆發作，病程較長，皮損處顏色黯褐，粗糙肥厚，脫屑，瘙癢，或有抓痕，血痂；舌質淡，苔薄白，脈沉細或沉緩。

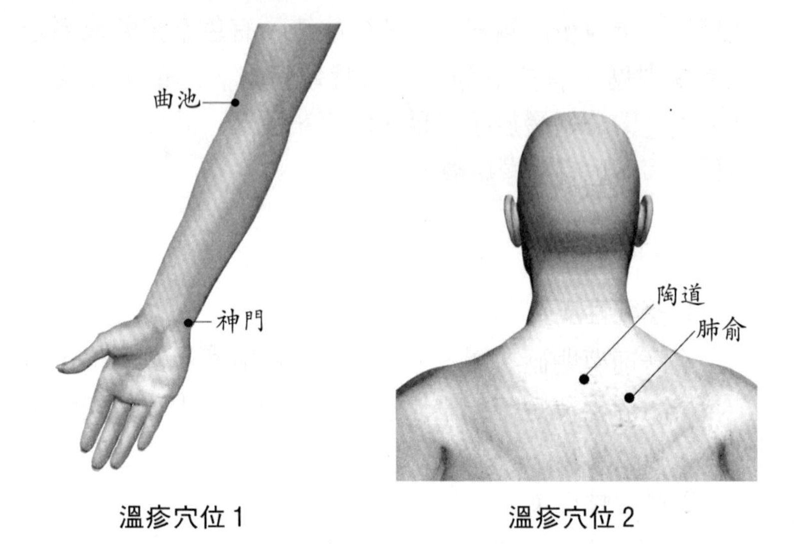

溫疹穴位 1　　溫疹穴位 2

【點穴治療】

【取穴】：曲池、神門、陶道、肺俞、陰陵泉（見圖9）。

【方義】：肺主皮毛，肺俞可宣肺利膚；陶道疏風清熱；曲池瀉陽明之火；神門寧神以止癢；陰陵泉健脾而化濕。

【操作】：第一步：以拇指和食指分別拿揉雙側曲池、神門，拿時力度由輕到重，速度由慢到快，每穴揉 100 次。第二步：以拇指分別按揉陶道、肺俞穴各 100 次。第三步：以拇指分別點揉雙側陰陵泉 100 次。

滲出多加水分；若濕疹纏綿日久，營血虧虛，不能濡潤皮膚，則加足三里、三陰交；瘙癢明顯加風市；心煩不安加神門（配穴具體操作見分部點穴套路）。

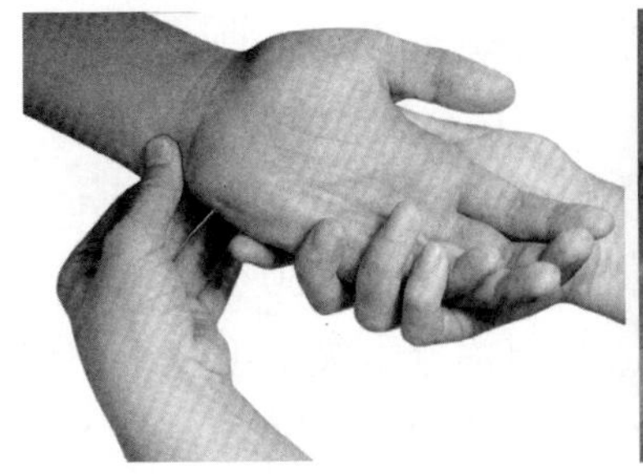

拿揉神門穴

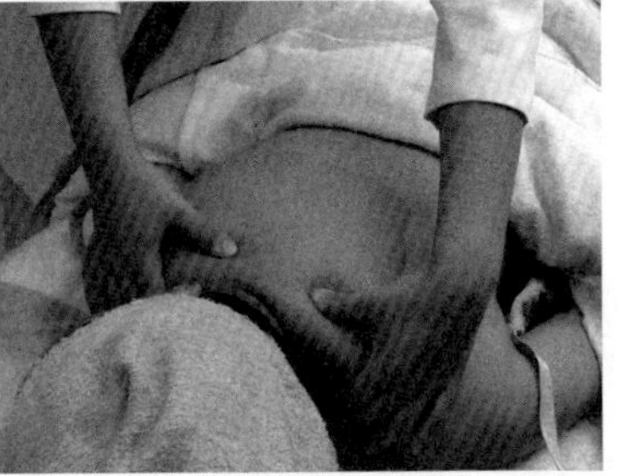

按揉肺俞穴

【其他療法】

(一)體針法

1. 濕熱證

【治則】：清瀉濕熱。取督脈、手陽明、足太陰經穴為主。

【處方】：陶道、曲池、肺俞、神門、陰陵泉。

【操作】：針刺用瀉法，中度刺激。每日 1 次，每次留針 20～30 分鐘，10 次為 1 療程。

2. 血燥證

【治則】：養血潤燥。取足陽明、太陰經穴為主。

【處方】：足三里、三陰交、大都、郄門、阿是穴。

【操作】：阿是穴，用三棱針在患處輕輕叩刺，使皮膚微紅或出小血珠為度；經穴針刺用補法，中度刺激。每日 1 次，每次留針 20～30 分鐘，10 次為 1 療程。

(二)灸　法

【取穴】：阿是穴。

【方法】：用艾條薰灸至局部皮膚出現紅暈為止，每次

10～30分鐘，每日1次，10次為1療程。

(三)耳針法

【取穴】：肺、神門、腎上腺、皮損部位對應耳穴。

【方法】：常規消毒，刺入得氣，留針30分鐘，兼有虛證表現者加用肝、皮質下。隔日治療1次，10次為1療程。也可採用埋針或壓丸法，每週2次，每次選一側耳，兩側交替。

(四)耳廓劃痕療法

【取穴】：耳輪。

【方法】：用酒精棉球消毒雙側耳輪部，用左手固定施治耳廓，使耳輪充分暴露，用右手持瓷瓦片，按對耳輪弧形切線的垂直方向劃割。劃痕長度不超過5毫米，劃痕間隔2毫米，使之微微出血，再用消毒乾棉球覆蓋於傷口上。待其結痂後去除。3日1次，5次為1療程，療程間隔1週。

(五)穴位注射法

【取穴】：曲池、足三里、血海、三陰交。

【方法】：每次選兩穴（雙側），用當歸注射液2毫升，維生素B_{12}注射液100微克，混合後注射，每穴注射藥液0.5～1毫升，隔日1次。5次為1療程。療程間休息3天。

(六)中　藥

1. 內服

【蒼朮苡仁湯加減】：蒼朮20克，薏苡仁20克，黃芩10克，黃柏10克，赤芍10克，白鮮皮20克，烏梢蛇10克，龍膽草10克，蒼耳10克，五倍子12克，地膚子12克，土茯苓15克，苦參12克。水煎服，每日1劑，分2次服。本方適用於濕熱證。

【四物湯加減】：當歸 20 克，川芎 20 克，赤、白芍各 20 克，丹皮 12 克，生地 15 克，雞血藤 15 克，女貞子 10 克，旱蓮草 10 克，枸杞子 10 克，苦參 10 克，白蒺藜 10 克。水煎服，每日 1 劑，分 1 次服。本方適用於血虛證。

2. 外用

糜爛、水疱、滲出較多者，可選用馬齒莧水洗劑，黃柏溶液濕敷；結痂時可選用黃連油或青黛散麻油調勻後外塗；慢性濕疱疹可選用青黛膏、濕疹膏、皮脂膏、潤膚膏等外塗。

(七)西　藥

1. 內服　常用的有抗組胺藥、鎮靜安定劑。

2. 外用　選用清潔、止癢、抗菌、抗炎、收斂及角質促成劑等。急性期滲出多時可用 3% 硼酸溶液做冷濕敷，當滲液減少後可選用含有皮質類固醇霜膏和油劑交替使用。慢性期常用糠餾油、黑豆餾油和皮質類固醇的軟膏或霜劑。

【護理與預防】

1. 忌食魚、蝦、螃蟹等海鮮及雞、鴨、辛辣刺激性食物，少飲酒、咖啡等飲品，飲食以清淡為宜。

2. 積極治療全身慢性疾病，如消化不良、腸道寄生蟲病、糖尿病等。

3. 急性濕疹或慢性濕疹急性發作期間，應暫緩預防注射。

4. 應保持皮膚清潔，避免搔抓、燙洗或使用鹼性肥皂。

第十一節　神經性皮炎

【臨床表現】

本病多見於青年與成年人，老年人較為少見，兒童一般不發病。

局限型神經性皮炎表現為頸側、項部、額部、尾骶部、肘窩、膕窩，也可見於上眼瞼及四肢伸側等處，多對稱分佈。初起皮膚只是間歇發癢，而無皮疹發生，由於搔抓，出現扁平圓形或多角形丘疹，隨後丘疹逐漸增多，融合成苔蘚樣的斑片，皮膚增厚，皮紋深，上有許多鱗屑。多呈淡紅、黃褐或正常膚色，表面光滑。自覺陣發性瘙癢，入夜更甚。

泛髮型神經性皮炎的皮損呈多數苔蘚樣變，散發全身各處。多見於成人與老人，病程長，可遷延多年，纏綿難癒。

【鑒別診斷】

1. 慢性濕疹

有糜爛、滲液等急性發病過程，苔蘚樣變不如神經性皮炎顯著，但浸潤肥厚比較明顯，邊界也多不如神經性皮炎清楚，瘙癢感明顯。

2. 扁平苔蘚

為多形中央略凹陷的扁平丘疹，呈暗紅、紫紅或正常皮色，有蠟樣光澤，可見 Wickham 紋，組織病理變化有其特異性。

【辨證】

1. 風熱蘊膚

皮損成片出現，可見潮紅、糜爛、濕潤和血痂，皮膚粗糙肥厚，顏色呈淡褐色，陣發性劇癢，夜間尤甚；舌紅，苔薄黃或黃膩，脈弦數。

2. 血虛風燥

病程較長，皮損淡紅，局部乾燥，肥厚、脫屑，狀如牛領之皮；常伴心悸，失眠健忘；舌淡，苔薄，脈濡細。

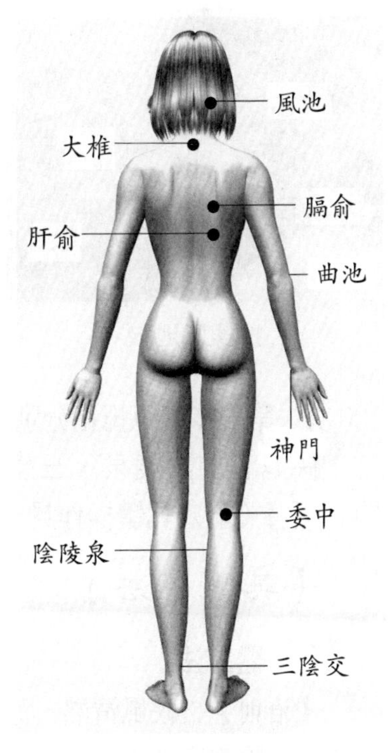

神經性皮炎穴位

【點穴治療】

【取穴】：風池、曲池、大椎、膈俞、肝俞、委中、血海。

【方義】：風池祛風清熱，配大椎、曲池清熱涼血；委中清瀉太陽經之熱；血海、膈俞養血活血，配肝俞活血化瘀；皮損局部圍刺宣通局部氣血，祛風止癢。

【操作】：第一步：以拇指與食指、中指分別拿揉雙側風池、曲池，拿時力度由輕到重，速度由慢到快，每穴拿揉100次。第二步：以拇指分別按揉大椎、膈俞、肝俞穴各

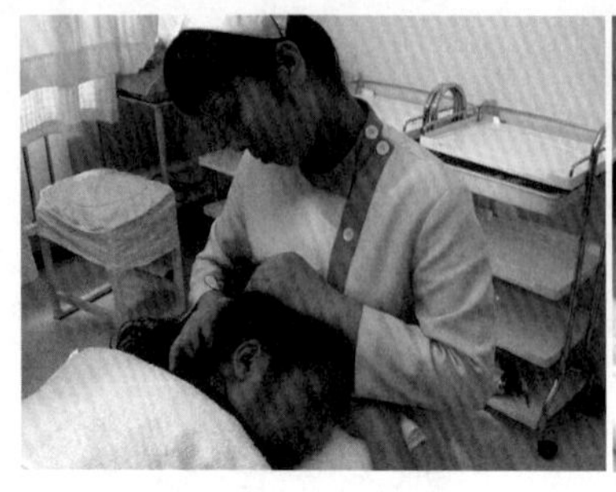
按揉風池穴

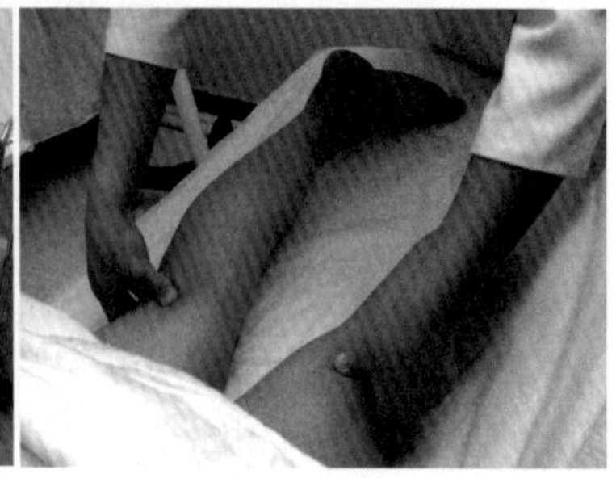
按雙側委中穴

100次。第三步：以拇指分別點揉雙側委中、血海100次。

挾濕者加陰陵泉、三陰交；心悸失眠者加內關、神門、照海（配穴具體操作見分部點穴套路）。

【其他療法】

(一)體針法

【治則】：祛風清熱，涼血化瘀，養血潤燥。取背俞、陽明、太陽經穴為主。

【取穴】：風池、大椎、曲池、委中、血海、膈俞、肝俞、皮損局部。

【操作】：體強者可用瀉法，病久體弱者可用平補平瀉法。皮損局部取4～6個點用1.5寸毫針圍刺，針尖沿病灶基底部皮下向中心平刺。每日1次，每次留針20～30分鐘，10次為1療程。

(二)灸　法

【取穴】：阿是穴。

【方法】：用艾條薰灸病灶局部，病灶較大者可數根艾條併在一起灸，圍繞病灶從中心向外緣移動，每次灸20分鐘，使皮膚潮紅，表皮發熱。每日 1 次，30 次為 1 療程。

(三)皮膚針法

【取穴】：夾脊穴、阿是穴。

【方法】：頭面頸部選用頸部夾脊穴，上肢選用頸至胸夾脊穴，下肢選用腰骶夾脊穴，對泛發型重點用胸 $_{3}$～胸 $_{12}$ 夾脊穴。左手繃緊病灶皮膚，先在病灶局部用皮膚針均匀叩打，先輕後重，先內後外，使局部微出血，然後在選定的夾脊穴處用同樣手法操作，最後在平整部位加拔火罐。也可局部叩刺後，在局部加用艾條灸 15 分鐘。

(四)耳針法

【取穴】：肺、肝、神門、皮質下、腎上腺、內分泌、皮損相應區、耳背靜脈。

【方法】：每次選用 3～5 穴，兩耳交替使用。針刺用中度刺激，留針 40～60 分鐘。耳背靜脈用三棱針點刺放血數滴，隔日 1 次。或用耳穴埋針、壓丸。

(五)埋線療法

【取穴】：皮損周圍為主要刺激點，根據面積大小，每次選擇 4～6 個點。如散發在上半身加曲池穴，散發在下半身加血海穴。

【方法】：局部常規消毒，局部麻醉，用 9 號腰穿針作套管，把針心尖磨平，將 00 號羊腸線剪成 1.5～2 公分長短，先向外拔出針心約 2 公分，把羊腸線從針管口置入，在穴位或距皮損邊緣 0.5 公分處，與皮膚約成 45° 角刺入，針尖至皮損根部上下提插，得氣後，將針心向內按，針管向外提，將羊腸線置於皮下，拔出針管，針孔用無菌紗布按壓，檢查羊腸線斷端無外露，無出血，再用紗布和膠布固定，5

天內不要著水。每週 1 次，3 次為 1 療程，療程間休息兩週。第 2 次埋線要避開第 1 次埋線的部位，一般兩週後即可在原部位繼續埋線。

(六)火針法

【主穴】：肺俞、心俞、膈俞、皮損區。

【配穴】：肝鬱化火配肝俞、陽陵泉；風濕蘊阻配風門、脾俞；血虛風燥配風市、血海。

【方法】：在穴位及皮損區常規消毒，將火針插入電熱器中，使針尖發紅，右手持針以 90°角快速點刺諸穴，熨燙皮膚表層後瞬即離去，造成穴區皮膚輕微灼傷。在皮損周以 2 公分等距離取穴點刺，在皮損中心點刺 1 針，若皮損面積較大可在中心多點刺幾針；若皮損僅呈丘疹病變用輕手法點刺；呈苔蘚樣變，瘙癢劇烈用重手法點刺。每 3 天 1 次，5 次為 1 療程，療程間休息 7 天。

(七)中　藥

1. 內服　梔子 10 克，龍膽草 10 克，丹皮 10 克，生地 15 克，當歸 15 克，赤、白芍各 10 克，首烏藤 30 克，鉤藤 15 克，全蠍 6 克，防風 10 克，刺蒺藜 15 克，苦參 10 克。水煎服，每日 1 劑，分 2 次服。

2. 外用　羊蹄根散醋調搽患處，每日 1～2 次。

【複方黃連搽劑】：黃連 50 克，花椒 25 克，加 70% 酒精適量浸泡 3 天後備用，每日外搽 3～4 次，連用 10 天為 1 療程。

將白頭翁鮮葉浸泡於涼水中防乾，將葉輕輕搓揉使其滲出液汁，然後將葉展開貼皮損處，上蓋兩層紗布，手輕加壓，5 分鐘後即有灼痛，20 分鐘癢感消失，將藥布一併除去。如皮損苔蘚化，先用熱水浸軟，再按皮損大小敷藥。每隔 4 天敷 1 次。如用藥後 48 小時局部不起疱，癢感不消失，視為無效，可按上法重複敷貼。

(八)西 藥

1. 全身 鎮靜、安定劑及抗組胺劑等。

2. 局部 各種皮質類固醇乳劑、焦油類和各種止癢劑。如 5%～10%黑豆餾油軟膏和皮質類固醇軟膏。

【辨證調護】

1. 消除精神緊張，保持情緒穩定，避免過度勞累。

2. 禁用煙酒，限制辛辣食品及濃茶、咖啡等飲料，多食新鮮蔬菜、水果。

3. 勿用搔抓、摩擦及熱水燙洗等方法來止癢。

4. 有胃腸道功能失調者應予糾正，有傳染性病灶時應適當處理。

5. 患者不要自行塗搽刺激性強的外用藥。

第十二節 脂溢性皮炎

【臨床表現】

本病好發於頭皮、前額、鼻唇溝、耳後、胸背部、臍窩及腹股溝等皮脂溢出區。初發皮損多表現為毛囊周圍紅色小丘疹，逐漸融合成黃紅色斑片，大小不等，邊界清楚，其上覆有油膩性鱗屑和結痂。

皮損除有以上共同特點外，由於部位不同和損害輕重不同，臨床表現也有差距。額部可有灰白色鱗屑和黃痂，耳後部可有糜爛、黃厚痂或皸裂，鼻唇溝和鼻翼損害多呈暗紅色油膩性斑片。重者可呈輕度滲出性濕疹樣皮炎，甚至發展為紅皮病。該病病程慢性，自覺不同程度的瘙癢，頭皮常引起脫髮，面部常與痤瘡同存。

【鑒別診斷】

1. 頭部銀屑病

皮損為紅色斑塊，表面附有多層銀白色鱗屑，境界清楚，損害處頭髮呈束狀，常無脫髮，大部分病人有冬重夏輕現象，其他部位亦有同樣損害。

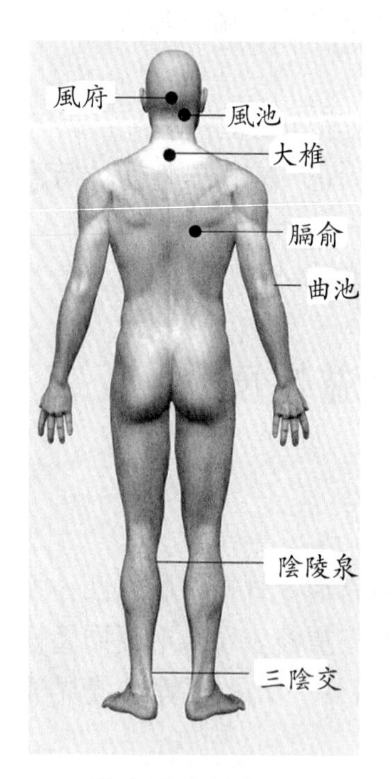

脂溢性皮炎穴位

2. 玫瑰糠疹

主要發生在軀幹、四肢近端、頸部，一般不侵犯頭部，初起時常有一個較大的橢圓形或圓形淡紅或黃褐色前驅斑疹，其長軸常與皮紋或肋骨走向一致，鱗屑細薄不油膩，往往能自癒。

3. 濕疹

皮疹呈多形性，常伴有水疱、滲液，劇烈瘙癢，而無油膩性痂皮與鱗屑，對稱性發作。有一定好發部位。

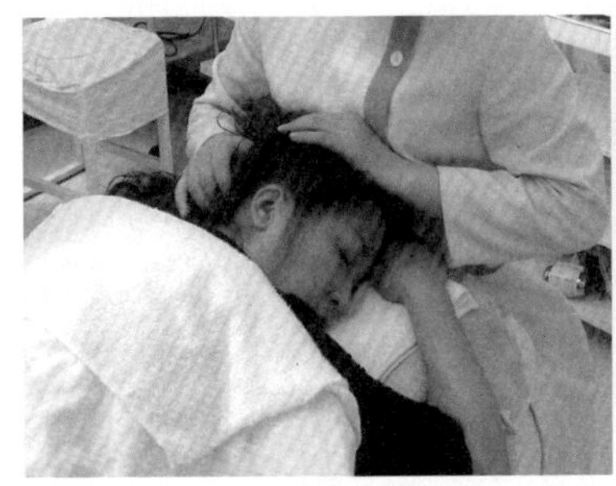

按揉風府穴

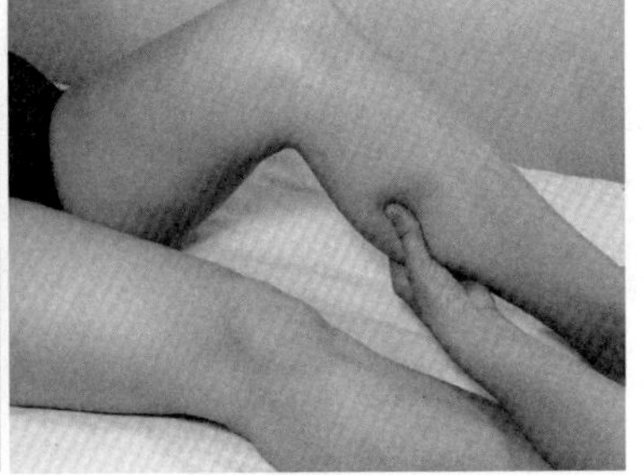

點揉陰陵泉穴

【辨證】

1. 風熱血燥

證見黃紅色斑疹，頭部有大量糠秕狀鱗屑，甚則堆成片，毛髮乾枯易脫，皮膚乾燥，瘙癢；舌紅苔薄，脈細數或弦。

2. 濕熱鬱結

證見紅斑，皮損表面糜爛，有黃色油膩性痂皮，伴有腥臭味，全身症狀可見口苦，納差，大便乾結，小便短赤；舌紅苔黃膩，脈弦數或滑數。

【點穴治療】

【取穴】：風池、風府、膈俞、曲池、陰陵泉、三陰交。

【方法】：風府、風池可祛風熱；曲池為陽明經原穴，配膈俞既可清熱涼血，又可養血潤燥；陰陵泉為脾經合穴配以三陰交補脾利濕；諸穴共達祛除外邪、宣通腠理、濡養肌膚的目的。

【操作】：第一步：一手扶受術者的頭頂，另一手的拇指與食指、中指分別拿揉雙側風池，拿時力度由輕到重，速度由慢到快，拿揉100次。第二步：以拇指分別按揉風府、膈俞穴各100次。第三步：以拇指分別點揉雙側曲池、陰陵泉、三陰交100次。

熱重加大椎；血虛加血海；風熱偏盛者加魚際（配穴具體操作見分部點穴套路）。

【其他療法】

(一)體針法

1. 風熱血燥證

【治則】：疏風清熱，養血潤燥。取陽明經穴為主。

【處方】：風府、風池、膈俞、曲池。

【操作】：針刺用平補平瀉法，中度刺激。每日1次，每次留針20～30分鐘，10次為1療程。

2. 濕熱鬱結證

【治則】：健脾助運，清熱利濕。取太陰、陽明經穴為主。

【處方】：陰陵泉、脾俞、三陰交、曲池、合谷。

【操作】：脾俞用補法，其餘穴用瀉法，中度刺激。每日1次，每次留針20～30分鐘，10次為1療程。

(二)穴位注射法

【取穴】：陰陵泉、膈俞。

【方法】：每次選1穴（雙側），兩穴交替。應用當歸注射液或川芎注射液，每穴注入0.5～1毫升，每日1次，10次為1療程。

(三)耳穴貼壓法

【取穴】：肺、脾、腎上腺、內分泌、神門、皮質下。

【方法】：耳廓部用酒精脫脂。用膠布將王不留行固定於穴部，3～5日更換1次，10次為1療程。

(四)中 藥

1. 內服

【當歸飲子加減】：(1) 當歸12克，首烏、生地、威靈仙、刺蒺藜各15克，赤白芍、丹皮、天花粉各10克，川芎6克。水煎服，每日1劑，分2次服。本方適用於風熱血燥證。

(2) 生白朮、黃芩、生地、生甘草各10克，梔子、澤瀉、茵陳、枳殼、竹葉各6克，茯苓15克，燈心草3克。水煎服，每日1劑，分2次服。本方適用於濕熱鬱結證。

2. 外用

(1) 外洗：透骨草60克，龍葵30克，煎水外洗。

(2) 外敷：乾性者，外用顛倒散、摩風膏；以鱗屑為主者，外用潤肌膏；油性者，用三黃洗劑。

(五)西 藥

1. 內服 維生素 (B_6、B_{12}) 或複合維生素B，炎症顯著者或炎症範圍較大時可短期給予皮質類固醇激素，如強的松10毫克，每日2次，四環素0.25克，每日2～3次。

2. 外用 1%煤焦油霜劑或氫化可的松等皮質類固醇霜或溶液，或含有2%酮康唑的複方製劑。

【護理與預防】

1. 少食油膩、甘甜食物，多吃水果、蔬菜等清淡之物，保持大便通暢。

2. 加強皮膚護理，保持皮膚清潔，但不宜用鹼性肥皂洗澡，可用中性肥皂或硫磺香皂。

3. 避免搔抓等機械性刺激，防止繼發感染。

4. 尋找病因，並予以針對性治療。

第十三節　化妝品皮炎

【臨床表現】

一般起病較急，皮損出現部位與接觸化妝品的部位一致，境界清楚，表現無特異性。皮炎的輕重與化妝品的性質、濃度和個體反應的不同有關，輕者局部出現紅斑、丘疹和腫脹，伴有瘙癢；重者紅腫明顯並出現水疱或大疱，如搔抓、摩擦或處理不當，水疱破裂後出現糜爛面、滲液和結痂，甚至繼發感染。

本病的病程有自限性，一般去除病因後，處理得當，約 1～2 週痊癒。繼續使用致敏化妝品可再發，反覆使用或處理不當，可以轉為亞急性或慢性皮炎，呈紅褐色苔蘚樣變或濕疹樣變，嚴重影響容貌。

【鑒別診斷】

1. 脂溢性皮炎

初發皮損多表現為毛囊周圍紅色小丘疹，逐漸融合成黃紅色斑片，大小不等，邊界清楚，其上覆有油膩性鱗屑和結痂。多發於頭皮等部位。與接觸化妝品無關。

2. 黃褐斑

黃褐色或深褐色斑片，常對稱分佈於顏面部呈蝴蝶形，表面平滑，無自覺症狀。與使用化妝品無關。

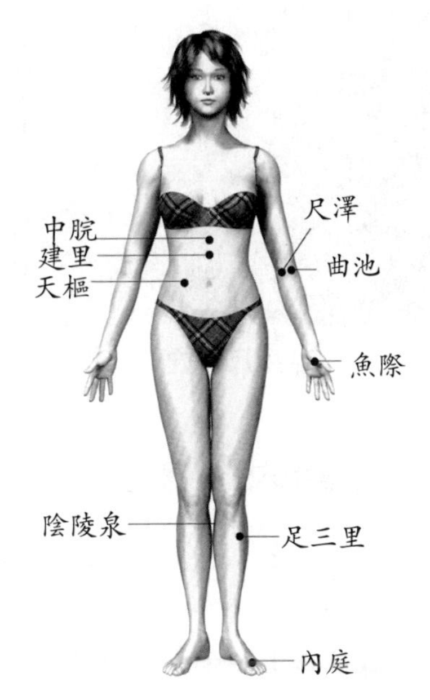

化粧品皮炎穴位

【辨證】

1. 風熱證

發病迅速，皮膚上出現紅斑丘疹，瘙癢。多表現在上妝不久，局部出現瘙癢，灼熱感；卸妝後，在眼周、頰顴鼻部出現浮腫性紅斑，或密集小丘疹；舌紅苔黃，脈數。多見於病之早期。

2. 濕熱證

皮損見紅斑、水腫，糜爛明顯，灼熱作癢。經常上妝的演員多見，好發頰部，小便黃或赤；舌紅苔黃膩，脈滑數。多見於病之中期。

3. 瘀滯證

皮損皮膚肥厚粗糙，色素沉著於眼周、鼻側、頰、顴、頷、額等部，呈紅褐、青褐、灰褐或黑色色素沉著，斑紋隱若，或明顯見血絲，伴瘙癢；舌質暗紅苔薄，脈澀。多見於病之晚期。

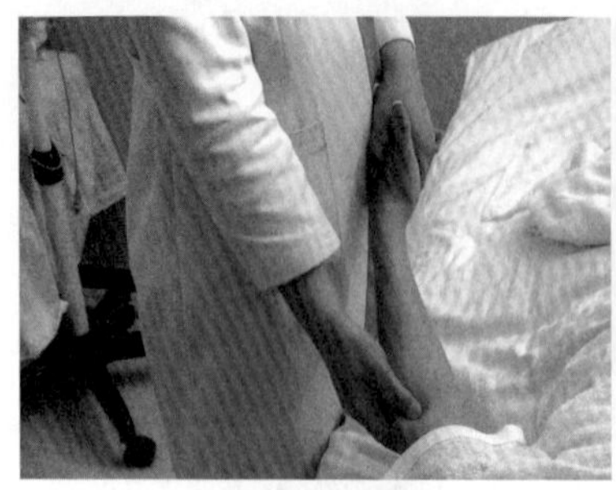

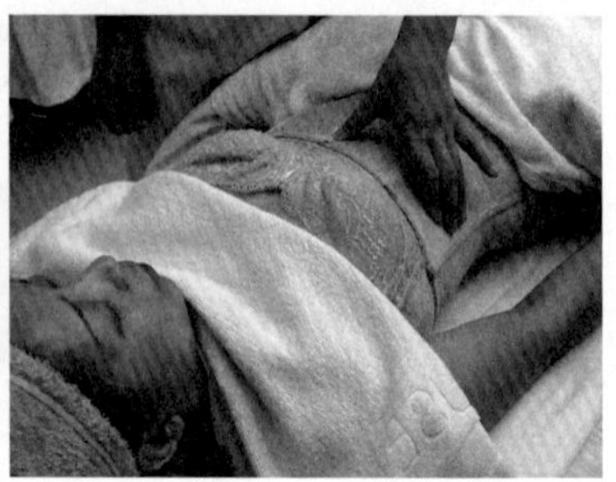

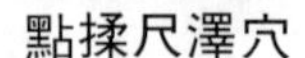

點揉尺澤穴　　按揉中脘穴

【點穴治療】

【取穴】：尺澤、魚際、曲池、支溝、中脘、建里、內庭、足三里。

【方義】：手太陰經滎穴魚際，配合穴尺澤，可清瀉肺熱；中脘、足三里、建里和中健胃，化濕降濁；取三焦經穴支溝，可通調三焦，配合諸穴有清熱化濕之效；太陰與陽明相表裏，取陽明經原穴曲池，配滎穴內庭以疏散風熱；諸穴共達宣通腠理，驅邪外出之功。

【操作】：第一步：以拇指分別點揉雙側尺澤、魚際、曲池、支溝穴，旋轉式點揉，分別沿順時針、逆時針方向各揉 100 次，揉時力度由輕到重，速度由慢到快。第二步：以拇指分別按揉其中脘、建里穴各 100 次。第三步：以拇指分別點揉雙側內庭、足三里穴各 100 次。

瘙癢甚者加風池；熱重加大椎；濕重加陰陵泉；腹脹便溏加天樞（配穴具體操作見分部點穴套路）。

【其他療法】

(一)體針法

1. 風熱證

【治則】：宣肺清熱，祛風止癢。取手太陰、陽明、少陽經穴為主。

【處方】：尺澤、魚際、曲池、內庭。

【操作】：針刺用瀉法，中度刺激，魚際、少商用三棱針點刺放血。每日 1 次，每次留針 20～30 分鐘，10 次為 1 療程。

2. 濕熱證

【治則】：清熱利濕解毒。取太陰、陽明、三焦經穴。

【處方】：孔最、合谷、中脘、足三里、支溝。

【操作】：針刺用瀉法，中度刺激。每日 1 次，每次留針 20～30 分鐘，10 次為 1 療程。

3. 瘀滯證

【治則】：活血化瘀、潤膚祛斑。取太陰、少陰、厥陰經穴。

【處方】：太淵、三陰交、血海、太衝、膈俞。

【操作】：膈俞用補法，其餘用平補平瀉法，中度刺激。每日 1 次，每次留針 20～30 分鐘，10 次為 1 療程。

(二)耳針法

【取穴】：肺、脾、大腸、內分泌、腎上腺、皮質下、相應皮損部位。

【方法】：毫針刺法，每次取 4～5 穴，留針 20～30 分鐘，中間運針 2～3 次，隔日 1 次，雙耳交替使用，10 次為1

療程。也可用王不留行貼壓穴位或埋針。

(三)刺絡拔罐法

【取穴】：大椎。

【方法】：用三棱針或皮膚針在大椎穴上點刺或叩刺出血，然後用2號玻璃罐閃火法拔罐，留罐5～7分鐘，出血量一般掌握在1～2毫升左右。隔日1次，5次為1療程。

(四)中　藥

1. 內服

【枇杷清肺飲加減】：枇杷葉15克，桑白皮15克，黨參9克，甘草9克，黃連9克，黃柏9克，黃芩9克，益母草9克。水煎服，每日1劑，分2次服。本方適用於風熱證。

【清熱除濕湯加減】：茅根30克，石膏15克，生地15克，丹皮10克，膽草10克，連翹15克，大青葉15克，車前子15克，薏苡仁30克，六一散15克，天花粉10克，甘草10克，金銀花15克。水煎服，每日1劑，分2次服。本方適用於濕熱證。

【桃紅四物湯加減】：桃仁15克，紅花15克，當歸20克，川芎10克，赤芍10克，生地10克，佛手15克，丹皮10克，黃芪10克，丹參10克，甘草10克。水煎服，每日1劑，分2次服。本方適用於瘀滯證。

2. 外用

（1）丘疱疹：用金銀花、板藍根、青黛各30克，水300毫升，煎湯後外搽。

（2）糜爛：外用黃靈丹，麻油調敷。

（3）滲出：用甘草、野菊花、生地榆各30克，水300

毫升，煎湯後做冷濕敷。

（4）黑斑：用白附子、白芷、滑石各 240 克，共研細末，和勻，每用 1 匙，早晚敷面。

(五)西 藥

1. 內服 一般服用抗組胺藥，如賽庚啶、撲爾敏等。

2. 外用 急性期，紅腫明顯者可選用爐甘石搽劑；滲出多者可用 3% 硼酸液濕敷。急性期過後，無滲出者可選用含皮質類固醇的軟膏或霜劑及氧化鋅油。但皮質類固醇激素不能長期使用，否則會出現色素沉著。

【護理與預防】

1. 注意積極預防，使用對皮膚無刺激、致敏、光感等作用的化妝品，不要用低劣的油彩及化妝品。

2. 上、卸妝要細心，操作要輕柔細緻，忌粗糙重搽，必要時使用防護膏打底，卸妝後注意皮膚保護，使用適當的護膚用品。

3. 少用或不用芳香味較濃或油膩性較大的化妝品。

第十四節　日光性皮炎

【臨床表現】

多發生於暴露部的皮膚，如顏面、頸項、前臂等，尤其常見於前額、顴部及耳廓。皮損在日曬後 4～6 小時出現，至 12～24 小時達到高峰。表現為紅斑、丘疹、水腫或略微隆起的紅色斑塊以及水疱、濕疹、丘疹等，往往是散在或成片狀分佈。有瘙癢、灼熱乃至刺痛感，症狀的輕重與日光強度、時間和膚色等關係明顯。

本病多見於春、夏季，若避免日曬，氣候涼爽，可迅速好轉，日曬後又可加重、復發。

【鑒別診斷】

1. 化妝品皮炎

起病較急，皮損出現部位與接觸化妝品的部位一致，邊界清楚，自覺灼熱、瘙癢。與日曬無關，脫離接觸後症狀可緩解。

2. 植物—日光性皮炎

有食入某種蔬菜植物史如食用紅花草等。日光照射後驟然發病。面部及手背等暴露部出現高度紅腫、瘀斑、丘疹和水疱等，甚或眼瞼閉合，不能睜開。

【辨證】

1. 血熱壅膚

日曬後，暴露皮膚初起潮紅，日漸出現邊界清晰，略高出皮膚的紅斑或暗紅斑，亦可見針尖至綠豆大小的紅丘疹，集簇成片，對稱分佈，自覺瘙癢，口乾欲飲，大便乾結，小便短黃；舌淡紅，苔薄黃，脈數。

2. 濕毒蘊結

受日曬的暴露部皮膚出現紅斑、丘疹，繼而出現丘疱疹、水疱，甚則糜爛、滲出，久則結痂、脫屑。自覺瘙癢或刺痛，常伴有身熱，神疲乏力，食欲不振；舌質微紅，苔微黃或膩，脈沉或滑數。

【點穴治療】

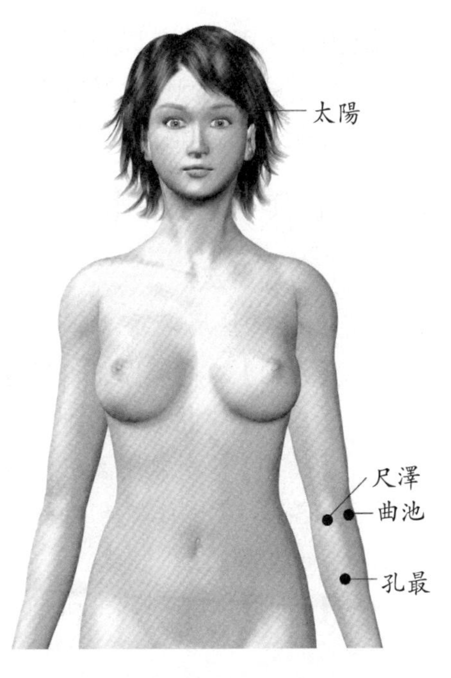

日光性皮炎穴位

【取穴】：曲池、尺澤、孔最、太陽、肺俞。

【方義】：陽明經多氣多血，曲池為手陽明經之合穴，瀉之可清熱涼血；肺合皮毛，取肺俞、尺澤、孔最能祛風清熱，清利肌膚；太陽為奇穴，可清熱解鬱；諸穴合用有清熱利膚之功。

【操作】：第一步：以拇指分別點揉雙側曲池、尺澤、孔最穴，旋轉式點揉，沿順時針、逆時針方向各揉100次，揉時力度由輕到重，速度由慢到快。第二步：以拇指分別按揉其太陽穴，沿順時針、逆時針方向各

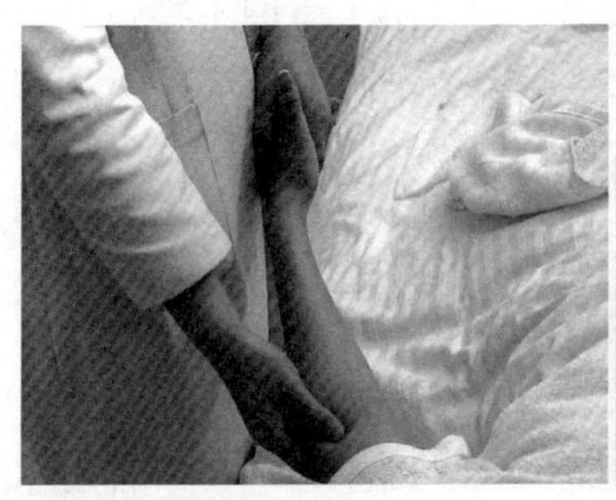

按揉曲池穴

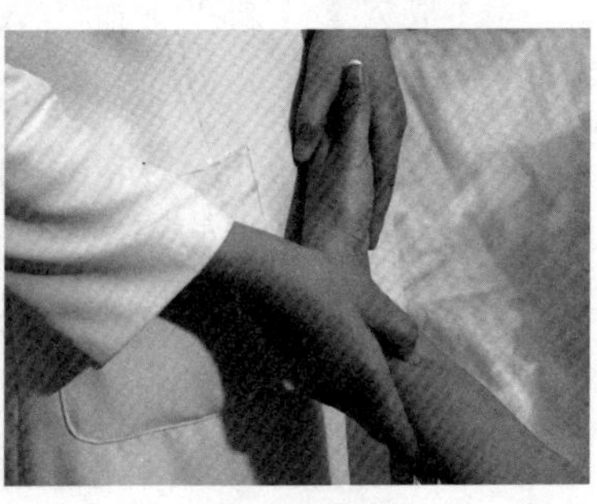

按揉孔最穴

揉100次。第三步：以拇指分別點揉雙側肺俞穴各100次。

皮膚瘙癢加風門；熱重加大椎；濕重加陰陵泉；血熱加曲池（配穴具體操作見分部點穴套路）。

【其他療法】

(一)體針法

1. 血熱蘊膚證

【治則】：清熱涼血。取陽明、太陽經穴為主穴。

【處方】：曲池、肺俞、尺澤、孔最、太陽。

【操作】：針刺用瀉法，中度刺激。每日1次，每次留針20～30分鐘，10次為1療程。

2. 濕毒蘊結證

【治則】：清熱解毒利濕。取陽明、太陰、三焦經穴為主。

【處方】：孔最、合谷、中脘、上巨虛、支溝。

【操作】：針刺用平補平瀉法，中度刺激。每日1次，每次留針20～30分鐘，10次為1療程。

(二)耳針法

【取穴】：神門、肺、大腸、內分泌、皮損相應區。

【方法】：每次取4～5穴，用撳針刺入固定或用耳穴壓丸法，囑患者留針期間自行按壓埋針或壓丸處。每3日更換1次，雙耳交替使用，5～10次為1療程。

(三)穴位注射法

【取穴】：大椎、曲池。

【方法】：取氟美松注射液0.5～1毫克，以注射用水稀釋到5毫升。病人取坐位或俯臥位。先於大椎穴注藥1～

2毫升，餘藥分別注射於雙側曲池。每隔1日注射1次，5次為1療程，療程間休息7天。

(四)中　藥

1. 內服

【清熱涼血湯加減】：生地30克，生石膏30克，黃芩10克，銀杉10克，連翹10克，竹葉10克，甘草9克，青蒿10克，紫草10克，紫花地丁10克，野菊花15克，木通6克。水煎服，每日1劑，分2次服。本方適用於血熱壅膚證。

【清熱除濕湯加減】：白茅根30克，生石膏15克，生地15克，丹皮10克，連翹15克，大青葉15克，車前子（包）15克，薏苡仁30克，六一散15克，天花粉10克，甘草10克，金銀花15克。水煎服，每日1劑，分2次服。本方適用於濕毒蘊結證。

2. 外用

（1）紅腫、瘙癢者，用三黃洗劑外搽，或以柏黛散水調，薄塗於患處，或以清涼粉外撲。

（2）水疱集簇未破者，用玉露膏、生肌白玉散，薄塗患處。

（3）水疱潰破糜爛，有滲液者，選用馬齒莧、生地榆、野菊花各15克，煎水取汁，濕敷患處。

（4）潰瘍壞死者，用化毒散軟膏、紫色癰瘡膏等量混勻外用。

(五)西藥外用

外用類固醇皮質激素霜劑，但不宜長期使用。

【護理與預防】

1. 本病發生與曝曬、久曬有關。炎熱盛夏避免日光直接照射，戶外活動要用遮陽工具，並塗防曬劑。

2. 初起皮損處禁用熱敷，只宜涼濕敷。

3. 若皮膚有糜爛處，要及時處理；瘙癢時，嚴禁抓破，以防繼發感染。

第十五節　面部毛細血管擴張症

【臨床表現】

面部皮膚上出現細小絲狀、斑狀、點狀或星芒狀損害，有的相互交織成網狀，呈紅色或紫紅色，多見於兩顴、兩頰及鼻部。一般無自覺症狀，偶有灼熱感或刺痛。多見於中青年女性，春秋季好發。

【鑒別診斷】

1. 皮膚過敏

起病較急，接觸部位可出現紅斑、丘疹、丘皰疹，伴有灼痛、瘙癢，紅斑為充血性，壓之不褪色。病程較短，一般去除病因後，1～2 週痊癒。

2. 尋常痤瘡

多發於青春期男女，基本損害為粉刺、丘疹或膿皰，自覺灼熱、瘙癢，無絲狀、斑狀、點狀或星芒狀損害。

【辨證】

1. 血熱型

面部皮膚潮紅，血管擴張明顯，偶有灼熱感，伴五心煩熱，口乾喜飲；舌質紅苔少，脈弦數。

2. 血瘀型

面部皮膚呈紫紅色，病程較長，偶感刺痛，婦女常伴月經不調；舌質紫暗，或見瘀斑、瘀點，脈細澀。

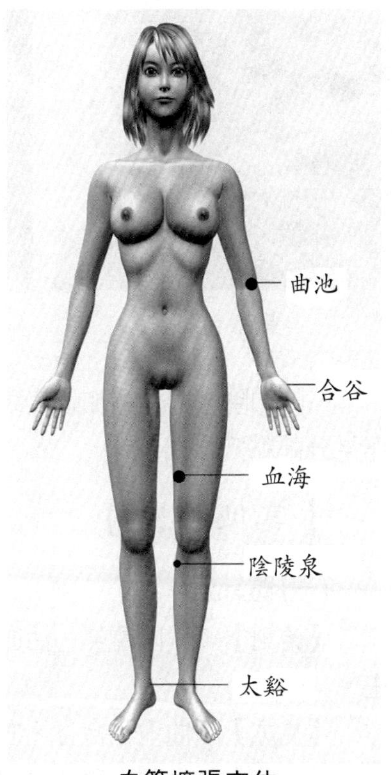

血管擴張穴位

【點穴治療】

【取穴】：曲池、合谷、血海、太谿、三陰交。

【方法】：曲池、合谷分別為手陽明經的合穴和原穴，可清肺經之熱；血海屬脾經，三陰交為三陰經的交會穴，兩穴相配可滋陰養血，加腎經的原穴太谿，更兼有活血化瘀的作用。諸穴共達滋陰清熱，活血通絡之功。

【操作】：第一步：以拇指分別點揉雙側曲池、合谷穴，旋轉式點揉，分別沿順時針、逆時針方向各揉 100 次，揉時力度由輕到重，速度由慢到快。第二步：以拇指分別點揉雙側血海、太谿、三陰交穴各 100 次。

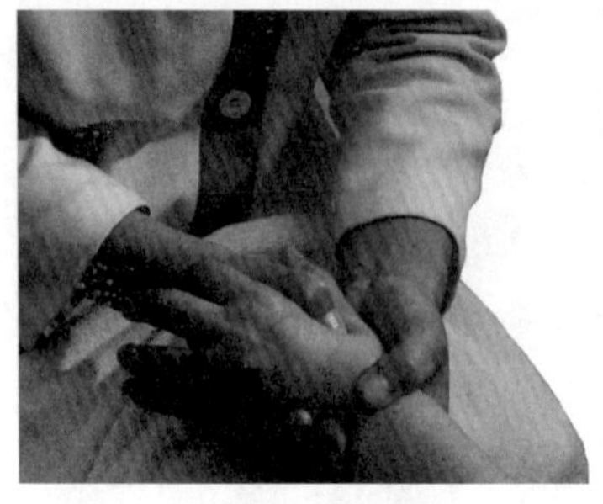

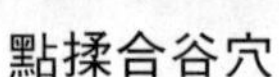
點揉合谷穴

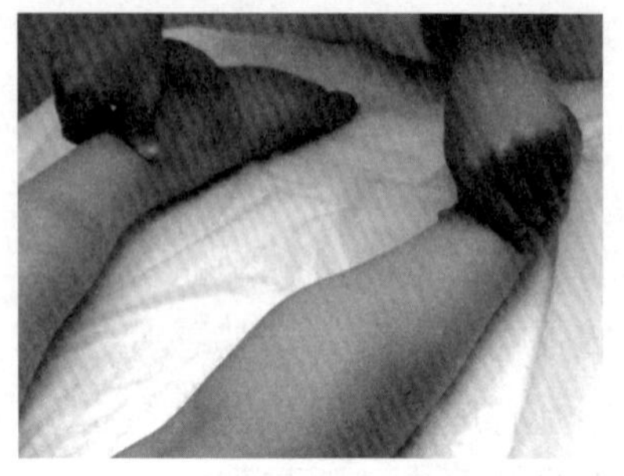

點揉太谿穴

口乾加陰郄；濕重加陰陵泉；便秘加支溝（配穴具體操作見分部點穴套路）。

【其他療法】

(一)體針法

【治則】：養陰清熱、活血通絡。取陽明、太陰經穴為主。

【處方】：曲池、合谷、血海、太谿、三陰交。

【操作】：針刺用瀉法，中度刺激。每日 1 次，每次留針 20～30 分鐘，10 次為 1 療程。

(二)耳針法

【主穴】：耳中、交感、面頰、內分泌。

【配穴】：肺、大腸、神門、皮質下、心。

【方法】：主穴均取，配穴隨症選 2～3 個。毫針刺，留針 15～20 分鐘，隔日 1 次，10 次為 1 療程。也可用耳穴貼壓法，囑患者每日按壓 2 次，每次按壓 3～5 分鐘，10 次為 1 療程。

(三)中　藥

1. 內服

當歸20克，生地20克，赤芍12克，紅花15克，丹參20克，丹皮15克，黃芩15克，甘草9克，桃仁15克，黃芪15克。水煎服，1日1劑，分2次服。

2. 外用

（1）退紅面膜：主要成分為三七、薄荷。功能活血祛風。可用冰糖銀耳膏調成軟膜外用，也可用蛋清調成軟膜外用，同時可加冷模。

（2）退紅霜：主要成分為三七、小薊，功能為收縮毛細血管。製成霜劑外塗患處，每日3次。

(四)西　藥

口服維生素（B、C、E）及谷維素。

【護理與預防】

1. 保持心情舒暢，注意勞逸結合，做到生活有規律。

2. 禁食辛辣刺激性食物，多食富含維生素的食物，糾正不良的飲食習慣。

3. 面部皮膚要注意保養，避免曝曬或寒風的刺激。

第十六節　近　視

【臨床表現】

近視是一種常見的屈光不正。表現為遠視力減退，近視力正常，伴有眼疲勞症狀，如視物有雙影、眼脹、頭痛等。中度、高度近視者，眼球向外突出，眼球前後徑變長，遠視力明顯減退，常瞇眼視物，有時還伴有外隱斜或外斜視。眼底檢查，輕度近視一般眼底檢查無變化；中、高度近視，可在視乳頭顳側形成環形斑，或引起脈絡膜萎縮，色素上皮改變，脈絡膜血管暴露，或形成豹紋眼底，黃斑部萎縮和色素沉著，玻璃體液化等。

中度以下的近視可以矯正，高度近視者若眼底和玻璃體變性後，視力往往難以矯正。

【辨證】

1. 心陽不足　可伴面色無華，心悸神疲；舌淡脈弱。

2. 肝腎陰虛　可伴有眼前黑花漸生，頭暈耳鳴，腰膝酸軟，夜眠多夢；脈細。

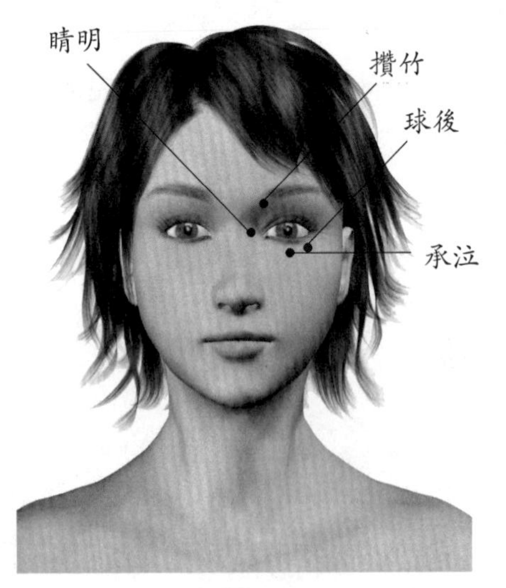

近視穴位 1

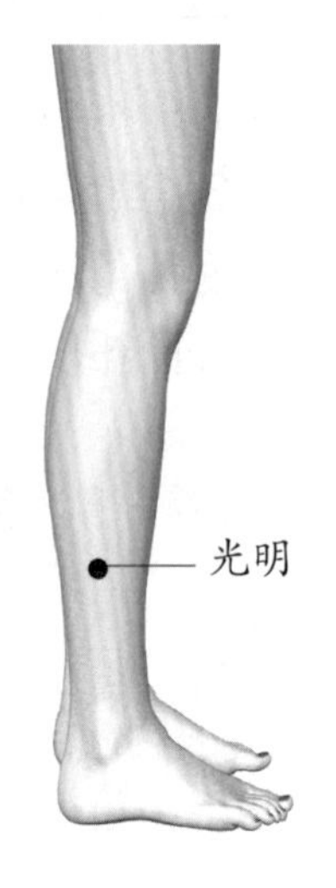

近視穴位 2

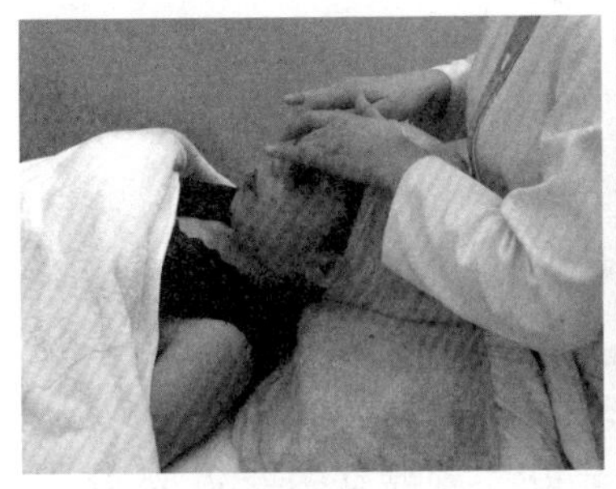
按承泣穴

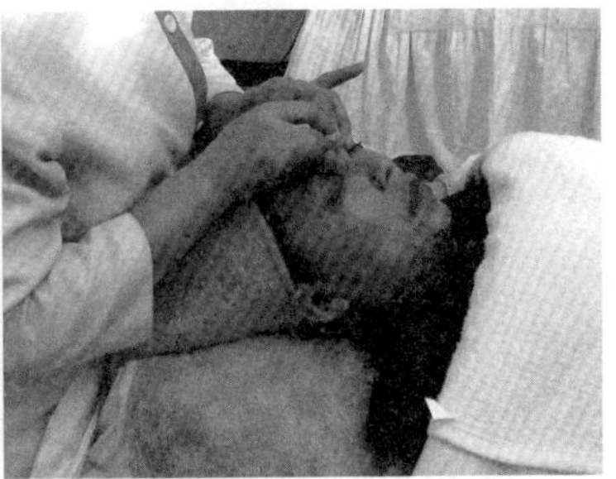
按睛明穴

【點穴治療】

【取穴】：睛明、攢竹、承泣、球後、光明、風池。

【方義】：睛明、攢竹、承泣、球後為治眼疾之常用穴，有清肝明目的作用；風池為手足少陽與陽維脈之交會穴，有通經活絡、養肝明目之功。

【操作】：第一步：以雙側食指或中指分別點揉雙側睛明、攢竹、承泣、球後穴，旋轉式點揉，分別沿順時針、逆時針方向各揉 100 次，揉時力度由輕到重，速度由慢到快。

第二步：以拇指分別點揉雙側光明穴 100 次。

第三步：以拇指與食指分別拿揉雙側風池，拿時力度由輕到重，速度由慢到快，拿揉 100 次。

脾胃虛弱加脾俞、胃俞、足三里；心陽不足加內關、心俞；肝腎不足加肝俞、腎俞（配穴具體操作見分部點穴套路）。

【其他療法】

(一)體針法

【治則】：通經活絡，益氣明目。取太陽、少陽及近部穴位為主。

【處方】：睛明、攢竹、承泣、光明、風池、球後。

【操作】：針刺球後或睛明時，選擇品質好的 30 號以上細針，將眼球固定，輕緩刺入，不行手法，不留針。如針下感覺有阻力，或病人有疼痛感，勿再刺入，以防出血。出針時用消毒乾棉球按壓針眼片刻。其餘穴位用平補平瀉法，或用補法。留針 15 分鐘，隔日針刺 1 次，10 次為 1 療程。

(二)電皮膚針法

【取穴】：睛明、承泣、球後。

【方法】：將兩枚皮膚針分別接在 G-6805 電針儀的輸出線上備用。治療時將皮膚針針頭垂直固定於穴位上，通電強度以局部感覺輕度麻刺為度，電壓 3～6 伏，連續波頻率每分鐘 140 次，每穴通電 5 分鐘，隔日 1 次，10 次為 1 療程。

(三)皮膚針法

【取穴】：後頸部、眼周穴位、風池、大椎、神門。

【操作】：眼周穴位輕叩 10 分鐘，其餘部位用中等強度叩刺 10～15 分鐘，隔日 1 次，15 次為 1 療程。

(四)耳針法

【取穴】：眼、肝、腎、神門。

【方法】：每次選用一側耳穴，用撳針埋入或用王不留行貼壓，每天按壓 3～5 次，每次 1～2 分鐘，3～4 天換貼 1

次。

(五)鐳射穴位照射法

【取穴】：睛明、承泣、球後、合谷、太衝。

【方法】：用 2.5mwr 氦—氖鐳射儀，光束垂直照射穴區，每穴照射 2 分鐘，隔日 1 次。

(六)核桃殼灸

【主穴】：阿是穴。

【配穴（耳穴）】：肝、腎、神門、脾、心、眼。

【方法】：先製作一放置核桃皮的眼鏡架，核桃皮用「野菊花」、「石決明」浸泡兩日。在距核桃皮 1 寸處放點燃艾條，讓患者戴上眼鏡，閉眼，灸 20 分鐘，每日 1 次，兩週 1 療程。並選 3～4 配穴，貼王不留行，每次 1 側，雙耳交替，每日按壓 3～5 次，每次 2～3 分鐘，3 日更換 1 次，2 週為 1 療程。

(七)頭針療法

【取穴】：視區。

【方法】：雙側均取，用 26～28 號 3 寸毫針，針與頭皮呈 30° 角快速進針至帽狀腱膜下層，撚轉速度每分鐘 200 次，持續 2～3 分鐘，留針 20 分鐘，反覆操作 2～3 次。每日或隔日治療 1 次，4 週為 1 療程。

(八)腕踝針療法

【取穴】：上$_1$穴。

【方法】：雙側穴均取，用 30 號或 28 號 1.5 寸毫針，與皮膚成 15°～30°角速刺進針，然後，針體貼近皮膚表面，沿皮下淺表層緩緩向近心端方向送針，刺入到一定深度，以針下有鬆軟感為宜。留針 1 小時，留針時，患者宜向遠處眺望。每日1次，10次為1療程，療程間隔3～5日。

(九)中　藥

【駐景丸加減】：菟絲子25克，茺蔚子20克，枸杞子15克，薏苡仁10克，木瓜10克，五味子10克，松節15克，丹參20克，白芍10克，桑椹30克，山藥20克，炒穀芽、炒麥芽各15克，伸筋草10克，青皮5克。水煎服，每日1劑，分2次服。

(十)西　醫

1. 內服　呋喃硫胺、複方維生素B、維生素E等。

2. 外用

（1）用1%阿托品眼液或2%後馬托品眼液及托品酰胺等散瞳藥，以解除睫狀肌痙攣，使睫狀肌得到休息，目的是能恢復遠視力。

（2）雙星明眼液，每晚滴眼1次。

（3）霧視法：適用於功能性近視和半真性近視，配戴凸透鏡使眼前像迷霧一樣，強制眼睫狀肌放鬆以解除眼調節能力的緊張程度。

（4）物理療法：如超聲波法、低頻電療法等。

（5）手術療法：準分子鐳射角膜切削術；自動板層角膜成形術；準分子鐳射原位角膜磨鑲術。

（6）驗光配鏡：配用適當的凹鏡片，使平行光線分散後進入眼內，經過眼的曲光系統後成焦點於視網膜上，起到矯正目的。

【護理與預防】

1. 養成良好用眼習慣，姿勢端正，眼與讀物距離保持

30 公分左右，不在乘車、走路或臥床情況下看書，用眼 1 小時後應休息 10 分鐘左右並遠眺，使調節得以鬆弛。

2. 教室明亮，照明應無眩光或閃爍，黑板無反光，桌椅高度合適，使眼與讀物保持適當的距離，勿在陽光照射或暗光下閱讀或寫字。

3. 注意休息，消除疲勞，是預防近視的有力措施。堅持做眼保健操，由按摩眼部周圍穴位如：睛明、四白、太陽等和皮膚肌肉，增強眼窩內血液循環，達到消除眼疲勞的目的，起到放鬆調節，保護視力，預防近視的作用。

4. 定期檢查視力，如有異常及時矯治。點穴治療本症有一定效果，尤以假性近視為佳，如為先天異常則非點穴療法適應證。

第十七節　上瞼下垂

【臨床表現】

上瞼下垂是指眼的上瞼部分或全部不能提起所造成的下垂狀態，輕者不遮蓋瞳孔，只影響外觀，重者部分或全部遮蓋瞳孔，妨礙視功能。

先天性上瞼下垂出生時就不能將瞼裂睜開到正常程度；後天性上瞼下垂多有相關的病史或伴有其他症狀，例如動眼神經麻痺可能伴有其他外眼肌麻痹；提上瞼肌損傷有外傷史；交感神經損害有 Horner 綜合症；重症肌無力所致上瞼下垂具有晨輕夜重的特點。

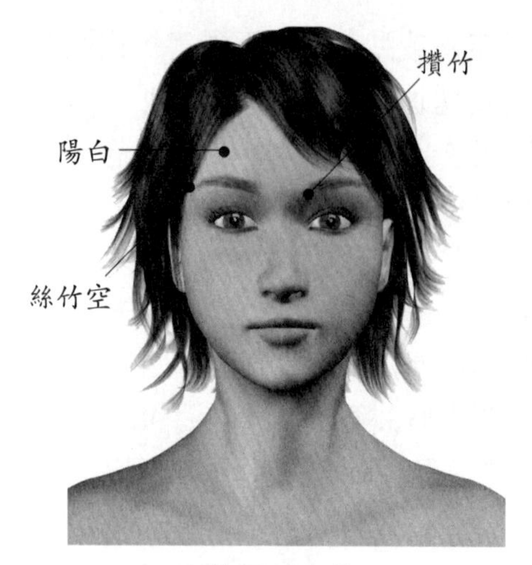

上瞼下垂穴位

【辨證】

1. 風邪傷絡

突然出現上眼瞼下垂，無力睜開，一般為單眼，伴頭痛，惡寒發熱，鼻塞流涕；舌苔薄白，脈浮。

2. 中氣不足

瞼裂變窄，多在休息後好轉，往往晨輕而午後加重，伴精神疲乏，少氣懶言，食慾不振，眩暈，面色少華；舌淡苔薄，脈弱。

【點穴治療】

【取穴】：攢竹、絲竹空、陽白、風池、合谷、足三里、三陰交。

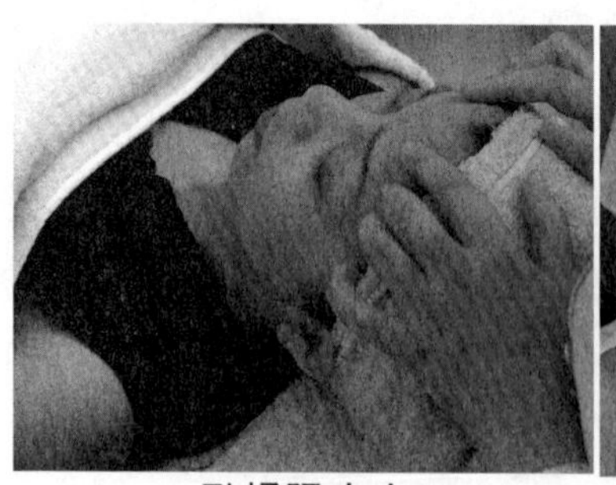
點揉陽白穴

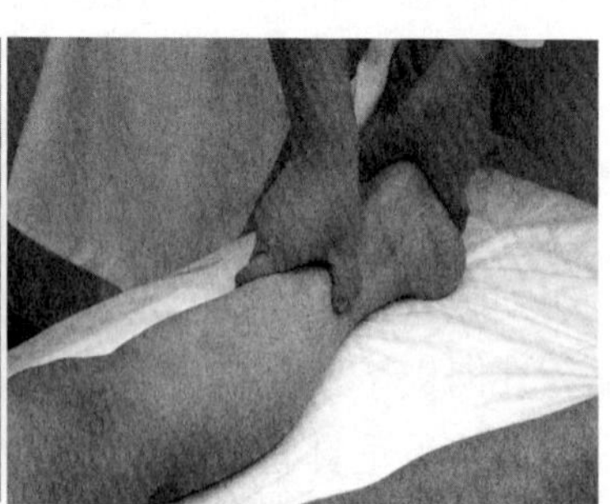
點揉三陰交穴

【方義】：本方取眼周的攢竹、絲竹空、陽白等穴以調和局部氣血；配足少陽經風池、手陽明經合谷以通經活絡、疏風解表；配足陽明經足三里、足太陰經三陰交以健脾胃、補氣血。

【操作】：第一步：以食指或中指分別點揉雙側攢竹、絲竹空、陽白穴，旋轉式點揉，分別沿順時針、逆時針方向各揉 100 次，揉時力度由輕到重，速度由慢到快。第二步：以拇指與食指拿揉雙側風池，拿時力度由輕到重，速度由慢到快，拿揉 100 次。第三步：分別點揉雙側合谷穴 100 次。第四步：以拇指分別點揉雙側三陰交、足三里穴各 100 次。

眩暈加氣海、百會（配穴具體操作見分部點穴套路）。

【簡易操作法一】：患者仰臥，醫者站於頭側，用拇指在前額部及眼眶周圍部做揉法 15～20 次，用拇、食、中指在眉弓處做捏提法 15～20 次，可向上方用力。陽白、魚腰、風池、三陰交各揉按 1～2 分鐘，每日 1 次，10 次為 1 療程。

【簡易操作法二】：抹眼瞼：睡前平臥，微閉雙眼，用兩中指指腹分別橫置於兩眼上眼瞼，無名指分別橫置於兩眼下眼瞼，由內向外抹至眼角處 20 次，再由內向外輕揉眼瞼 20 次。

【簡易操作法三】：推前額：手指併攏伸直，指腹置於眉上，向上推前額而帶動眼瞼上提，一推一鬆為 1 次，反覆 100 次。操作時用力適中，上推幅度以眼瞼上提不遮著瞳孔為宜，推動速度由慢而快，每晚臥前 1 次，10 次為 1 療程，此法宜長期堅持，即使病情已改善者，仍需按摩，以防復發。

【其他療法】

(一)體針法

【治則】：疏風通絡，益氣養血。取手足陽明、足太陰、少陽經穴為主。

【處方】：風邪傷絡：攢竹、絲竹空、陽白、風池、合谷。

【中氣不足】：攢竹、絲竹空、陽白、足三里、三陰交。

【操作】：攢竹透絲竹空，其餘穴中度刺激，實證用瀉法，虛證用補法。每日 1 次，留針 30 分鐘，10 次為 1 療程。

(二)皮膚針法

沿患側頭部足太陽經、足少陽經路線及眼部眼輪匝肌，自上而下，自內向外叩刺，每次 15 分鐘，隔日 1 次，10 次為 1 療程。

(三)灸　法

1. 溫和灸

【取穴】：阿是穴。

【方法】：艾條在上眼瞼至前額部來回懸灸，至局部紅暈，自覺溫熱舒適，約 20 分鐘。施灸時小心艾灰勿掉落燙傷皮膚。每晚 1 次，10 次為 1 個療程。

2. 隔薑灸

【取穴】：足三里、中脘、三陰交、關元。

【方法】：隔薑灸，每穴 4～5 壯，每日 1 次，10 次為 1 療程。

(四)刺血療法

【取穴】：太陽、陽白、四白、百會、大椎、合谷。

【方法】：每次選 2～3 個穴位，用三棱針點刺出血，每個穴位放血 0.5 毫升，隔日 1 次，穴位交替使用，5 次為 1 療程。

(五)中　藥

【補中益氣湯加減】：黃芪30 克，人參 6 克，當歸 10 克，橘皮 10 克，升麻 10 克，柴胡 10 克，白朮 10 克，枳殼 10 克，山藥 20 克，甘草 10 克。每日 1 劑，水煎服。

(六)西　醫

三磷酸腺苷肌肉注射，每次 20 毫克，隔日 1 次，10 次為 1 療程。此外，可同時採用維生素 B_1、維生素 B_6 注射，療效更佳。

【護理與預防】

先天性上瞼下垂，採用點穴、針灸及藥物配合治療無效者，可結合手術治療。但術後應繼續點穴治療，以調節後天之本，鞏固手術療效。

第十八節　麥粒腫

【臨床表現】

麥粒腫是一種常見的眼瞼腺體化膿性炎症。

症狀及過程與一般癤腫類似，患部有紅腫熱痛的典型急性炎症表現。初起胞瞼微癢，睫毛根或瞼內出現局限性紅腫硬結，狀如麥粒，少數經2～3日後可自行消散，但多數成膿。成膿則硬結軟化，表面出現黃色膿點，潰破後炎症即逐漸消退。

內麥粒腫的炎症浸潤局限在瞼板腺內；外麥粒腫的炎症反應集中在睫毛根部的瞼緣處，紅腫較彌散。自覺灼熱疼痛，成膿時疼痛加重，低頭或咳嗽時疼痛更重。若感染靠近外眥部，局部紅腫往往較劇，可涉及同側面頰部，還會引起反應性球結膜水腫，伴耳前淋巴結腫大觸痛，有時出現畏寒發熱等全身症狀。

【辨證】

1. 外感風熱

病初起，胞瞼紅腫癢痛，伴頭痛，發熱，全身不適等症；苔薄白，脈數。

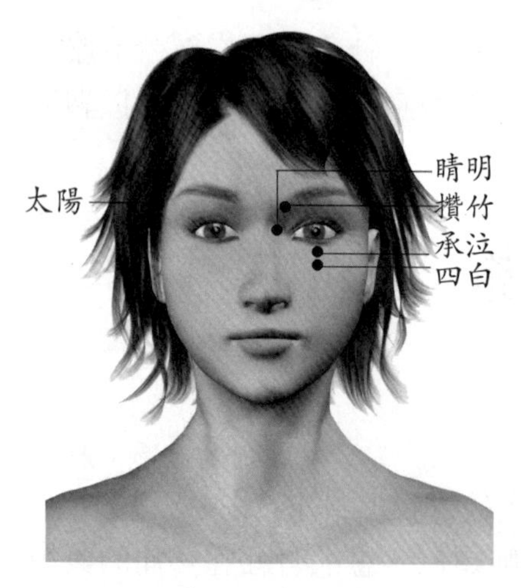

麥粒腫穴位 1

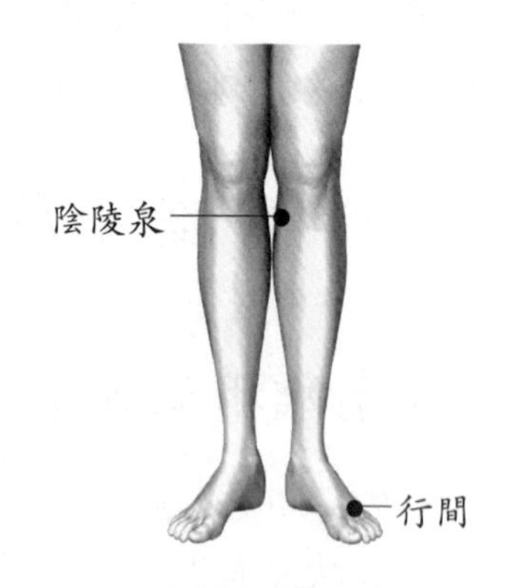

麥粒腫穴位 2

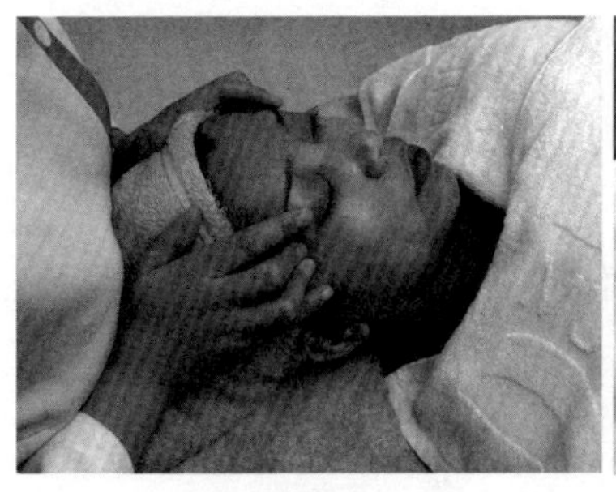

點揉太陽穴

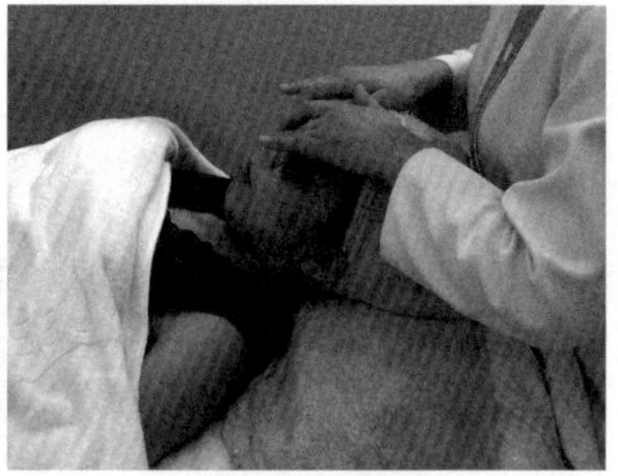

點揉四白穴

2. 脾胃濕熱

眼瞼局部紅腫，灼熱疼痛，伴口乾、口臭，便秘溲赤；苔薄黃，脈數。

【點穴治療】

【取穴】：睛明、攢竹、太陽、承泣、四白、合谷、陰陵泉、行間。

【方法】：取睛明、攢竹，肝經滎穴行間和經外奇穴太陽以疏風清熱；合谷、承泣、四白為手足陽明經穴，有疏導患部鬱熱的作用；陰陵泉清脾胃濕熱。

【操作】：第一步：以食指或中指分別點揉雙側睛明、攢竹、太陽、承泣、四白穴，旋轉式點揉，分別沿順時針、逆時針方向各揉 100 次，揉時力度由輕到重，速度由慢到快。第二步：點揉雙側合谷穴 100 次。第三步：以拇指點揉雙側三陰交、足三里穴 100 次，力度由輕到重，速度由慢到快。

惡寒發熱配外關；頭痛配風池；麥粒腫反覆發作者加心俞、大椎、氣海（配穴具體操作見分部點穴套路）。

【其他療法】

(一)體針法

【治則】：疏風、清熱、利濕。取陽明、太陽、厥陰經穴為主。

【處方】：外感風熱：睛明、攢竹、行間、太陽。

【脾胃濕熱】：合谷、承泣、四白、陰陵泉。

【操作】：針刺用瀉法，中度刺激，太陽點刺出血。每日1次，每次留針30分鐘。

(二)耳針法

【取穴】：眼、肝、脾、腎上腺、耳尖。

【方法】：針刺用強刺激，留針20分鐘，每日1次。也可僅用耳尖放血，先將耳廓揉搓使之充血，消毒後用三棱針或粗毫針點刺出血數滴，每日針1次，每次留針30分鐘，5次為1療程。反覆發作者可用王不留行貼壓，每3～5日更換1次。

(三)挑治法

【取穴】：肩胛間第1～5胸椎旁淡紅色皮疹。

【方法】：挑斷皮下白色纖維組織，每次挑2～3根，並捏擠挑刺部位附近肌肉，以排除瘀血0.2～0.3毫升。每日1次，5次為1療程。

(四)刺絡拔罐法

【取穴】：大椎或太陽。

【方法】：消毒後，用三棱針快速刺入穴位0.5釐米深，再在穴位上加拔火罐。

(五)中　藥

1. 內服

【仙方活命飲合五味消毒飲加減】：防風15克，赤芍15克，鬱金15克，乳香6克，沒藥6克，貝母10克，天花粉30克，穿山甲10克，金銀花15克，野菊花15克，紫花地丁30克，蒲公英30克。水煎服，每日1劑，分2次服。

2. 外用

（1）黃連西瓜霜眼藥水滴眼，每2小時1次。

（2）用新鮮蒲公英、野菊花等量洗淨搗爛患處皮膚上，每日1～2次，均勿入眼中。

(六)西　醫

1. 外用：0.25～0.5%氯黴素眼藥水，紅黴素眼膏等。

2. 手術：局部膿點出現，即行切開（切口與瞼緣平行）引流。

【護理與預防】

1. 本病切忌擠壓患處，以免炎症擴散而引起眼瞼蜂窩組織炎或海綿竇栓塞、敗血症等。

2. 養成良好的衛生習慣，不用髒手或不乾淨的手帕揉眼，有糖尿病或其他慢性病也應加以控制。

3. 注意營養和運動以增強體質，對預防此病有積極的意義。

第十九節　淚　溢

【臨床表現】

淚溢是指非情緒刺激引起的流淚，如長期淚液浸漬，可引起慢性刺激性結膜炎、臉和面頰部的濕疹性皮炎。還可因不斷揩拭眼淚，致下瞼外翻，而加重淚溢症狀。

【辨證】

流淚症可分冷淚、熱淚兩種：

1. 冷淚證

眼睛不紅不痛，淚下無時，迎風更甚，淚水清稀，流淚時無熱感。

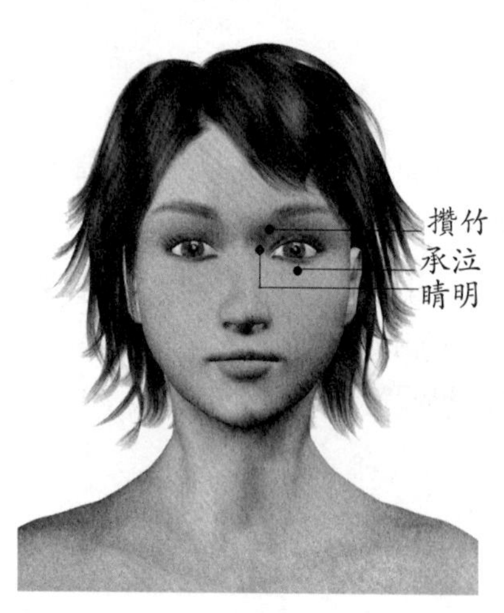

淚溢穴位 1

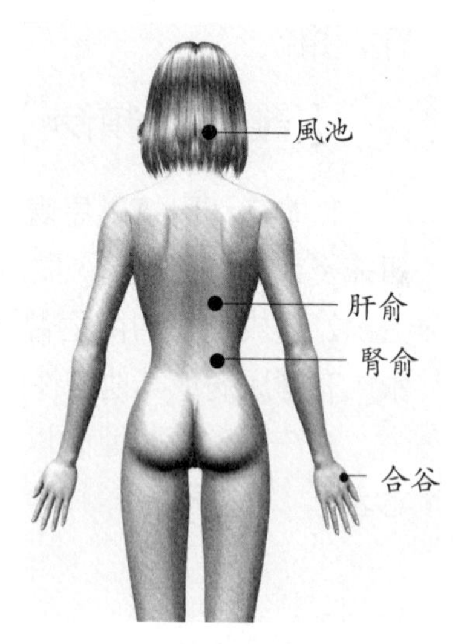

淚溢穴位 2

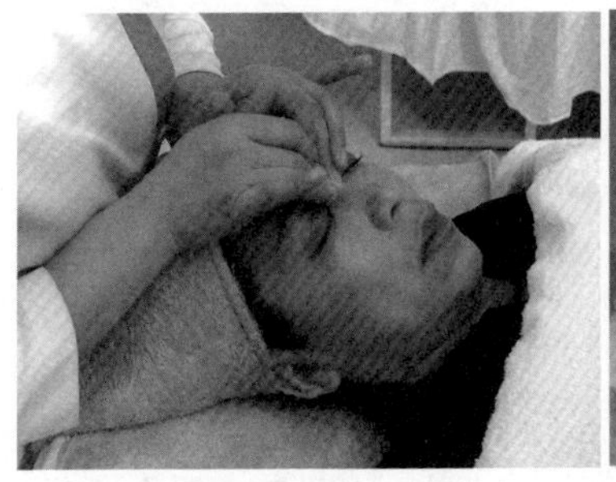

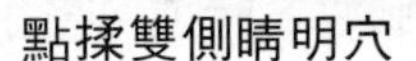

點揉雙側睛明穴

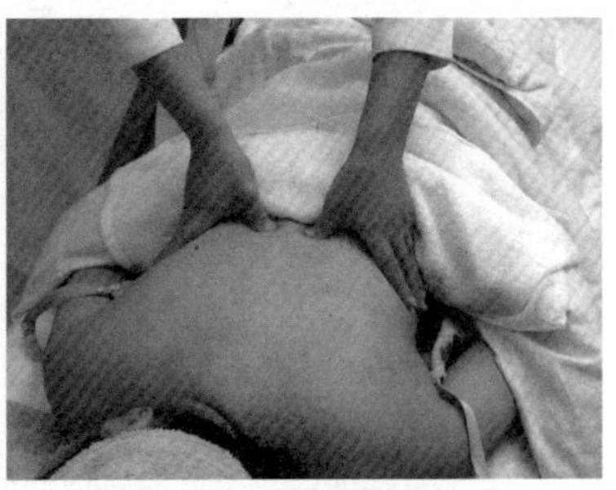

按揉雙側肝俞穴

2. 熱淚證

眼睛紅腫、熱痛，羞明，淚下黏濁，迎風加劇，淚流時有熱感。

【點穴治療】

【取穴】：睛明、攢竹、承泣、風池、肝俞、腎俞、合谷。

【方法】：睛明、攢竹、承泣疏通局部氣血以通淚竅；風池為手少陽、足少陽經與陽維脈之會，為祛風之要穴，兼有調和氣血作用；肝俞、腎俞壯腎水，養肝木，有益精補虧損之功；手陽明經原穴合谷，能散風清熱。

【操作】：第一步：以食指或中指分別點揉雙側睛明、攢竹、太陽、承泣穴，旋轉式點揉，分別沿順時針、逆時針方向各揉 100 次，揉時力度由輕到重，速度由慢到快。第二步：點揉雙側合谷穴 100 次。第三步：以拇指分別按揉雙側肝俞、腎俞穴各 100 次。第四步：以拇指與食指拿揉雙側風池，拿時力度由輕到重，速度由慢到快，拿揉 100 次。

目視不明加養老、承泣；頭痛淚多加神庭、頭臨泣（配穴具體操作見分部點穴套路）。

【其他療法】

(一)體針法

1. 冷淚證

【治則】：補益肝腎。取足太陽經穴為主。

【處方】：睛明、攢竹、承泣、風池、肝俞、腎俞。

【操作】：針用補法，中度刺激。每日1次，留針30分鐘，10次為1療程。

2. 熱淚證

【治則】：散風清熱，疏肝明目。取足太陽、厥陰經穴為主。

【處方】：睛明、攢竹、合谷、陽白、太衝。

【操作】：針用瀉法，中度刺激。每日1次，留針30分鐘，10次為1療程。

(二)耳針法

【取穴】：眼、肝、腎、腦幹。

【方法】：強刺激，每日1次，留針30分鐘，10次為1療程。

(三)穴位鐳射照射法

【取穴】：眼、肝、腎。

【方法】：用2.5mwr氦一氖鐳射儀，光束垂直照射穴區，每穴照射2分鐘，隔日1次。

(四)刺絡拔罐法

【取穴】：大椎。

【方法】：消毒後，用三棱針快速散刺穴位及周圍，再在穴位上加拔火罐。本法適用於熱淚證。

(五)皮膚針法

【取穴】：冷淚取心經、腎經、任脈；熱淚取心經、肝經、百會。

【方法】：冷淚用輕度叩刺，心經從少衝穴叩打至極泉穴，腎經從湧泉穴叩打至陽谷穴，任脈從中極穴叩打至承漿穴；熱淚用中等強度叩刺，心經從極泉穴叩打至少衝穴，肝經從曲泉穴叩打至大敦穴。每次 10～20 分鐘，隔日 1 次，10 次為 1 療程。

(六)刺血療法

【取穴】：大敦、少衝、上星、足竅陰。

【方法】：用三棱針點刺穴位出 3～4 滴血，每日 1 次，5 次為 1 療程。

(七)灸 法

【取穴】：腎俞、脾俞、四白、承泣、中極。

【方法】：用艾條薰灸其穴位，每穴灸 5 分鐘。

(八)中 藥

【左歸飲加減】：熟地黃 12 克，山藥 15 克，枸杞子 15 克，山茱萸 10 克，桑螵蛸 10 克，肉蓯蓉 10 克，補骨脂 15 克，甘草 3 克。水煎服，每日 1 劑，分 2 次服。本方適用於冷淚證。

【普濟消毒飲加減】：黃芩 15 克，黃連 10 克，陳皮 6 克，菊花 10 克，薄荷 15 克，僵蠶 10 克，甘草 3 克。水煎服，每日 1 劑，分 2 次服。本方適用於熱淚證。

(九)西 醫

1. 淚道沖洗，可注入少量抗生素。

2. 點滴抗生素眼藥水，如0.25%氯黴素眼藥水，每日3～5次。

【護理與預防】

1. 不要用手或不潔之物擦眼。
2. 若由其他疾病引起的淚溢，應積極治療原發病。

第二十節　耳　聾

【臨床表現】

為不同程度的聽力減退，聽不清或完全聽不到外界聲響。可緩慢發病，逐漸加重，甚至全聾，也可突然發病。

【辨證】

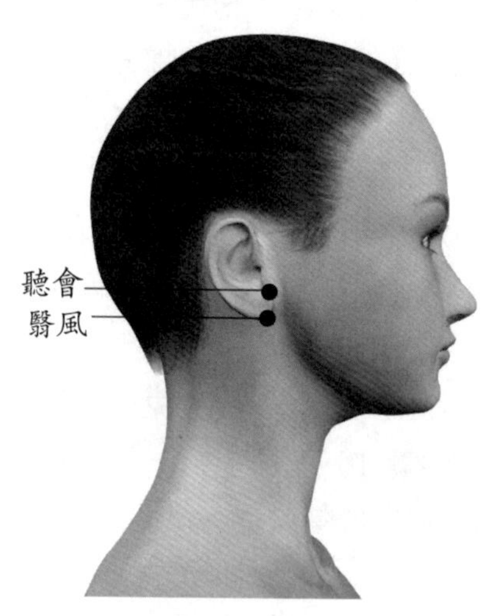

耳聾穴位1

1. 實證

聽力突然下降，雙耳呼呼作響，耳內閉塞憋氣感明顯，伴頭昏頭痛，口苦咽乾，煩躁不寧；舌紅苔黃，脈弦數。

2. 虛證

聽力逐漸減退，伴虛煩失眠，頭暈目眩，食慾不振，面色萎黃；舌紅或淡，少苔，脈細。

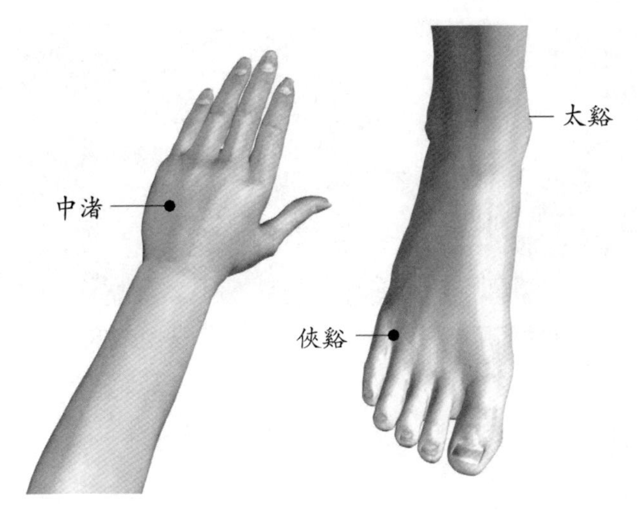

耳聾穴位 2

【點穴治療】

【取穴】：翳風、聽會、中渚、俠谿、太谿。

【方法】：手足少陽經脈均繞行於耳之前後，因此取手少陽經翳風、中渚穴，足少陽經之聽會、俠谿穴，疏導少陽經氣，近部與遠部穴相配，通上達下；太谿培腎固本，配手少陽經之翳風、足少陽經之聽會，以疏導少陽經氣，使精氣上輸耳竅，共奏復聰之效。

【操作】：第一步：以食指或中指分別點揉雙側翳風、聽會穴，旋轉式點揉，分別沿順時針、逆時針方向各揉 100 次，揉時力度由輕到重，速度由慢到快。第二步：點揉雙側中渚穴 100 次。第三步：點揉雙側俠谿、太谿穴 100 次。

腎虛耳鳴加腎俞、關元（配穴具體操作見分部點穴套路）。

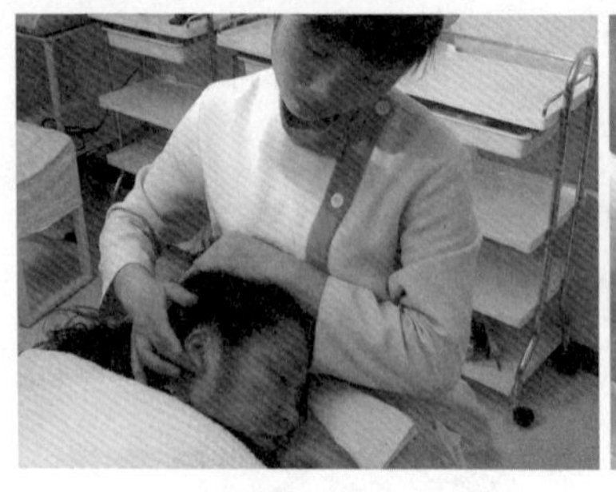
點揉翳風穴

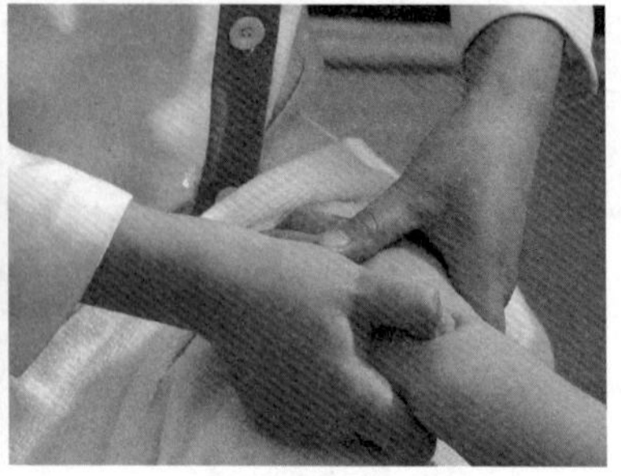
按中渚穴

【其他療法】

(一)體針法

1. 實證

【治則】：清肝瀉火，豁痰通竅。取手足少陽、足陽明經穴為主。

【處方】：翳風、聽會、中渚、俠谿、太衝、丘墟、豐隆、勞宮。

【操作】：針用瀉法，中度刺激。每日1次，留針30分鐘，10次為1療程。

2. 虛證

【治則】：補益腎精。取手足少陽、足少陰經穴為主。

【處方】：翳風、聽會、腎俞、關元、太谿。

【操作】：針用補法，中度刺激。每日1次，留針30分鐘，10次為1療程。

(二)耳針法

【取穴】：神門、交感、腎、肝、外耳、心、腦、皮質下。

【方法】：每次取 4～6 穴，耳穴常規消毒後垂直進針，勿刺透軟骨，進針後施以強刺激捻轉手法，留針 30 分鐘，中間捻針 2～3 次。隔日 1 次，10 次為 1 療程。

(三)穴位注射法

【取穴】：聽宮、耳門、翳風、聽會、外關、中渚、合谷。

【方法】：每次選 3～4 個穴位，用當歸注射液或川芎注射液或丹參注射液或維生素 B_1 注射液，每穴注藥 0.5～1 毫升，每日 1 次，各穴輪流使用，10 次為 1 療程。

(四)頭針法

【取穴】：暈聽區、語言區、運動區。

【方法】：用 28 號 1.5～2 寸長毫針選準穴後迅速刺入皮下，深度最好至帽狀腱膜下，捻轉頻率大於每分鐘 200 次，留針 30 分鐘，留針期間運針 3 次，隔日 1 次，10 次為 1 療程。

(五)鐳射照射法

【取穴】：聽宮、耳門、聽會、啞門、上廉泉。

【方法】：每次取 2～3 穴，以鐳射治療儀照射，每穴各 5 分鐘。每日 1 次，20 次為 1 療程。

(六)電針法

【取穴】：聽宮、耳門、翳風、聽會、外關、中渚、合谷。

【方法】：每次選 4～6 穴，得氣後接通電針儀，連續波，頻率為每分鐘 100 次左右，強度則以病人可耐受為度。通電 15～20 分鐘。每日或隔日 1 次，20 次為 1 療程。

(七)中　藥

1. 内服

【龍膽瀉肝湯加減】：龍膽草6克，生梔子12克，柴胡9克，黃芩12克，代赭石15克，制香附9克，鬱金15克，生地15克，白芍15克，酒大黃9克，車前草15克。水煎服，每日1劑。本方適用於實證。

【《金匱》腎氣丸加減】：肉桂9克，附子9克，生地20克，熟地20克，山藥15克，山茱萸12克，茯苓12克，丹皮9克，澤瀉6克，五味子10克。水煎服，每日1劑。本方適用於虛證。

(八)西　醫

可根據情況，使用神經營養藥，如維生素B、三磷酸腺苷，以及血管擴張藥，如煙酸、地巴唑，或採用高壓氧治療。

【護理與預防】

1. 耳聾的發生原因很多，應積極治療原發病。

2. 患者可結合自我按摩療法。以兩手掌緊按外耳道口，同時以四指反覆敲擊枕部或乳突部，繼而手掌起伏使外耳道口有規律地開合。堅持每天早晚各做數分鐘。

3. 生活中還應做到勞逸結合，起居要有規律。

第二十一節 口周皮炎

【臨床表現】

本病好發於20～30歲之間的女性，一般侵犯口周、頦部及鼻側。上下唇及口唇周圍有一狹窄的皮膚帶不受累及。皮損為丘疹、丘疱疹、膿疱和紅斑，伴有鱗屑，呈對稱分佈，自覺輕度瘙癢，有燒灼感。飲酒、冷熱食物刺激等可使症狀加重。本病病程可持續多年，日久皮損區可留下棕褐色色素沉著，影響美觀。

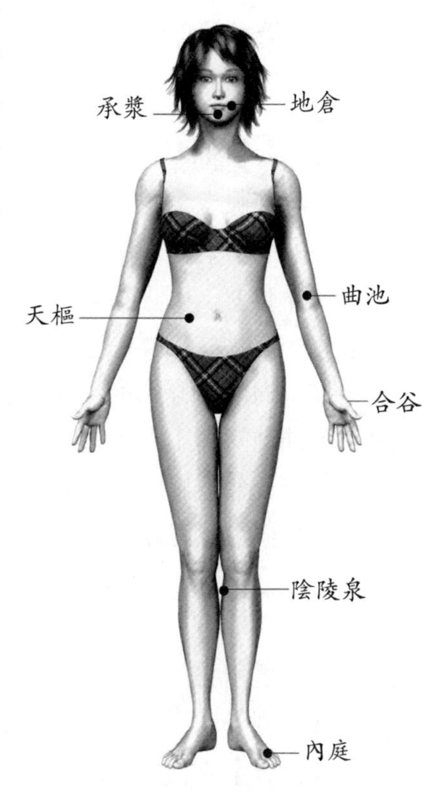

口周皮炎穴位

【辨證】

1. 肺經風熱

皮損以紅斑、丘疹損害為主，有鱗屑，伴輕度瘙癢；舌紅苔薄黃，脈數。

2. 脾胃濕熱

多有顏面皮膚油膩不適，皮損多為丘疹膿疱、結節，局部燒灼感，伴納差，大便秘結；舌紅苔黃膩，脈滑。

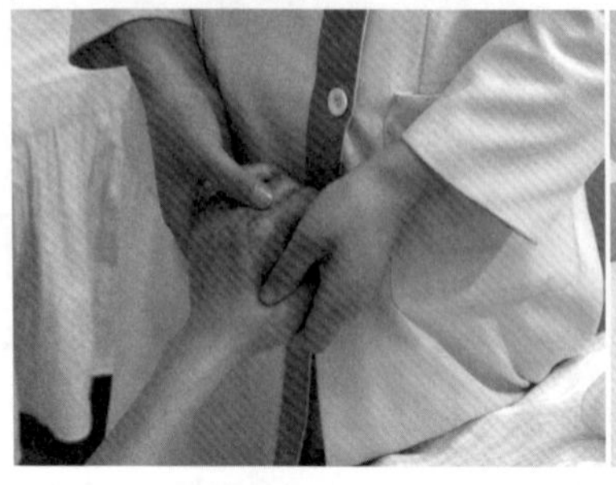

點揉合谷穴

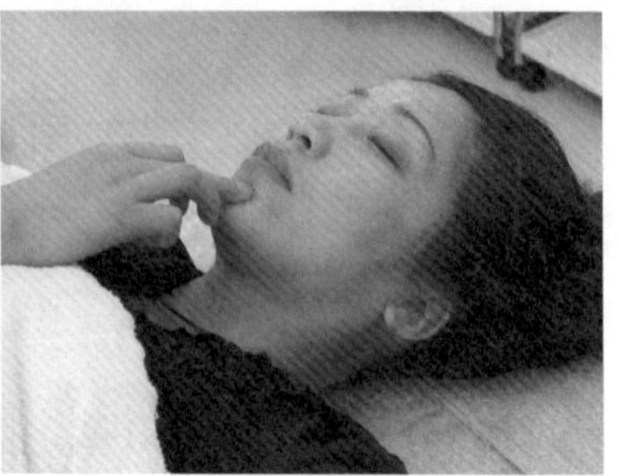

按承漿穴

【點穴治療】

【取穴】：合谷、曲池、內庭、地倉、承漿。

【方法】：本方取合谷、曲池清瀉陽明之熱；陽明多氣多血，其經脈上走於面，故配內庭以清泄陽明經氣；地倉、承漿疏通局部氣血，使肌膚疏泄功能得以調暢。

【操作】：第一步：以食指或中指分別點揉雙側地倉、承漿穴，旋轉式點揉，分別沿順時針、逆時針方向各揉 100 次，揉時力度由輕到重，速度由慢到快。第二步：點揉雙側合谷、曲池穴各 100 次。第三步：點揉雙側內庭穴 100 次。

肺經風熱配風門；脾胃濕熱配陰陵泉、天樞（配穴具體操作見分部點穴套路）。

【其他療法】

(一)體針法

【治則】：宣肺，清熱，化濕。取陽明經穴為主。

【處方】：合谷、曲池、內庭、地倉、承漿。

【操作】：針刺用瀉法，中度刺激。每日 1 次，每次留針 30 分鐘，10 次為 1 療程。

(二)耳針法

【取穴】：耳尖、肺、大腸、內分泌、交感。

【方法】：每次選用 3～4 穴，耳尖點刺放血，餘穴用毫針刺，中度刺激，每次留針 20～30 分鐘。每日 1 次，10 次為 1 療程。

(三)耳穴割治法

【取穴】：交感、耳中、口、面頰。

【方法】：用碘酒和乙醇常規消毒後，用小手術刀片輕輕在上述耳穴處劃割，以滲血為度，稍微出血後用消毒乾棉球壓迫止血，每週割治 1～2 次，兩耳交替。

(四)中　藥

1. 內服

【枇杷清肺飲加減】：枇杷葉 10 克，桑白皮 10 克，黃芩 10 克，梔子 10 克，野菊花 10 克，黃連 6 克，赤芍 10 克，白茅根 30 克，生槐米 15 克，苦參 10 克。水煎服，每日 1 劑。

2. 外用　馬齒莧、芙蓉葉鮮品搗爛外敷，每日 1～2 次。

(五)西　醫

1. 內服　四環素 0.25 克，每日 4 次；複合維生素 B_2 片，每日 3 次。

2. 外用　可試用新黴素澱滴靈霜、5%硫磺製劑等；黴菌感染可用制黴菌素或克黴唑霜；還可用皮康霜、皮炎平等。

【護理與預防】

1. 不用含氟皮質類固醇激素製劑，慎用含氟牙膏，停用可引起過敏的各種化妝品。

2. 勿用鹼性肥皂洗臉，避免陽光曝曬、煙酒、辛辣及冷熱刺激等。

第二十二節　慢性唇炎

【臨床表現】

慢性唇炎是一種唇黏膜慢性淺表性炎症。多見於女孩和青年婦女，皮疹常常開始於下唇，然後擴展至整個嘴唇。初起時口唇腫脹，發癢，有燒灼感，起水疱，甚至糜爛結痂。日久不癒者，口唇腫脹、乾燥、脫屑、皸裂、出血、肥厚、彈性差，自覺灼熱或疼痛。因乾裂不適，患者常有咬唇或用舌舔唇的不良習慣，藉以減輕痛苦。本病病程緩慢，病情可持續數月至數年不等。

【辨證】

1. 脾胃濕熱

口唇紅腫，糜爛，滲液，結痂，瘙癢疼痛，伴口臭，口渴，不欲飲食，便秘，或便溏，小便赤熱；舌質紅，苔黃厚膩，脈滑數。

2. 陰虛血燥

病程日久，唇部乾燥，脫屑，皸裂，出血，伴面色無華，頭暈目眩；舌紅少苔，脈細數。

【點穴治療】

【取穴】：中脘、合谷、足三里、陰陵泉、內庭。

【方法】：陽明經循行環口挾唇，取足陽明經滎穴內庭，手陽明經原穴合谷，能清瀉陽明之熱；足三里、中脘健脾養血，滋陰潤唇，通調腑氣，配陰陵泉清熱化濕。

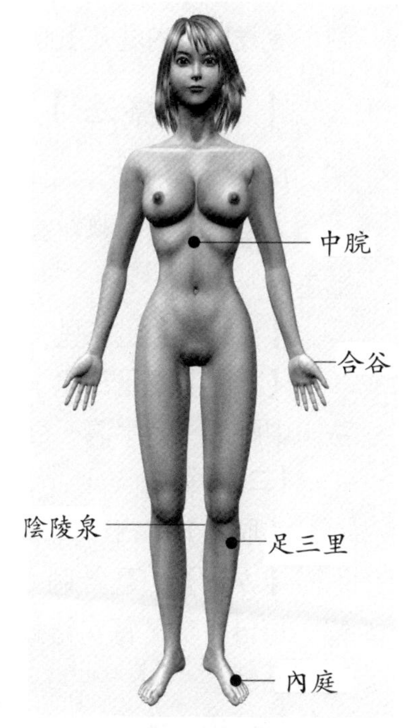

慢性唇炎穴位

【操作】：第一步：受術者取仰臥位，施術者以食指或中指分別點揉其中脘穴，旋轉式點揉，分別沿順時針、逆時針方向各揉 100 次，揉時力度由輕到重，速度由慢到快。第二步：點揉雙側合谷、足三里穴各 100 次。第三步：點揉雙

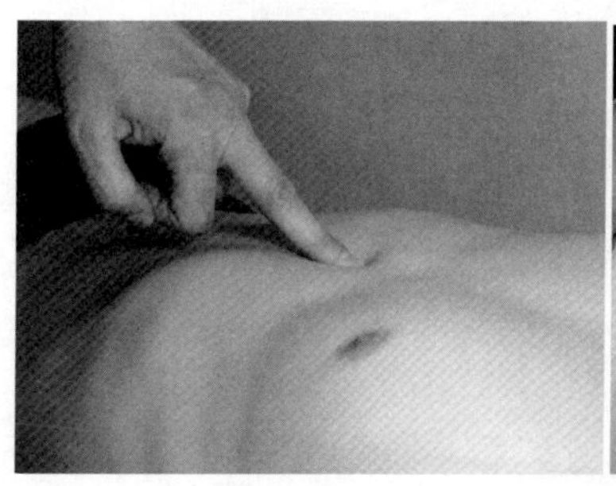
按中脘穴

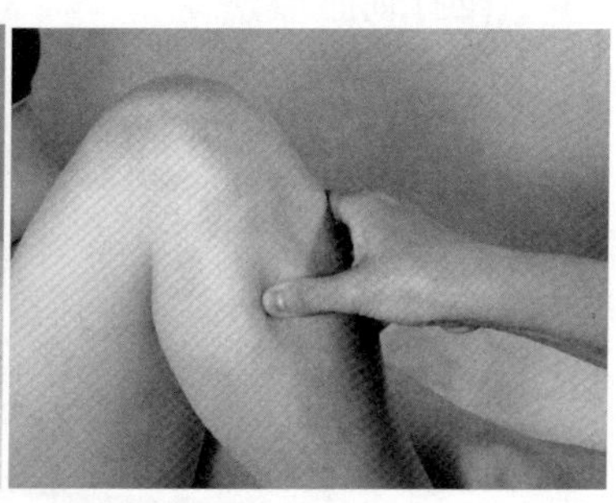
按足三里穴

側、陰陵泉、內庭穴100次。

【其他療法】

(一)體針法

【治則】：清熱利濕、養血潤唇。取陽明經、太陰經穴為主。

【處方】：足三里、陰陵泉、合谷、內庭、中脘。

【操作】：足三里、陰陵泉用補法；合谷、內庭用瀉法；中脘用平補平瀉。每日1次，10次為1療程。

(二)耳針法

【取穴】：口、胃、大腸、脾、神門、內分泌。

【方法】：毫針刺，每次選取3～4穴，中等強度捻轉，每日1次，每次留針30分鐘。亦可用揿針埋藏或王不留行貼壓。

(三)灸　法

【取穴】：合谷、承漿。

【方法】：將艾絨揑成米粒大小的艾炷，先灸合谷，再灸承漿，每穴三壯。

(四)刺血療法

【取穴】：厲兌、大椎、合谷。

【方法】：用三棱針點刺出血，每個穴位放血0.5毫升，隔日1次，5次為1療程。

(五)中　藥

1. 內服

【清熱利濕湯】：茯苓15克，桑葉15克，梔子15克，黃連15克，黃芩15克，生石膏20克，白朮10克，山藥 15 克，枳實 15 克，甘草 6 克。水煎服，每日 1 劑，分 2 次服。本方適用脾胃濕熱證。

【生血潤膚飲加減】：天冬 15 克，生、熟地各 15 克，麥冬 15 克，當歸 15 克，黃芪15 克，桃仁 10 克，瓜仁 10 克，赤芍 15 克，五味子 10 克。水煎服，每日 1 劑，分 2 次服。本方適用陰虛血燥證。

2. 外用　黃連膏或青吹口散膏外塗。

(六)西藥外用

3%硼酸溶液濕敷，0.05%維生素甲酸軟膏外塗。

【護理與預防】

1. 避免長時間的風吹、日曬，冬天外出可戴口罩。

2. 改正舔唇、咬指甲等不良習慣，口唇乾燥者可塗潤唇膏。

3. 戒煙酒，少食肥甘、辛辣之品，多食水果、蔬菜。

4. 局部症狀經治療消失後還應堅持治療一段時間，以免反覆發作。

第二十三節　慢性喉炎

【臨床表現】

慢性喉炎是指喉部黏膜的一般性病菌感染所引起的慢性炎症。本病以聲音嘶啞為主要症狀。通常聲音低沉費力，發音不清，甚則失音。伴有喉部微痛不適、喉癢、乾燥等症狀，常有「清嗓」的習慣。反覆發作，時好時壞，

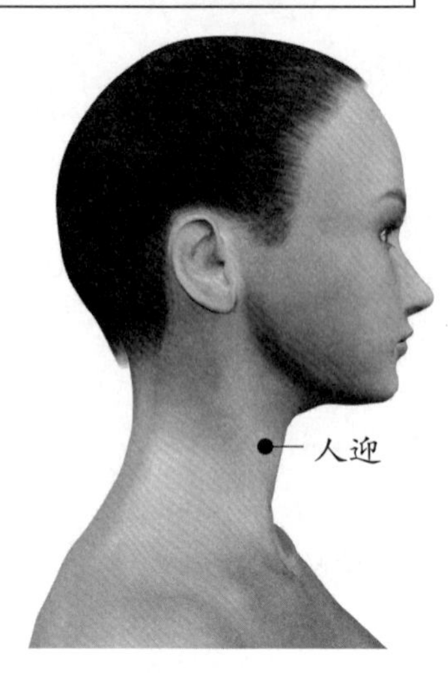

慢性喉炎穴位 1

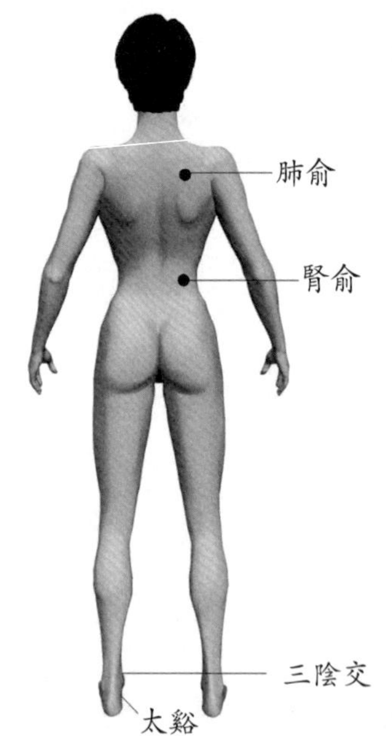

慢性喉炎穴位 2

日久不癒。檢查可見聲帶微紅腫，或暗紅；或聲帶肥厚，邊緣增厚不齊；或有小結、息肉等。

【辨證】

1. 肝腎虧虛

聲音嘶啞無力，反覆發作，遷延難癒，伴頭暈耳鳴，腰膝酸軟，小便清長；舌淡苔薄白，脈沉。

2. 肺脾氣虛

有慢性病史，聲音嘶啞由輕漸重，面容消瘦，潮熱盜汗，乾咳，心悸；舌紅苔少，脈細數。

【點穴治療】

【取穴】：人迎、肺俞、腎俞、三陰交、照海、太谿。

【方法】：人迎可疏通局部經絡氣血；肺俞、腎俞可補臟腑之氣；太谿為足少陰經原穴，照海為足少陰經和陰蹺脈之交會穴，兩脈均循行於喉嚨，取兩穴以調理兩經經氣，配三陰交可滋陰潤喉。

【操作】：第一步：受術者

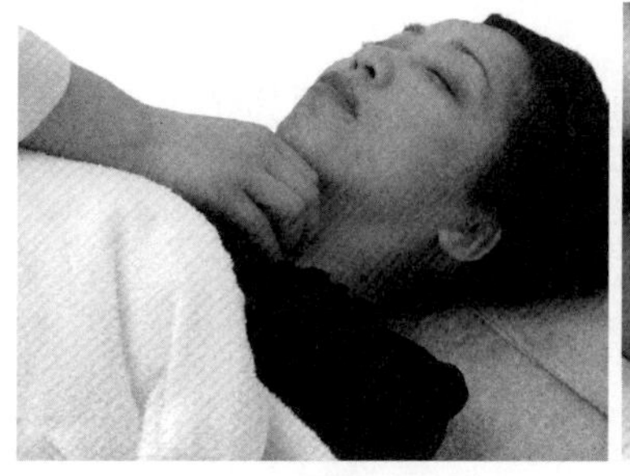

按人迎穴

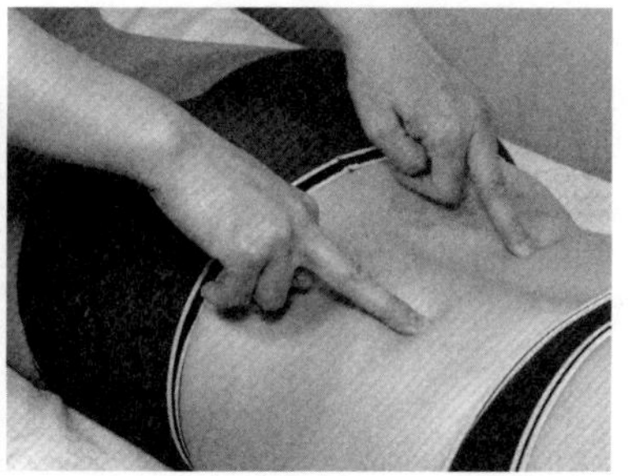

按腎俞穴

取仰臥位，施術者以食指分別點揉其人迎穴，旋轉式點揉，分別沿順時針、逆時針方向各揉100次，揉時力度由輕到重，速度由慢到快。第二步：點揉雙側三陰交、照海、太谿穴各100次。第三步：受術者取俯臥位或坐位，施術者以拇指分別點揉雙側肺俞、腎俞穴各100次。

情志鬱怒者加太衝、神門（配穴具體操作見分部點穴套路）。

【其他療法】

(一)體針法

【治則】：補肺益腎，滋陰潤喉。取足少陰經、手太陰經、背俞穴為主。

【處方】：人迎、太谿、照海、魚際、肺俞、腎俞、三陰交。

【操作】：肺俞、腎俞用補法，其餘穴位用平補平瀉法，中度刺激。每日1次，每次留針30分鐘，10次為1療程。

(二)耳針法

【選穴】：咽喉輪1～4肺、脾、腎、內分泌、心、扁桃體、腎上腺。

【方法】：每次取穴4～5個，埋針或用王不留行貼壓，每日按壓3～5次，每次2～3分鐘，3天更換1次，雙耳交替使用，5次為1療程。

(三)穴位注射法

【取穴】：天榮、曲池、合谷、肺俞。

【方法】：用板藍根注射液或魚腥草注射液，每穴注入0.5～1毫升，隔日1次，10次為1療程。

(四)埋線法

【取穴】：阿是穴。

【方法】：於結喉正中埋羊腸線2公分長，隔20～30天1次，約3～4次為1療程。

(五)穴位鐳射照射

【取穴】：扶突、廉泉、少商、合谷、曲池、大椎。

【方法】：每次取3～4穴，以鐳射治療儀照射。每穴各3～4分鐘。每日1次，20次為1療程。

(六)中　藥

1. 內服

【百合固金湯加減】：生、熟地各10克，玄參15克，當歸10克，赤芍10克，女貞子15克，旱蓮草15克，百合15克，麥冬10克，貝母10克，瓜仁10克，桔梗10克，甘草10克。水煎服，每日1劑，分2次服。

【悅音茶】：烏梅10克，橘絡、紅花、生甘草、薄荷、木蝴蝶各5克，泡水代茶飲。

2. 外用

【金嗓霧】：烏梅、綠茶、生甘草、薄荷各 6 克。水煎過濾，取藥液 20 毫克作蒸氣或霧化吸入，每日 1 次，20 次為 1 療程，有生津潤喉、消腫開音的作用。

(七)西　醫

抗生素、地塞米松，蒸氣或霧化吸入，每次 10～15 分鐘，每日 1 次，10 次為 1 療程。

【護理與預防】

1. 鍛鍊身體，增強體質，預防感冒；正確用聲，勿發聲過高、過多、過久。

2. 減少刺激，避免各種粉塵或刺激性氣體，勿過食辛辣厚味，戒除煙酒。

3. 積極治療急性鼻炎、咽喉炎等疾病。

第二十四節　腦卒中後遺症

腦卒中又稱腦血管意外，是一種急性腦血管疾病。是指腦部或呈支配腦的動脈病變引起的腦局灶性血液循環障礙，導致急性或亞急性腦損害症狀，以偏癱、失語及昏迷等為常見。

根據疾病的性質，可以分為出血性和缺血性兩大類。前者包括腦出血和蛛網膜下腔出血；後者包括腦血栓形成和腦栓塞。本病起病急，死亡率、致殘率高。點穴治療本病，常用於其恢復期及後遺症期，此期多出現面癱及肢體活動障礙，有損形體美。

【辨證】

1. 風痰阻絡

半身不遂，舌強語蹇，肢體麻木，頭暈目眩，手足麻木；苔白膩或黃膩，脈弦滑或弦數。

2. 氣虛血瘀

半身不遂，肢軟無力，並伴有患側手足浮腫，語言不利，口眼喎斜，面色萎黃或暗淡無華；舌淡紫，苔薄白，或舌體不正，脈細澀無力。

3. 肝陽上亢

半身不遂，患側僵硬拘攣，兼見頭痛頭暈，面赤耳

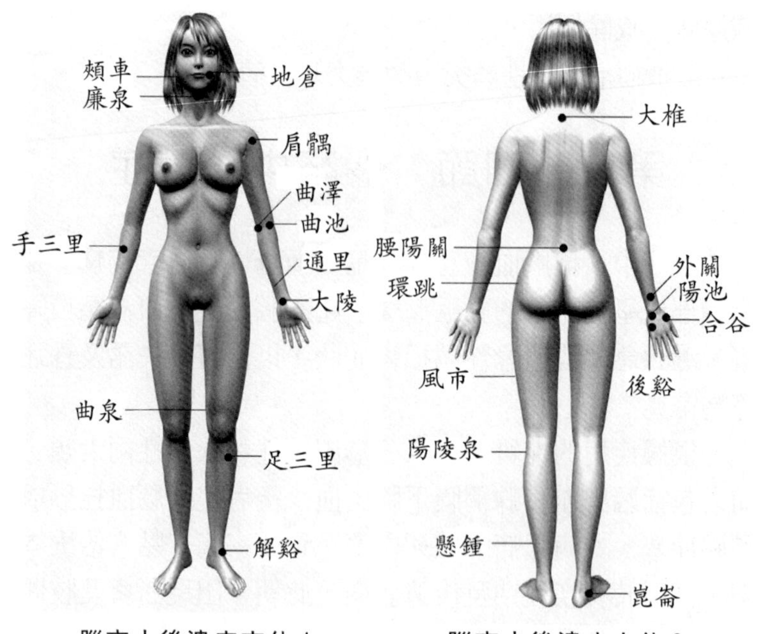

腦卒中後遺症穴位1　　腦卒中後遺症穴位2

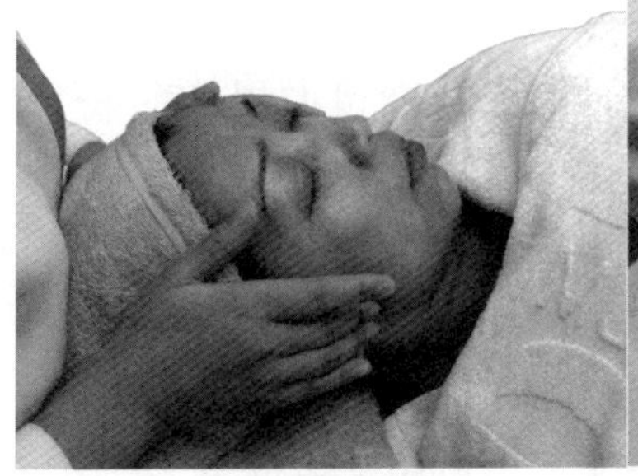
按頰車穴

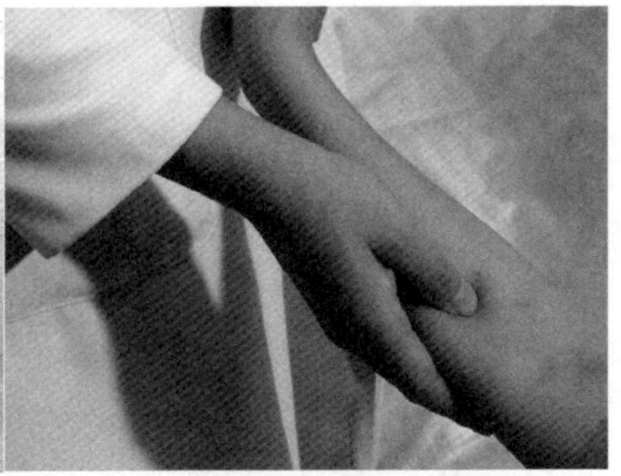
按手三里穴

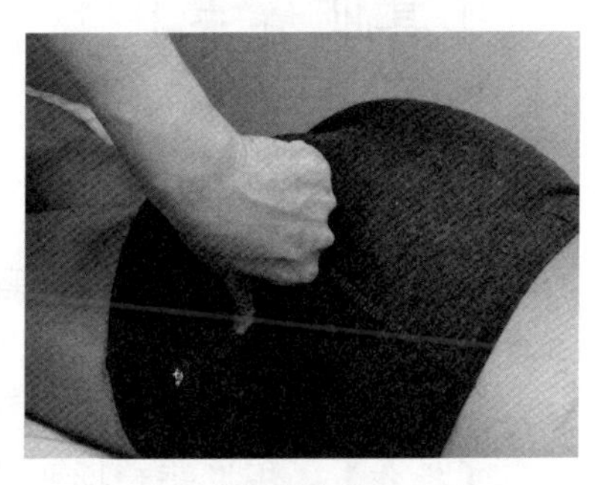
按環跳穴

鳴；舌紅絳，苔薄黃，脈弦有力。

【點穴治療】

【取穴】：地倉、頰車、肩髃、曲池、手三里、外關、合谷、環跳、陽陵泉、足三里、解谿、崑崙。

【方義】：風病多犯陽經，陽明為多氣多血之經，陽明經氣血通暢，正氣得以扶助，使機體功能逐漸恢復，根據經脈循行路線，分別取手足陽經穴位，以達調和經脈、疏通氣血的作用。

【操作】：第一步：受術者取仰臥位，施術者以食指分別點揉其地倉、頰車穴，旋轉式點揉，分別沿順時針、逆時針方向各揉 100 次，揉時力度由輕到重，速度由慢到快。第二步：以拇指分別點揉其雙側肩髃、曲池、手三里、外關、合谷穴各 100 次。第三步：受術者取側臥位，施術者以拇指分別點揉雙側環跳、陽陵泉、足三里、解谿、崑崙穴各 100

次。

上肢還可取陽池、後谿等；下肢還可取風市、懸鍾等；病程日久，上肢癱可配大椎、肩外俞，下肢癱可配腰陽關、白環俞等；如患側經筋屈曲拘攣者，肘部配取曲澤，腕部配取大陵，膝部配取曲泉，踝部配取太谿，乃陽病取陰之意；如語言謇澀，配啞門、廉泉、通里；吞咽困難加廉泉、扶突（配穴具體操作見分部點穴套路）。

【其他療法】

(一)體針法

1. 半身不遂

【治則】：滋養肝腎，通經活絡。取陽明經穴為主。

【處方】：上肢：肩髃、曲池、手三里、外關、合谷。

下肢：環跳、陽陵泉、足三里、解谿、崑崙。

【操作】：根據辨證採取補虛瀉實的方法。一般刺病側穴，病程較久者先刺健側，後刺患側，即「補健側，瀉患側」的治法。每日 1 次，每次留針 20～30 分鐘，10 次為 1 療程。

2. 口角喎斜

【治則】：疏調陽明，通經活絡。取陽明經、厥陰經穴為主。

【處方】：地倉、頰車、合谷、內庭、太衝。

【操作】：針刺用平補平瀉，每日 1 次，每次留針 20～30 分鐘，10 次為 1 療程。

(二)頭針法 1

【取穴】：頂顳前斜線、頂旁 1 線、頂旁 2 線。

【方法】：選用 28～30 號長 1.5～2.0 寸毫針，針與頭皮呈 30°夾角快速刺入頭皮下，快速捻轉 2～3 分鐘，頻率大於每分鐘 200 次，每次留針 30 分鐘，留針期間運針 2～3 次。治療時讓患者活動肢體，一般隔日 1 次。

(三)頭針法 2

【取穴】：運動區、感覺區、足運感區、語言二區、語言三區、運用區、血管舒縮區。

【方法】：選用病變對側相應區治療，如癱瘓選用對側運動區，上肢功能障礙為主則以對側運動區中 2／5；感覺障礙選用對側感覺區；運動性失語用運動區下 2／5；命名性失語用語言二區；感覺性失語用語言三區；失用症選用運用區；偏癱側肢體浮腫者用對側血管舒縮區。選用 2 寸毫針，將針刺入帽狀腱膜下，橫臥針身，快速捻針，並在留針過程中間歇行針，或通以電針脈衝電流。每次 30 分鐘，隔日 1 次，30 次為 1 療程。適用於恢復期或後遺症期。

(四)耳針法

【取穴】：腦點、皮質下、肝、腎、肢體相應部位。

【方法】：毫針刺，中等刺激強度，每日 1 次，後遺症期隔日刺 1 次，每次留針 30 分鐘，亦可用王不留行貼壓。

(五)穴位注射法

【取穴】：肩髃、曲池、外關、環跳、伏兔、足三里、懸鍾。

【方法】：每次選用 2～3 穴，諸穴交替使用。中藥製劑可選當歸、丹參、紅花、黃芪、夏天無、徐長卿等注射液；西藥如維生素 B_1、維生素 B_{12} 等注射液。每穴注藥 0.5～1 毫升，每天或隔天 1 次，10 次為 1 療程。

(六)眼針法

【處方】：上焦區、下焦區、肝區、腎區。

【方法】：用 32 號 5 分不銹鋼針，以左手指按住將刺的穴位附近，使局部皮膚繃緊而不使皮膚移位，右手持針在眼眶緣周穴區 2 分許沿皮刺，不施手法，留針 5～10 分鐘，每日 1 次，10 次為 1 療程。

(七)舌針法

【取穴】：神根、佐泉、液旁、支脈。

【方法】：採用提插捻轉，留針 3～5 分鐘，隔日 1 次，5～7 次為 1 療程。

(八)中　藥

【風痰阻絡型可用解語丹】：天麻、全蠍、膽南星、白附子、遠志、菖蒲、木香。

【氣虛血瘀型可用補陽還五湯】：黃芪、當歸、桃仁、紅花、赤芍、地龍、桑枝、牛膝。

【肝陽上亢型可用天麻鉤藤飲】：天麻、鉤藤、生石決明、川牛膝、桑寄生、杜仲、梔子、黃芩、益母草、朱茯神、夜交藤。

【護理與預防】

1. 注意患者全身狀況，如血壓是否穩定，食慾、睡眠是否正常，大便是否通暢等，並及時給予處理。

2. 治療期間應加強功能鍛鍊，可以促進全身經絡氣血運行，增強神經的營養機能，防止肌肉、骨骼、關節廢用性變化。

3. 調暢情志，注意合理飲食。同時指導防止復發措施。經常揉按風市、足三里等穴可以起預防作用。

第二十五節　面肌痙攣

【臨床表現】

本病多在中年起病，女性居多。開始時多為一側眼輪匝肌間歇性輕微抽搐，逐漸擴展到同側其他表情肌，特別是口角提肌的抽搐最引人注意。抽搐呈間歇性不規則發作，不能自控，持續數秒鐘至數分鐘，程度輕重不等。病變側眼裂變小。多數為一側發病，極少數病人可先一側發病而後累及對側。

精神緊張、情緒激動、疲勞、自主運動等可誘發或使之加重。一般抽搐時面部無疼痛，入睡後抽搐停止。長期持續痙攣可使病側肌力減弱或產生輕度肌肉萎縮。

【辨證】

1. 氣血虧虛

顏面抽搐，有蟲蟻遊走感，伴眩暈，乏力自汗，面色無華；舌淡而嫩，脈細弱。

2. 肝腎陰虛

顏面肌肉微微抽動，時發時止，伴耳鳴健忘，腰膝酸軟；舌紅少苔，脈細數。

【點穴治療】

【取穴】：阿是穴、攢竹、四白、顴髎、地倉、風池、

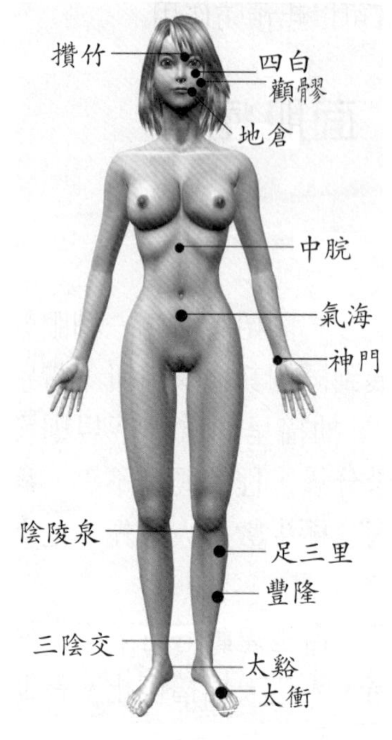

面肌痙攣穴位 1

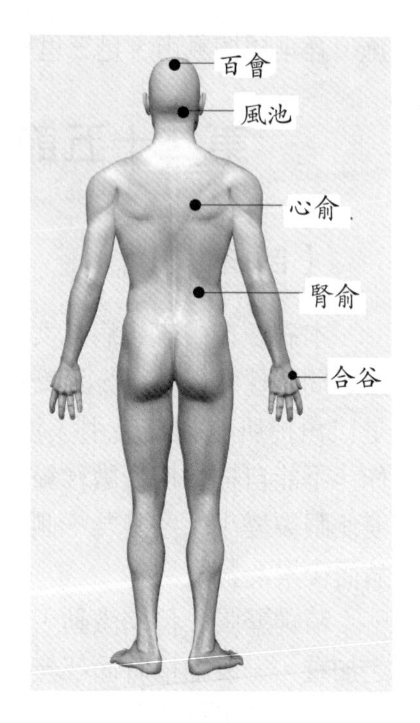

面肌痙攣穴位 2

合穀、太衝。

【方義】：取阿是穴、攢竹、四白、顴髎、地倉可疏通局部經絡氣血，配合谷健運脾胃，益氣血生化之源，榮養經脈；風池疏風解痙，配太衝清利肝膽，熄風止痙。

【操作】：第一步：受術者取仰臥位，施術者以食指或中指分別點揉其阿是穴、攢竹、四白、顴髎、地倉穴，旋轉式點揉，分別沿順時針、逆時針方向各揉 100 次，揉時力度由輕到重，速度由慢到快。第二步：受術者取俯臥位，施術者以拇指與食指拿揉其風池穴 100 次。第三步：以拇指點揉雙側太衝穴各 100 次。

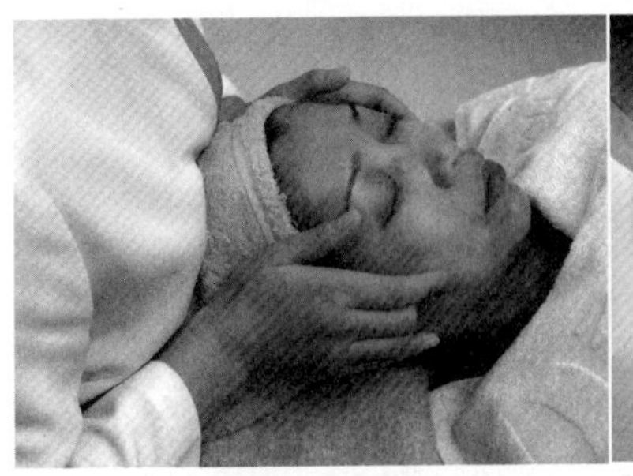
按阿是穴

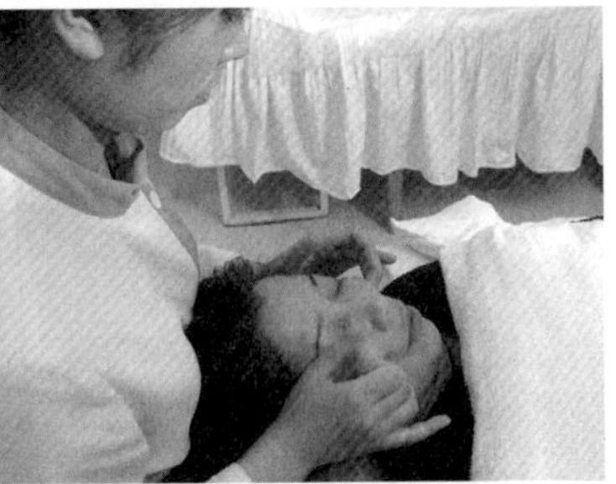
按顴髎穴

氣血不足加百會、氣海、足三里；脾虛濕盛加中脘、陰陵泉、豐隆、三陰交；肝腎陰虛加三陰交、太谿；心煩失眠加神門、安眠、心俞、腎俞（配穴具體操作見分部點穴套路）。

【其他療法】

(一)體針法

【治則】：濡養經筋，熄風止痙。取局部、陽明、少陽經穴為主。

【處方】：阿是穴、攢竹、四白、顴髎、地倉、風池、合谷、太衝。

【操作】：每次選用 3～5 穴，阿是穴選用面肌震顫的中心部位。四肢穴位用催氣行氣手法使針感向病所傳導，面部穴位用 1.5 寸長毫針沿皮淺刺，施以補法或平補平瀉法。留針 40 分鐘，隔日 1 次，20 次為 1 療程。

(二)穴位注射法

【取穴】：太陽、顴髎、四白、下關、頰車、風池、翳風、牽正。

【方法】：選用安定、苯巴比妥鈉、利多卡因、維生素（B_1、B_{12}）注射液，每次用 2～3 穴，每穴注入藥液 0.2～0.5 毫升，2～3 日治療 1 次，6 次為 1 療程。

(三)電針療法

【主穴】：翳風、下關、牽正。

【配穴】：健側合谷、風池、三陰交、太衝。

【隨證選穴】：面頰抽搐加顴髎、迎香；口角抽搐加地倉、頰車；眼瞼抽搐加太陽、四白、陽白、魚腰。隨證各穴均取患側，交替使用。

【方法】：進針得氣後，接電針治療儀，採用連續波，小電流強度，高頻率每秒 70～90 次。通電 30～60 分鐘，每日 1～2 次，7 次 1 療程，療程間休息 2～3 天。

(四)皮膚針法

【取穴】：五臟背俞穴、相應夾脊穴、手足陽明經。

【方法】：用皮膚針輕叩，使局部有紅暈。隔日 1 次，10 次為 1 療程。

(五)穴位埋針法

【取穴】：阿是穴（為面肌痙攣之扳機點）、四白、陽白、迎香。

【方法】：每次選 1 穴，做常規消毒，用撳針埋入，3 日 1 次，10 次為 1 療程。

(六)穴位鐳射照射法

【取穴】：翳風、牽正、風池、地倉、顴髎、巨髎、迎香。

【方法】：用 He-Ne 鐳射儀，輸出功率為 4～8 毫瓦，光斑直徑為 1.5～2 毫米，光距 0.5～1.0 米，以 75 角照射，每穴照射 5 分鐘。每日 1 次，15 次為 1 療程。

(七)西 醫

常採用酒精注射阻斷面神經，神經部分切斷，顱骨內減壓術等方法治療。

【護理與預防】

1. 保持心情舒暢，避免緊張、憤怒等不良情緒因素。

2. 注意生活有規律，保證睡眠，勞逸適度。

第二十六節 落 枕

【臨床表現】

落枕是一種無外傷史的頸項部肌肉痙攣。多在睡眠醒後，出現頸部疼痛，強直，活動不利，頭常歪向一側，頭部不能自由旋轉後顧，旋頭時常與身體同時轉動，以腰部代償頭部的旋轉活動。

疼痛可向肩背放射，斜方肌、大小菱形肌等處亦有壓痛，觸之如條狀或塊狀，局部無紅腫。

本病起病較快，病程短，多在一週自行緩解，但易於復發。

【點穴治療】

【取穴】：落枕穴、阿是穴、後谿、懸鍾。

【方法】：落枕穴、阿是穴疏通局部氣血，後谿、懸鍾分屬太陽、少陽，二經均過頸部，取之可舒經通絡，調氣活

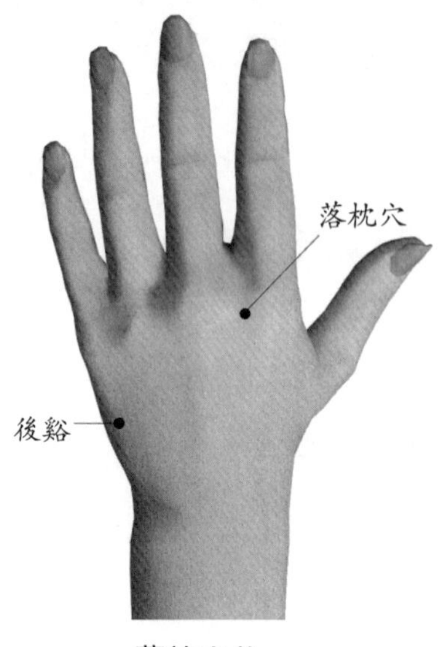

落枕穴位

血；諸穴相配共達柔筋止痛之功。

【操作】：第一步：受術者取坐位，施術者以食指或拇指點揉阿是穴，旋轉式點揉，分別沿順時針、逆時針方向各揉 100 次，揉時力度由輕到重，速度由慢到快。第二步：以拇指分別揉其雙側落枕穴、後谿穴各 100 次。第三步：以拇指分別點揉雙側懸鍾穴各 100 次。

不能前俯後仰，加崑崙、列缺；不能左右轉動，加支正（配穴具體操作見分部點穴套路）。

【簡易操作法】：患者取坐位，醫生站在其患側後方，拇指或食指尖輕按頸部查找痛點，在痛點下 2 寸處找一配穴，天宗穴外下方找第二配穴。醫生雙手指分別按以上三個

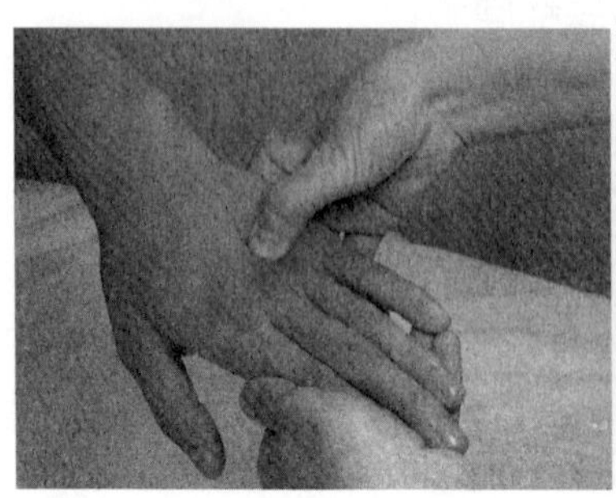

按落枕穴

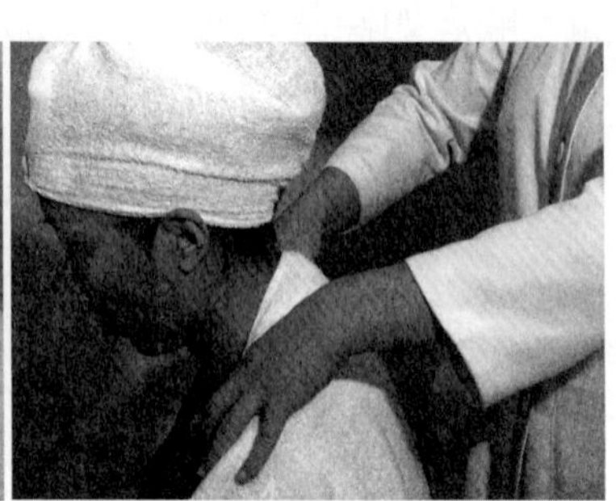

按阿是穴

穴位，用指尖端按揑施以抑制法，每2～3分鐘抬手，同時囑患者前後左右活動頸部，如此反覆2～3次。每日1次，5次為1療程。

【其他療法】

(一)體針法

【治則】：疏經活絡，調和氣血。取阿是穴、太陽、少陽經穴為主。

【處方】：落枕穴、阿是穴、後谿、懸鍾。

【操作】：所有穴位均用瀉法，強刺激。或加用電針，頻率為每分鐘180次，以連續波，強度以病人能耐受為度，刺激時間20分鐘。亦可單用落枕穴，刺法為直刺0.5～0.8寸或後谿直刺0.8寸左右，得氣後用提插捻轉瀉法，行手法操作1～3分鐘，同時，令患者做左右搖頭擺動動作，待自覺頸項轉動輕鬆，疼痛有所減輕或消失時，徐徐退針，不按針孔。

(二)芒針法

【取穴】：肩背（斜方肌上緣中部，肩井穴前1寸）、風池、大椎。

【方法】：病人取俯臥位，刺肩背穴時，針尖向後下方，相當於第二、三胸椎橫突部刺入，緩緩按壓推進，並可撚轉，進針深度為3～4寸，使局部產生酸脹感，有時可有麻電感向背部放散。刺風池穴可進針1.5～2寸，使感應緩緩下行，以病人患側有麻脹快感為度。針刺手法宜平補平瀉。

(三)皮膚針法

【取穴】：外關、風池、大椎、肩井、肩中俞、肩外俞、頸1～4椎夾脊。

【方法】：皮膚常規消毒後，對準穴位，用皮膚針叩打局部皮膚，使皮膚發紅，並見少量血點，大椎、夾脊穴加拔火罐，如能拔出少量瘀血，則療效更佳。

(四)刺血療法

【取穴】：大椎、肩外俞、風門。

【方法】：常規消毒後，用三棱針迅速地刺入約半分至1分，針後迅速出針，以血出為度，然後拔罐，去罐後，頭部做左右旋轉運動，可每3～5天治療1次。

(五)耳針法

【取穴】：頸、肩、枕、神門。

【方法】：常規消毒，刺入得氣，留針30分鐘，並囑患者轉動頭頸，每日或隔日治療1次。也可用採用埋針或壓丸法，每週2次，每次選一側耳，兩側交替。

(六)穴位注射法

【取穴】：阿是穴。

【方法】：在頸部循按，選壓痛點及痙攣肌肉2～3處，常規消毒，抽取維生素B_1注射液100毫克和維生素B_{12}注射液0.1毫克，刺入後推注藥液0.5～1毫升。每日或隔日1次。

【護理與預防】

睡眠時枕頭的高低要適當，避免吹風受寒，防止復發。若病人在一段時間內反覆落枕，在除外高枕等誘發因素外，宜行詳細檢查及拍 X 光線片，以考慮早期頸椎病。

第二十七節　周圍性面神經麻痹

【臨床表現】

周圍性面神經麻痹是指莖乳突孔內急性非化膿性炎症。通常急性發作，突然一側（極少數為雙側）面部表情肌麻痹，額紋消失，眼裂變大，鼻唇溝變淺，口角歪向健側，病側不能做皺眉、蹙額、閉目、露齒、鼓腮和噘嘴等動作；部分患者初起時有耳後、耳下疼痛，還可出現患側舌前 2／3 味覺減退或消失，聽覺過敏等症。通常在起病後 1～2 週內開始恢復，大約 75%的病人在幾週內可基本恢復。面神經麻痹恢復不完全時，可因癱瘓肌肉攣縮，口角反牽向患側，形成「倒錯」現象。

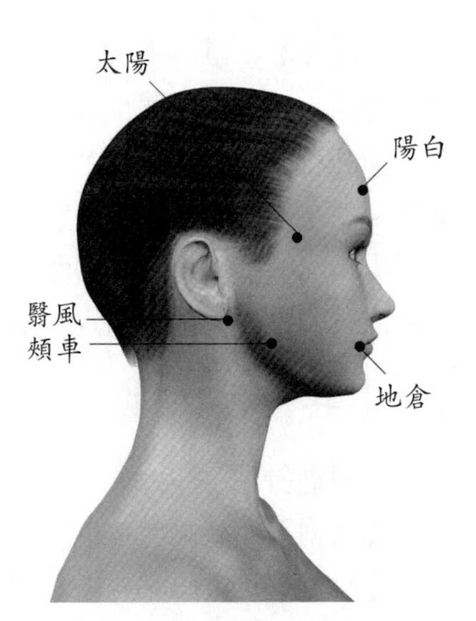

面神經麻痺穴位

【辨證】

1. 風寒

多因面部受涼引起，患側面部發緊或疼痛，遇寒冷刺激後加重；舌淡苔薄白，脈浮緊。

2. 風熱

往往繼發於感冒發

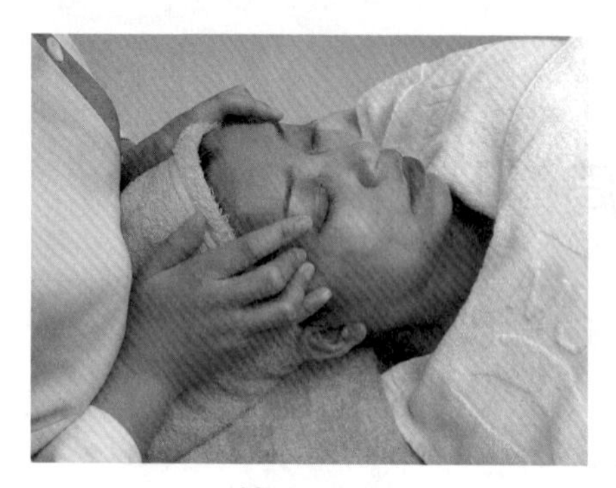

按太陽穴

熱、中耳炎、牙齦腫痛之後，伴有耳內、乳突輕微作痛，患側皮膚烘熱；舌尖紅，苔薄黃，脈浮數。

【點穴治療】

【取穴】：太陽、陽白、地倉、頰車、翳風、合谷。

【方法】：本病乃風中經絡，氣血痹阻，經脈失養，縱緩不收所致，取太陽、陽白、地倉、頰車疏調局部經氣，濡潤筋肉；翳風祛風通絡；合谷循經遠取，亦有「面口合谷收」之意。

【操作】：第一步：以食指或中指依次點揉其雙側的太陽、陽白、地倉、頰車、翳風穴，旋轉式點揉，分別沿順時針、逆時針方向各揉 100 次，揉時力度由輕到重，速度由慢到快。第二步：以拇指揉其雙側合谷穴各 100 次。

人中溝歪斜配水溝；體弱者配足三里；高血壓者配太衝（配穴具體操作見分部點穴套路）。

【其他療法】

(一)體針法

【治則】：祛風通絡，行氣活血。取陽明經穴為主。

【處方】：太陽、陽白、地倉透頰車、翳風、合谷。

【操作】：合谷穴可取健側穴位，面部諸穴酌予斜刺或透刺，初期用瀉法，後期用補法，亦可加溫針灸。每日1次，每次留針30分鐘，10次為1療程。

(二)電針法

【取穴】：參照體針法穴位。

【方法】：選兩穴為一組，得氣後接通電極各1頭，每次選1～2組，通電15～20分鐘，每日1次，10次為1療程。刺激量以患者耐受為宜，早期患者不宜用電針法。

(三)穴位注射法

【取穴】：參照體針法穴位。

【方法】：用維生素 B_1 或維生素 B_{12} 或加蘭他敏，或胞二磷膽鹼注射液，每穴注射0.5毫升，每次用3～4穴，每日或隔日1次。

(四)穴位貼敷法

【取穴】：參照體針法穴位。

【方法】：將馬錢子磨成粉末約1～2分，撒於膠布上，然後貼於穴位處，5～7日換藥1次。或用白附子研細末，加少許冰片作面餅，貼敷穴位，每日1次。

(五)穴位鐳射照射法

【取穴】：患側陽白、四白、下關、頰車、地倉，健側合谷。

【方法】：用He-Ne鐳射儀，輸出功率為4～8毫瓦，光斑直徑為1.5～2毫米，光距0.5～1.0米，以75°角照射。每穴照射5分鐘，每日1次，10次為1療程。

(六)放血療法

【取穴】：耳背靜脈。

【方法】：選患側耳背近耳輪處明顯的血管1根，揉搓數分鐘，使其充血。按常規消毒後，用三棱針刺破血管，流血 8～10 滴即可。然後擦去血跡，蓋上敷料，貼上膠布。術後 1 週勿被水浸，以防感染。無效者，5 日後可重複以上方法，重複進行時，可在上次手術之耳背，另選 1 根血管放血。

(七)中　藥

【牽正散】：白附子、僵蠶、全蠍各等分，研為細末，每服 5 克。

(八)西　藥

口服潑尼松、維生素 B 族、地巴唑。

(九)理療法

急性期在莖乳突孔附近部位給予熱敷、紅外線照射或短波透熱。恢復期可給予碘離子透入治療。

【護理與預防】

1. 本病初起時刺激量不宜過強。
2. 治療期間避免風吹受寒，面部可做按摩和熱敷。
3. 防止眼部感染，可用眼罩和眼藥水點眼，每日 2～3 次。

快樂健美站

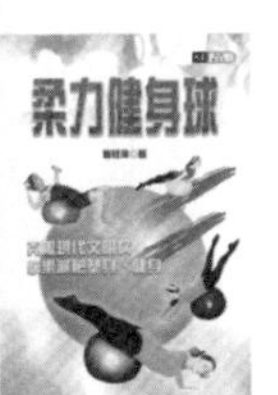

定價280元

2 自行車健康享瘦

定價280元

3 跑步鍛鍊走路減肥

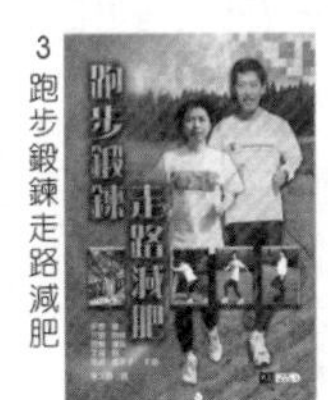

定價280元

4 創造健康的肌力訓練

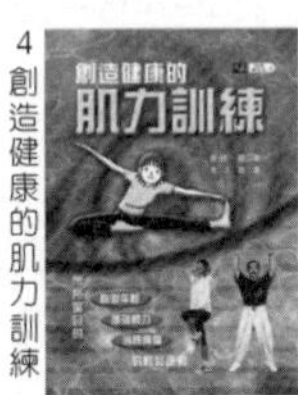

定價220元

5 舒適超級伸展體操

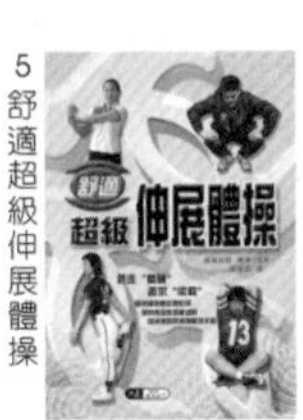

定價280元

6 水中有氧運動

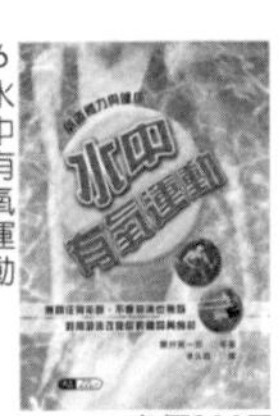

定價280元

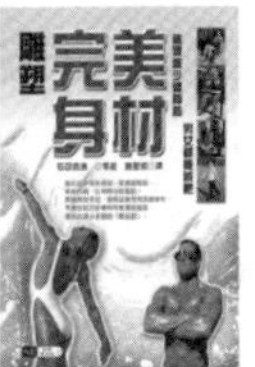

定價280元

8 創造超級兒童

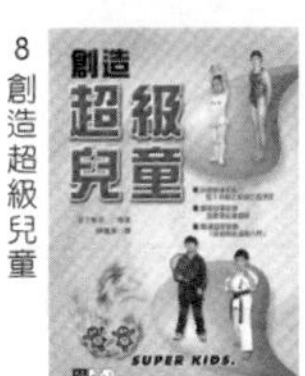

定價280元

9 使頭腦變聰明

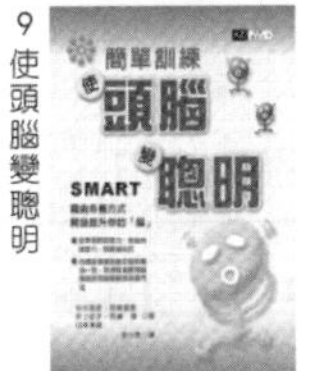

定價280元

10 防止老化的身體改造訓練

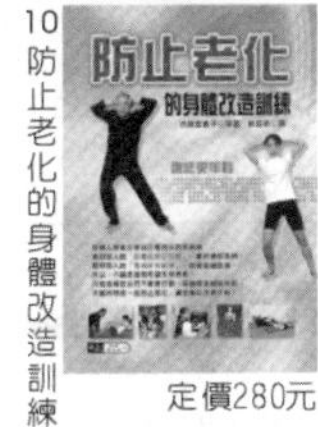

定價280元

11 三個月塑身計畫

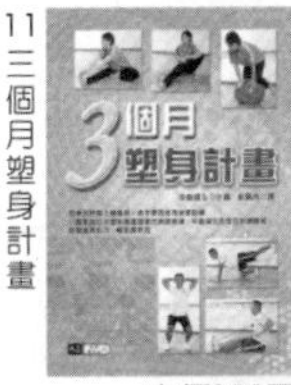

定價280元

12 懶人族瑜伽

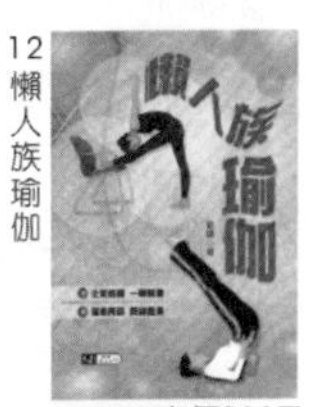

定價280元

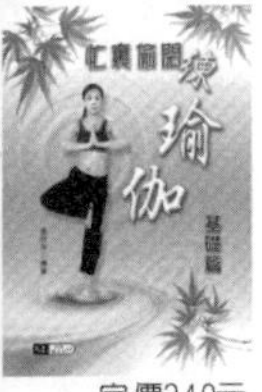

定價240元

14 忙裡偷閒練瑜伽祛病養生篇

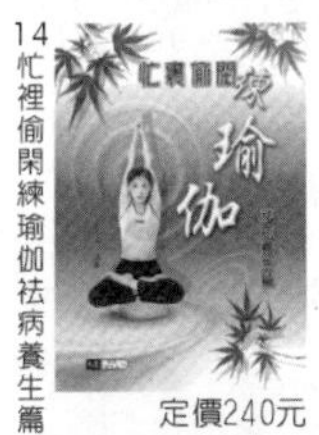

定價240元

15 健身跑激發身體的潛能

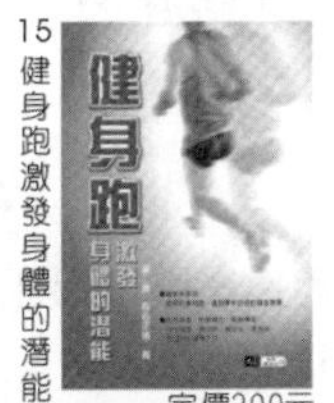

定價200元

16 中華鐵球健身操

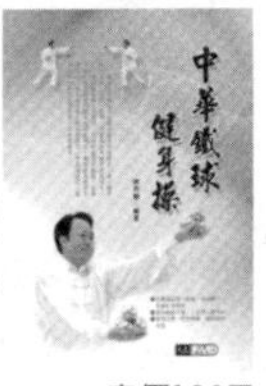

定價180元

17 彼拉提斯健身寶典

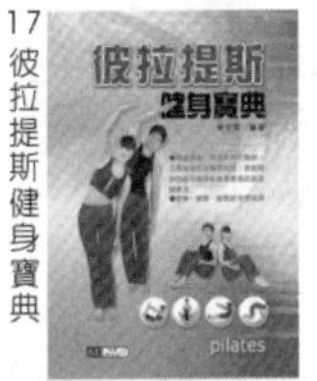

定價280元

18 全身保健操+VCD

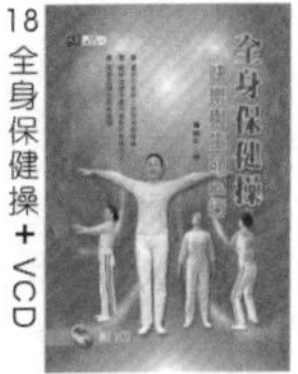

定價280元

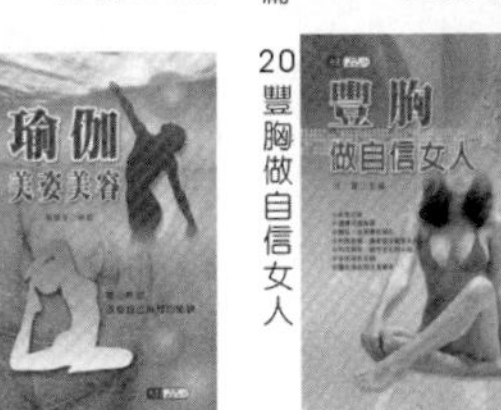

定價180元

20 豐胸做自信女人

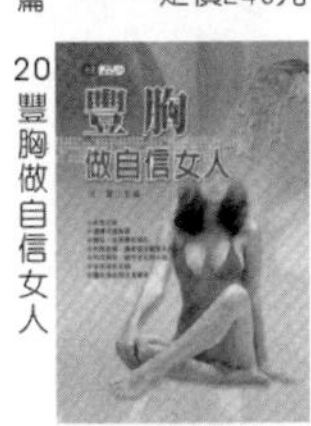

定價200元

21 輕鬆瑜伽治百病

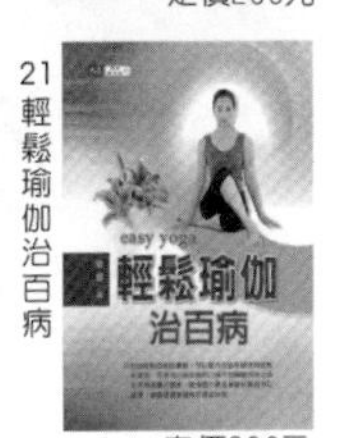

定價280元

國家圖書館出版品預行編目資料

實用美容美體點穴術／李芳莉　主編
——初版，——臺北市，品冠文化，2007〔民 96〕
面；21 公分，——（休閒保健叢書；7）
ISBN　978-957-468-538-7（平裝附影音光碟）
1. 經穴　2. 美容
413.912　　96004874

實用美容美體點穴術 +VCD

主　　編／李　芳　莉　吳　昊　　ISBN 978-957-468-538-7
責任編輯／壽　亞　荷
發 行 人／蔡　孟　甫
出 版 者／品冠文化出版社
社　　址／台北市北投區（石牌）致遠一路 2 段 12 巷 1 號
電　　話／（02）28233123・28236031・28236033
傳　　眞／（02）28272069
郵政劃撥／19346241
網　　址／www.dah-jaan.com.tw
E-mail ／ service@dah-jaan.com.tw
承 印 者／高星印刷品行
裝　　訂／建鑫印刷裝訂有限公司
排 版 者／弘益電腦排版有限公司
授 權 者／遼寧科學技術出版社
初版 1 刷／2007 年（民 96 年）6 月

定　價／350 元

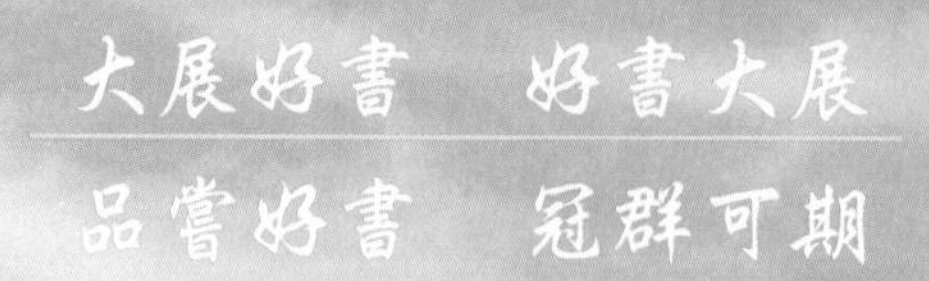
大展好書　好書大展
品嘗好書　冠群可期

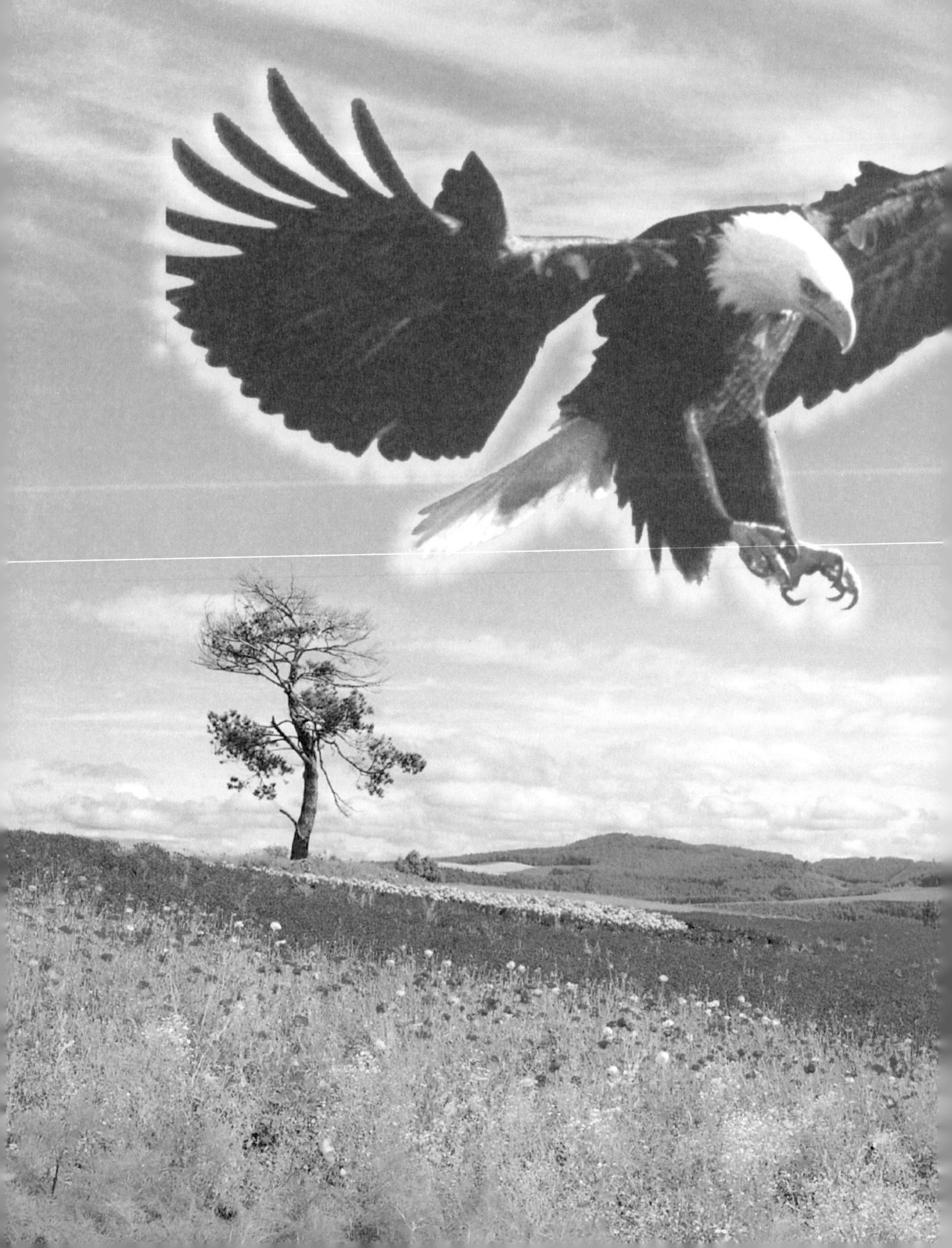